U0018462

逆轉

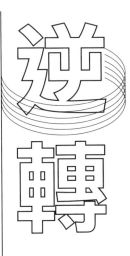

自體免疫疾病

整合六大照護關鍵

幫你戰勝過敏、濕疹、乾癬、甲狀腺

類風濕性關節炎……等慢性發炎疾病

潘茉・吉波拉 Palmer Kippola／著　蕭斐／譯

醫學博士、美國功能醫學研究院院長
馬克・海曼 Mark Hyman／引言推薦

好評推薦

現在是拿回健康的時機了！自體免疫疾病狀況是可以逆轉的，但需要針對根本原因迎頭痛擊。潘茉·吉波拉曾罹患多發性硬化症，現在她將幫助任何急於逆轉或預防任何自體免疫疾病者，視為自己的任務。本書是能給予力量及可行的指導書籍，亦將回歸健康的步驟加以簡化。高度推薦本書！

——伊莎貝拉·溫茲（Izabella Wentz），藥學博士、美國臨床病理學學會會員，
著有《紐約時報》第一名暢銷書《橋本甲狀腺炎 90 天治療方案》（Hashimoto's Protocol）

潘茉·吉波拉不只提高了我們對世上自體免疫疾病急劇增加背後的重要機制的覺知，本書更是提供了讀者有力的行動計畫來逆轉甚至預防這些問題的絕佳方法。

——大衛·博瑪特（David Perlmutter），醫學博士、美國營養大學會員，
著有《紐約時報》第一名暢銷書《無麩質飲食，讓你不生病！》（Grain Brain）
及《無麩質飲食，打造健康腦！》（Brain Maker）

現在是進行根本原因革命的時候了！本書是任何尋求這個當代流行病的真正解決之道的人，所需的極佳指南。潘茉·吉波拉將健康的步驟簡化，讓你能夠擊敗自體免疫疾病並茁壯。

——法蘭克·立普曼（Frank Lipman），醫學博士，
著有《紐約時報》暢銷書《如何變得健康》（How to Be Well）作者

對於意欲利用整合醫學及功能醫學方式來支援療癒歷程者，本書是極佳的資源！

——泰瑞·渥斯（Terry Wahls），醫學博士、醫學臨床教授，
著有《渥斯方案》（The Wahls Protocol）

本書提供已被證明的方法，來對付自體免疫失調的根本原因。如果你已準備好要拿回自己的健康，我大力推薦你閱讀本書並遵照潘茉所設計的步驟。這將會轉變你的生命。

——喬許·雅克斯博士（Dr. Josh Axe），自然醫學醫師、整脊療法醫師、臨床專科護理師；
著有《土療讓你更健康》（Eat Dirt）

潘茉提供簡單易消化的訊息，同時融合了自己的實際經驗和功能醫學科學的洞察，是一本非常容易閱讀理解的書，也是面對自體免疫疾病病患工具箱中的重要工具。

——唐娜·傑克森─中澤（Donna Jackson-Nakazawa），得獎科學記者，著有《中斷的童年》（Childhood Disrupted）、《自體免疫流行病》（The Autoimmune Epidemic）

這本書的內容，不同於其他介紹健康資訊的書，也與一般常識及西方醫學建議指稱自體免疫狀況是「無藥可醫」相悖。現代科學發現的瘋狂步調，將許多主流醫學專業遺留在過去。身為一個研讀過化學、生物化學、營養和新陳代謝的科學家，我可以證明每個月都有驚人的研究被發表。這也難怪新發現會花太長的時間才被付諸實行。但潘茉就是要來跟大家分享自體免疫上的好消息。她不只是從知識層面撰寫這個主題；她曾被診斷出自體免疫問題，並經歷了這個疾病帶來的衰弱效果，直到她處理這個問題。現在你也可以。

——史蒂芬·福克斯（Steven Wm. Fowkes），有機化學家、生物駭客（biohacker）、健康教育者及作家

隨著腸道微生物群和修復腸道滲透性研究領域的興起，自體免疫性疾病的新治療管道無疑將在近期的未來有所發展。在此同時，潘茉·吉波拉透過生活形態中的飲食、修復性睡眠和其他方面的改變，來改善你的自體免疫狀況，這些常識般的建議提供了好方法給許多有這些狀況的人。

——阿列西歐·法撒諾（Alessio Fasano）醫學博士，美國麻省總醫院乳糜瀉研究與治療中心（Center for Celiac Research and Treatment）主任

潘茉完成了一件驚人的事，揭示出食物和腸漏在自體免疫性增加上的重要性，並給了我們實用的工具來逆轉此問題！

——吉兒·卡納漢（Jill C. Carnahan），醫學博士、美國家庭醫藥委員會、美國整合醫學委員會、功能醫學認證醫師

本書提供了恰到好處的希望和集中治療方案，來克服或抵禦任何的自體免疫狀況。由於自體免疫疾病目前是潛伏性逐漸增加的流行病，潘茉・吉波拉的書充滿了我們每天都需要用以支援免疫力的正確資訊。有了潘茉建議的指引，我們所面對的環境和遺傳問題就沒有機會挑戰我們。

——安・露易絲・吉特曼（Ann Louise Gittleman）博士，臨床專科護理師，
超過三十本健康與營養著作的得獎作家和《紐約時報》暢銷書作家，
包括《擊潰脂肪 21 天激進代謝法》（*Radical Metabolism*）、
《沖掉脂肪新計畫》（*The New Fat Flush Plan*）、
《猜什麼來晚餐》（*Guess What Came to Dinner*）

潘茉深入疾病和失調的根本原因，提供我們有依據的整合方法，重建我們的健康並恢復復原能力。這是一本必讀的書！

——海蒂・哈納（Heidi Hanna）博士，
美國壓力機構（American Institute of Stress）執行長，
著有《紐約時報》暢銷書《敏銳的解決之道》（*The SHARP Solution*）
和《壓力成癮》（*Stressaholic*）

自體免疫與慢性發炎狀況正在增加中，我們必須處理這個問題。在本書中，潘茉・吉波拉陳述為何會有發炎流行病，以及我們能做些什麼。本書的內容十分全面性，而且涵蓋重要檢測以找出根本原因，提供飲食和生活形態策略，以及治療腸道和平衡免疫系統的補充品。我大力推薦本書給任何想要改善健康的人，以及想要為病患和客戶找到更好治療效果的醫師。

——大衛・賈克斯（David Jockers），自然醫學醫師、整脊療法醫師、理學碩士

這本書對任何有自體免疫狀況，不只是希望自己感覺好一點，還想要瞭解及治療根本原因的人來說，是一本必要的書籍。潘茉優雅地結合尖端研究及個人經驗，創造出一本可使用且將能改變你的生命的指南。

——黛博拉・安德森（Deborah Anderson），自然療法醫學醫師、
功能醫學醫師及自體免疫疾病專家

因為醫師們專注在慢性疾病的症狀而不是根本原因上，讓患者失望了。幸虧我們現在知道該如何從源頭治療及預防自體免疫狀況。本書提供了明確的道路給罹患自體免疫狀況者，以及既全面又易懂的友善方法。潘茉對生命的熱

情奉獻，會啟發讀者們改變長久以來的習慣，最終達到真正的健康。

——莎拉‧麥希爾（Sarah Myhill）醫師，內外全科醫學士、外科醫學士、自體免疫專家

自體免疫疾病是有選擇性的！在這本傑出的指南裡，潘茉‧吉波拉集結了所有能讓這類疾病遠離的、你需要知道的事。她將個人復原的經驗以及多位世界級專家指導的所有內容，集結成一本容易閱讀的書。自體免疫疾病在過去是很罕見的，現在則是流行病。這本書將會讓它再度成為罕見疾病，以及是可選擇的！

——雅各布‧泰特邦（Jacob Teitelbaum）醫學博士，著有《疲勞與纖維肌痛解決之道》（The Fatigue and Fibromyalgia Solution）、《糖尿病是可選擇的》（Diabetes Is Optional）

上百萬人在面對與發炎及自體免疫性相關症狀時，光是篩選此主題的所有資訊就夠嚇人的了。我會知道這一點，是因為自己就與自體免疫失調搏鬥了許多年，直到透過排毒和現代的原始人飲食法的幫助而獲得治療。這也就是何以我在發現《逆轉自體免疫疾病》時，會感到興奮的原因。潘茉‧吉波拉創造出的資源，具有你在治療腸道、減低壓力程度、處理荷爾蒙失衡，以及真正取回你的健康上所需要知道並運用的所有行動步驟，今天你就可以開始行動！

——溫蒂‧梅爾斯（Wendy Myers），功能醫學營養診斷醫師、營養教練、整體健康認證顧問，以及梅爾斯排毒（Myers Detox TM）的創辦人

在與潘茉一起合作前，我連一天都很難度過。我有肚子痛和大腸激躁症，狀況糟到幾乎出不了門。累到常常在工作時睡著，連運動的精力都沒有。荷爾蒙不正常到讓我每個月有衰弱週期，還有不肯讓步的多餘體重。在採行潘茉的抗發炎食物計畫，服用針對性的補充品以及緩慢地排毒後，我終於能夠治療腸道，逆轉乳糜瀉和橋本氏甲狀腺炎的症狀。現在，我可以和女兒一起跑五公里，享受而不是畏懼生命。如果我能治癒自體免疫疾病，你也可以！

——溫蒂‧麥卡特（Wendy McCarter），會計人員／辦公室經理，母親，馬匹愛好者

潘茉‧吉波拉對自體免疫性的攻擊，使這本全面性的書籍，能讓那些尋求整體計畫者從頭到尾扎實閱讀，在未來有特定細節需要參考時，也隨時可用。

——肯‧夏林（Ken Sharlin），醫學博士、公共衛生學碩士、功能醫學研究所認證醫師、神經科醫師，著有《健康大腦工具箱》（The Healthy Brain Toolbox）

降低發炎和治療自體免疫性的力量，現在已經在你手中！本書將所有資訊集結成一本簡明扼要又有證可循的方法，來從內而外的治療疾病。

——瑪蒂哈‧薩依德（Madiha Saeed），醫學博士、「整體媽咪」（HolisticMom）醫學博士，著有《整體處方》（The Holistic Rx）

潘茉對於「不再讓其他人像她一樣受苦」的承諾，真的深具啟發性，也經由這本書實現。我會大力推薦這本書給我的病患。

——安娜‧凱貝卡（Anna M. Cabeca），婦產科醫師、美國婦產科醫學會員、美國抗衰老專科醫師、美國整合醫學醫師，著有《荷爾蒙修復》（The Hormone Fix）

潘茉‧吉波拉分享感人的美麗紀錄，這是關於她如何學會逆轉二十六年多發性硬化症的歷史，多數人相信這種疾病在傳統醫學中是無可轉圜的。潘茉運用的營養和功能醫學的方法，不只對受多發性硬化症所苦者有幫助，也對正在與任何慢性疾病搏鬥者有幫助。

——卡特‧托普斯（Kat Toups），醫學博士、美國精神病協會特聘研究員、功能醫學研究所認證醫師、阿茲海默症研究員，著有《失智症揭祕》（Dementia Demystified）

與潘茉合作改變了我的生命。我在 2016 年 11 月 1 日被診斷出罹患多發性硬化症，很幸運地從那週起就開始與她合作。藉著依循潘茉的建議，我開始透過去除易致發炎的食物：麩質、乳製品、玉米、糖和大豆，以及遵照原始人範本飲食來治療。數週內，我的多發性硬化症狀消退了，而我已準備好來處理折磨我數十年的壓力和童年時期的創痛。今日，我的家人和朋友視我為健康與幸福的模範。本書中的方法改變了我和家人的生命，我有充分的理由相信這些方法也會改變你的生命。

——艾培‧莎恩茲（April Saenz），行政助理、妻子、兩個孩子的媽、前多發性硬化症患者

獻給我的父母，艾德加（Edgar）與貝芙莉・貝爾・拉貝（Beverly Beyer Rabey），他們比任何人都愛我和相信我。

獻給我的靈魂伴侶湯姆（Tom），我的策士與頭號支持者。

本書是為了被診斷出罹患「無法治療」的自體免疫疾病，並被告知除了「服藥」外無法可行的每個人而寫的。

Contents

前言 你握有自己健康的關鍵

馬克・海曼（Mark Hyman）醫學博士

每五名美國人中就有一位，或說大約世界人口的 10%，因上百種自體免疫疾病之一所苦。正確來說，自體免疫疾病的罹患率與成本，比癌症、心臟疾病及糖尿病加總起來還多，也是六十四歲以下女性的前十大死因之一。

自體免疫疾病列表十分漫長且逐漸在增加中，其中包括了橋本氏甲狀腺炎（Hashimoto's thyroiditis；甲狀腺機能低下）、葛瑞夫茲病（Graves' disease；甲狀腺機能亢進），第一型糖尿病、發炎性腸道疾病（inflammatory bowl disease）、克隆氏症（Crohn's disease）、多發性硬化症（multiple sclerosis）、乳糜瀉（celiac disease，又稱麥麩不適症）、類風濕性關節炎（rheumatoid art-hritis）、硬皮症（scleroderma）、修格蘭氏症候群（Sjögren's syndrome）、狼瘡（lupus）、濕疹（eczema）、乾癬（psoriasis），以及白斑症（vitiligo）。甚至慢性萊姆病（chronic Lyme disease）和某些心臟疾病，都在最近被歸類為自體免疫疾病。症狀範圍從沮喪到衰弱，這會在確診前多年出現。嚴重的疲勞、失眠、腦霧（brain fog，或稱意識模糊症）、身體疼痛、麻痺、刺痛、掉髮、腫脹以及難減除的多餘體重，都是最常見的主訴狀況。（編注：各疾病簡介請見 14 頁的補充說明。）

由於環境中激增的毒物，飲食中充斥的糖和單一碳水化合物，抗生素的過度強調和未受重視的基本減壓練習，使我們面臨了自體免疫疾病的流行。這些日子以來，十歲孩子帶著甲狀腺機能低下問題，甚至類風濕性關節炎出現在我的診間，都已經是很尋常的事了。

西方醫學擅長於對心臟病發、創傷及斷骨等狀況給予急性照護；不幸的是，在慢性健康問題上，如自體免疫疾病等，並未有對等的處理。儘管類固醇、免疫抑制劑及強效止痛藥，可提供短暫的減輕症狀，但它們對身體具有長期的破壞性，甚至可能導致自體免疫疾病及癌症。

幸運的是，還有其他方法。過去二十年來，我一直處在一個非常適合

用來處理自體免疫疾病，相當新穎的醫學前線。這種醫學稱為「功能醫學」（Functional Medicine），是以全人為主的科學方式，從根本階段處理並解決健康上的挑戰。

現在，我們已具備科學、資訊和方法，能夠逆轉及預防自體免疫疾病。有別於一度受大多數人所相信的，自體免疫疾病並不是一條單行道。多虧了過去十年間創新的研究，我們現在已有了可逆轉並預防自體免疫疾病的對等方式：從根本原因來偵測及去除發炎和治癒腸道。

雖然自體免疫疾病種類頗多，但它們都只是一種失調狀況，反映出你的基因上薄弱環節的無數變化。每一種自體免疫狀況，都是一種受慢性發炎策動的免疫系統問題。我最大的發炎來源是汞中毒；汞中毒設下了令我虛弱的慢性疲勞症候群的舞臺。藉著尋找及去除汞，還有治癒我的腸道，我復原了。依循這些經得起時間考驗的原則，來到我診所的上百位病患痊癒了；多位醫師和醫療從業人員也獲得復原，現在在指導他們的病患重獲健康。

當潘茉在十九歲被診斷出罹患多發性硬化症時，幸好她不滿於「你拿它沒辦法」這個解釋。經由頑強地尋找為何自己會罹患多發性硬化症，她發現了根本的原因，然後對之正面迎擊。

這正是功能醫學教導我們的。透過從根本原因下手並尋找發炎的來源，我們找到康復的關鍵。我的最大根本問題是汞，潘茉的是麩質和慢性壓力。你的原因或許不同，但極有可能是落在食物（Food）、感染（Infections）、腸道健康（Gut health）、荷爾蒙平衡（Hormone balance）、毒素（Toxins）及壓力（Stress），潘茉稱為「F.I.G.H.T.S.」這六大類別之一。

在你展開療癒的旅程時，潘茉是理想的指導，因為她曾處在你的狀況中，尋求解答並迫切地想要感到好一點，希望自己擁有這本你正在閱讀的書籍。她在逆轉自己的多發性硬化症之後，開始研究自體免疫疾病的根本原因及解決之道，並受認證成為功能醫學健康教練，她將幫助那些仍在受苦的人當作自己畢生的職志。她要讓通往健康之道盡可能地不痛苦。在這本書中，潘茉簡化了科學論述並提供療癒的框架，我一再地見證到其成功案例。

藉由減少感染的生活形態因素，加入滋養的生活形態，你可以依照對自己有利的方式提升健康的平衡。若要從根本療癒，需要主動積極的選擇，潘

茉將之分為可行動和可管理的步驟，讓每個人都能遵循。例如，把壞東西拿掉：降低你的加工食品毒素量、去除家用和個人保養用品中的化學成分、解決有毒的壓力。然後添加好東西：食用真正的完整食物、優先考慮睡眠、採行簡易的每日放鬆練習。換句話說，不管你是在處理自體免疫狀況或只是想要保持健康，只要你提供身體所需要的，身體就會修補、復原甚至茁壯。

　　現在你已握有逆轉狀況並重拾健康的關鍵了。就由你作主來使用這些關鍵，解開自己的健康與茁壯。

譯注補充

- 橋本氏甲狀腺炎：甲狀腺發炎的自體免疫疾病。已知與遺傳、碘攝取量高、硒不足、菸草暴露等環境因素有關。主要表現為甲狀腺腫大。

- 葛瑞夫茲病：自體免疫疾病，與遺傳有關，但發病上以環境誘因較強，如壓力等。外觀表現是脖子腫大等。

- 第一型糖尿病：又稱胰島素依賴型糖尿病，或青少年糖尿病，是身體無法製造胰島素，需依賴外來的胰島素才能維生的疾病，易產生口渴、多尿等症狀。

- 發炎性腸道疾病：慢性腸胃道黏膜因免疫失調，造成發炎反應而受破壞的疾病。

- 克隆氏症：發炎性腸道疾病的一種，影響部位從口腔至肛門，腹痛、腹瀉皆為其症狀。

- 多發性硬化症：免疫系統攻擊神經系統，造成髓鞘受破壞而無法正常傳導訊號。所謂硬化指的是因髓鞘受破壞而產生疤痕，使組織變硬，因為可能有多個且會產生新硬塊，故稱多發性，症狀視受影響的神經組織而定，且因人而異。醫學界尚無法找出病症元凶，一般認為是一種自體免疫疾病。

- 乳糜瀉：為自體免疫疾病，免疫組織攻擊小腸絨毛所產生的問題，症狀包括腹脹、腹瀉等，併發症含缺鐵性貧血至癌症等。治療法為終身行無麩質飲食。

- 類風濕性關節炎：自體免疫造成的慢性關節發炎，使關節疼痛腫脹進而變形，而且會侵犯其他身體器官。原因尚不明，但遺傳為原因之一。發病年齡在 20 ～ 45 歲之間。

- 硬皮病：不明原因的自體免疫疾病，結締組織過度增生並沉積在皮膚、血管，造成皮膚緊繃硬化，以及血管內壁細胞異常增生。因常表現於皮膚硬化，故稱硬皮症。

- 修格蘭氏症候群：慢性發炎性疾病，淚腺與唾液腺功能下降而致乾燥，常發生於 40 ～ 50 歲女性。原發性修格蘭氏症候群不會伴隨其他疾病，但續發性則會併發風濕或其他結締組織疾病。

- 狼瘡：自體免疫疾病，有許多不同種類，一般所稱的狼瘡全名為「全身性紅斑狼瘡」（systemtic lupus erythematosus），常見症狀包括疲乏、關節疼痛或腫脹、發熱等，症狀時來時去。

- 濕疹：常見的過敏性或刺激性皮膚炎，表現為發紅、水腫、搔癢及乾燥，伴有結痂、剝落、起皰等。可能發生在任何年齡、部位與季節，但好發於冬季。

- 乾癬：慢性的反覆發炎疾病，成因不明，但與免疫反應失調造成自體免疫問題有關。典型表現為紅斑和脫屑，因此又稱「銀屑病」。無普遍有效之治療方式。

- 白斑症：常見的皮膚疾病，致病原因不明，但與遺傳、自體免疫、甲狀腺、壓力等有關。因皮膚黑色素細胞消失而形成白色斑塊，好發部位為臉、腿、頸部。

- 慢性萊姆病：受到遭感染的蜱（壁蝨）叮咬而感染的細菌性傳染疾病。常見症狀是不癢也不痛的紅斑，其他症狀包括發燒、頭痛和疲倦；若未治療可能演變至臉部單邊或雙邊麻痺、關節炎等。症狀會一再復發。是人畜共通的傳染疾病。

- 腦霧：臨床的症狀表現，很多疾病可能都會產生的現象，症狀包括專注力不集中、思考緩慢、記憶力下降等。在去除疾病中的危險因素後，是可逆轉的症狀。

- 功能醫學：屬於預防醫學領域，以科學為基礎的保健醫學，非僅治療疾病的症狀，而是以人的基因、環境、飲食、生活形態、心靈等方面為治療指標。

- 汞中毒：又稱水銀中毒，為暴露於汞中的一種金屬中毒。可能的症狀包括肌肉無力、協調性變差、手腳麻痺、記憶問題等。大部分病因是吃了汞汙染的魚、補牙接觸到銀汞，或於工作中長時間暴露於汞的環境中。

- 慢性疲勞：或稱慢性疲勞症候群，身體出現慢性的持續性疲勞症狀（達六個月以上），在排除已知的疲勞原因後，因不明原因的疲勞感覺或身體不適無法恢復，絕大部分都與工作緊張與壓力過大，以及長期生活作息不正常等有關，若無好好調養，可能引發危險因子，從輕微疲勞演變成嚴重的過勞。

我的故事

不是你面對的每件事都能被改變；但你不去面對，就不能改變它。

——詹姆士·鮑德溫（James Baldwin），美國作家及社會運動人士

1984 年 7 月，我還是個愛玩又認真唸書的十九歲大學生，返回洛杉磯的家中，準備夏天時在當地的餐廳擔任服務員的工作。除了畢業之外，我沒有其他打算，但這還要再等幾年，不管如何，我的未來似乎充滿了希望。至少我是這麼認為的。

某天早上，當我準備去上班時，雙腳的腳底板感到刺痛。你知道那種「針刺」感，就是壓著一條腿太久後，血液突然回流的感受？只不過，在那個早晨，我的血液並未回流。不管我如何晃動腳，刺痛感一直都在。

幾個小時後，刺痛感爬上了我的雙腿。當刺痛到達膝蓋時，我打電話給父母。下午，當我們坐在神經科醫師辦公室時，刺痛感已包覆到我的腹部。神經科醫師檢查我的反射動作，讓我以足跟到足尖著地的走鋼索方式在房內走動，並注視著我閉著雙眼時觸摸鼻尖的動作。幾分鐘內，她做出了診斷。「我能百分之九十九確認你罹患了多發性硬化症。」她說。

多發性什麼？

我們感到震驚和疑惑。醫師接著說：「我們會安排 NMR 磁核共振（nuclear magnetic resonance，一種核子磁能共振影像，是 MRI 磁振造影嚇人的前名）來做確診，但如果我的診斷沒錯，那就無能為力了。」我們帶著幾近於無的資料及慘淡的前景離開。

當晚，我的腳開始麻木。躺在床上時，那種欠缺感受的恐懼像霧般降臨包覆著我。直到我睡著時，麻木感已籠罩住我的身體。我從頸子以下持續麻木達一個半月。

那是一段可怕的時期，但我的父母並未顯露出恐懼。父親鼓勵我，透過時常複頌「我們會打敗它」來抱持可以辦到的態度。多數時候我相信他，但有時當我對未來感到擔憂時會淚汪汪。感謝母親會馬上來理解和疼惜我。她幫著我研究，並為我們計畫出一個從未想像過的、極為不同的未來。我們一

起預見我如何坐著輪椅就讀在地的大學。

　　很感激那些沒被這個神祕疾病嚇跑還每天來看我的好友們。有些人留下來和我一起看電影，有些則帶著書過來。有位朋友帶了一份當時看來不像是禮物的東西來給我。這份禮物是一個問題。她問我：「你覺得你是怎麼得到多發性硬化症的？」

　　砰！短短一個問句就包含了許多種意涵。當中是否有需要學習的功課？我是不是做了什麼才造成多發性硬化症？她竟敢暗示說我要為此負責！但我是否真的要為此負責？如果我是在無意中造成這個狀況，也許就可以做些什麼把它請走。她和我都沒想到，這個問題竟然就成了我下個十三年間的北極星（譯注：航海者以它為指引正確方向的憑據）。

一個問題，四個實驗

　　一週後，我躺在沙發上，腦中咀嚼著這個問題，突然出現了一個答案。我自幼就被一對充滿愛心的父母收養，但父親是個戰鬥機駕駛，他的方法永遠是「正確的方法」，我們常為此起爭執。他易論斷且堅持己見，經常大吼大叫。母親個性溫和，一直為體重所苦。父親一定是以為他吼大聲一點，母親就會瘦下來。

　　這說明了我最早的記憶之一，是父親對著躲在臥房門後哭泣的母親大吼。我大約三或四歲時，就站在走廊緊握著拳頭威脅父親。我已記不清楚自己所說的話了，但嚷出的訊息仍很清楚：「如果你再不住嘴，我就會讓你住嘴！」

　　我是個防禦性超強的孩子，總是準備好要保護母親。我躺在沙發上，反思著自己罹患多發性硬化症的原因，瞭解到我的免疫系統一定也變成極具防禦性。在我看來，我的免疫系統士兵們是蓄勢待發到會對最小的觸發進行防衛及保護。如果沒有真正的戰鬥，它們就會製造出假戰爭，即使是一場被害者是自己身體的己方戰火。事實證明，一個加速且失控的免疫反應，會導致如多發性硬化症的自體免疫狀況，也就是身體的免疫系統在攻擊自己的組織。

以多發性硬化症為例，免疫系統攻擊並傷害了絕緣神經纖維的防護外層：髓鞘。

1984 年，躺在沙發上的我得到的第一個假說是：慢性壓力是導致我罹患多發性硬化症的根本原因。對今天的我來說，這仍然是真的，雖然我現在知道背後還有更多其他原因。

我罹患的「復發緩解型」（relapsing-remitting）多發性硬化症，意思是指症狀來來去去，就跟許多自體免疫失調一樣（雖然有很多種會隨著時間演進而變得更嚴重）。所以在那可怕的第一天的六週後，我的身體開始甦醒。麻木感開始撤退，從頸部退回到腳部，然後慢慢地在兩年多之後，終於不見了。在此同時，我帶著生命會回到正常的寬慰和審慎的樂觀，返回大學就讀二年級。儘管我花上了比預期更久的時間，但結果我是對的。

在二十六年間，我看過六位神經科醫師，每位都跟我說：「你無能為力。」當然，這指的是除了服用藥物以外。但就如同父親提醒我的，我可以打敗多發性硬化症；我只需要想出方法。隨著時間流逝，我開始進行總共超過十二次以上的非正式實驗，我要在此分享其中四個大實驗。

實驗 1：減少壓力

在我被診斷出多發性硬化症，在沙發上獲得那個頓悟之後，第一個實驗很顯然的就是：減少壓力。回到學校後，我立刻注意到在壓力上升時症狀即會加重。考試的壓力或沉重的工作量使我沮喪時，一週內症狀就會爆發。這些症候有時是感官上的，如麻木或刺痛；有時感覺緊得好像軀幹被纏滿了上百條橡皮筋；有時只有一種跡象：極度疲勞。我還發展出一種惱人的症狀，叫做萊爾米特氏徵（Lhermitte's sign）[1]：每當我向前彎曲脖子時，就會有一道電流穿過我的脊椎。

後來，我在紐澤西州美國電話電報公司網路系統（AT&T Network System）從事一份壓力很大的工作時，前往加勒比海度了一個非常放鬆的假期。在我走回充滿亮眼螢光燈的公司大樓時，我的左眼突然失明了。灼熱的疼痛感持

續兩週，我進了兩次急診，去看了位在巴爾的摩的約翰・霍普金斯醫院（Johns Hopkins Hospital）的多發性硬化症專家，被診斷是視神經炎（optic neuritis）❷——多發性硬化症的標準症狀。

多年來，我與斷續發作的多發性硬化症共處，愈來愈強烈地明白壓力會帶來更多的症狀，所以積極尋求放鬆的實際方式。我試過無數種技巧，而多數在我的堅持不懈下都有一定程度的助益。1987 年，我去上了第一堂瑜伽課，因指導者以平靜的聲音鼓勵我「放下」而得到撫慰。後來，一位朋友介紹我靜坐，我發現跟其他人一起靜坐比較容易，所以加入了每週靜坐的團體。我去看一位心理學家，讓他幫我處理憤怒的問題和隱於其下的憂傷。他教我專注在自己的思考，捕捉並挑戰那些會導向負面情緒的扭曲思考，並以更正確和較無壓力的思考將之取代。

但即使當瑜伽、靜坐及正念（mindfulness）的練習成為我的習慣之後，多發性硬化症狀仍未完全消失。

實驗 2：低脂、素食飲食

成長期間，每天早上我吃大碗的穀片搭配脫脂牛奶，花生醬和果醬全麥麵包三明治當午餐，晚餐是不同的肉類加馬鈴薯。我們依循食物金字塔，以大量的穀類做為基底，少量的脂肪放在頂端。

我以為吃完飯後有點不舒服是正常的，所以忽略了從肚子傳來的訊息，繼續遵照我們相信是健康的美國飲食方式。

剛開始時，我直覺認為飲食在幫助我打敗多發性硬化症上，可能扮演著重要角色，便到圖書館找參考指南。我找到了菲利斯・貝斯（Phyllis Balch）的《營養治療的處方百科》（*Prescription for Nutritional Healing*），以及洛伊・拉佛・史旺克（Roy Laver Swank）的《多發性硬化症飲食書》（*Multiple Sclerosis Diet Book*）。這兩位作者堅稱低脂素食的飲食是不二法門，所以我決定試試看。我將動物性蛋白質以豆腐、天貝（tempeh）❸、米和豆類取代。嘗試了長壽飲食（macrobiotic diet）❹，將海帶加入糙米或藜麥拼盤中。我讀

了《救命飲食》（*The China Study*），該書將食用動物性蛋白質與癌症連結在一起，所以我有段時間進行維根素（vegan）❺。

然而，我的症狀不但沒有減輕，肚子的不適情況更加惡化：餐後肚子咕咕叫的聲音更多，還有長期便祕。我被告知「便祕是多發性硬化症的症狀」，我該「學著與之共處，在需要時服用瀉藥」。直到經過多年的腸胃不適之後，我才知道要怪什麼。

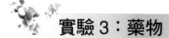

實驗 3：藥物

多年來，我看的每一位神經科醫師都堅稱藥物是保護我免受多發硬化症可怕的可能未來所苦的最佳保險政策。我不愛吃藥和打針，因此盡我所能的抗拒了很久，直到史丹佛一位格外固執的神經科醫師說，我需要從三種首選的多發性硬化症藥物，俗稱「A、B、C 藥物」中選一種來使用。我選了聲稱具有最少副作用的那種，四年間每晚都為自己注射。

我並未注意到任何症狀的減輕，可能是因為那時我已經利用放鬆練習，將多發性硬化症管控得相當好。不過我倒是增加了三種症狀，我叫它們是「三振出局的三好球」。

第一個好球是「脂萎縮」（lipoatrophy），如其名地就是脂肪消失。不管我在身體哪個多脂部位注射針劑，該處的脂肪並不會回彈。注射在我的大腿、臀部及肚子上所造成的深凹洞，非常難看，但也許不值得放棄這款應該會延長我生命的藥物。不過第二個好球就比較令人顧慮。有一晚，在我注射後的十五分鐘，心臟開始失控地加速狂跳。我的胸部感覺緊繃疼痛，發冷、流冷汗，以為自己心臟病發作。藥劑護理師事先曾警告過，心臟病發作是這個藥物最常見的副作用，但在這個嚇人的經驗中，我無法從她的話得到任何慰藉。第三個好球也是最後一個，那是在我臀部注射處的感染。我花了六個月及無數次造訪照護門診，再加上數個月的傷口護理，才終於痊癒。那個疤仍舊存在，做為那次經驗的令人不悅的提醒。

我利用減壓將多發性硬化症管理得如此良好，注射藥劑卻產生額外的症

狀，讓我決定不再使用藥物。那時我就知道，必須在現代醫學的範疇外尋求解決之道來打敗這個問題。幸運的是，最佳的實驗就在眼前。

實驗 4：腸道療癒

我稱呼第四個也是最後一個實驗為「腸道療癒」。當時我並不知道，處理肚子的問題，最終會導向多發性硬化症的療癒；而實際上這就是所發生的事。2010 年秋天，儘管我致力於放鬆方法，多發性硬化症卻相當嚴重。每天早上當我醒來時，我的腿重得像鉛塊一樣。要從我的床鋪走到廁所，都好像是在涉過深及腰部的水一般。大多數的日子裡，我都感到軀幹好像被橡皮筋捆綁一樣緊繃。

那時，我已經從對營養的研究上學到夠多，知道食物——就算是所謂的健康食物——都可能造成我肚子的問題，便決定去找功能醫學營養師。一連串的檢測顯示我對麩質敏感，麩質是一種在麥子、多種穀類，甚至醬油中所含的蛋白質。營養師教導我關於麩質的危險性，以及腸道發炎如何造成腸漏和最終的自體免疫疾病。她帶著我度過三十天的排除飲食法和腸道療癒方案。當天我就戒掉麩質，在一週內，我肚子的問題就永遠消失了。

去除麩質的一個月內，我不再有任何多發性硬化症症狀了。醒來時雙腿沉重的感覺完全消失，軀幹的緊繃感也就此停止了。我稱之為我的「找到了實驗」（eureka experiment）。

起初，我抱持著審慎的樂觀態度。當半打的神經科醫師都堅持說我無能為力時，怎麼可能會是這麼簡單地改變飲食和療癒腸道，就可以阻止「無法治療」的疾病？我疑惑地思索著，並回歸到近三十年前開啟這場旅程的問題：我是怎麼得到多發性硬化症的？

我學得愈多，答案就變得愈複雜但更清楚。這並非如我多年前一開始所想的只是孩童時代的壓力。麩質也不是唯一的始作俑者。現在，我相信我的多發性硬化症是一些根本原因湊在一起之後，讓我的腸道發炎，破壞了微生物群系的平衡、撕裂腸道黏膜、並引發自體免疫反應，直到我去除發炎的觸

發因素為止。

你是否聽過「全身負擔總和」（total body burden）？這是我們體內累積的毒素量。試想每個人都帶著一桶毒素，它們累積的速度比我們排除得還要快。發炎因素，如加工食品、感染、金屬、塑膠和慢性壓力陸續裝滿這個桶子，直到最後一根稻草壓力源造成桶子滿溢。在這當下，我們的排毒系統已不堪負荷，免疫系統受損，也發展出高滲透性的腸道，這通常被稱為「腸漏症」（leaky gut）。當大型蛋白質和其他分子突破腸道屏障，免疫系統就會有所反應，攻擊食物分子和其他入侵物，使自己的組織遭受攻擊。這就是簡化的自體免疫串聯總結。我的基因讓我傾向於罹患多發性硬化症，所以當我的桶子滿溢時，就會以多發性硬化症的面貌出現。

我的毒物桶內有什麼？除了慢性壓力和麩質外，最大的罪魁禍首包括滿口的汞，以及愛吃甜食而有一肚子的念珠菌（Candida），因為國際旅遊所施打的額外疫苗，以及相當失衡的荷爾蒙，包括高可體松（cortisol，又稱皮質醇）❻、低維生素 D，還有胰島素阻抗（insulin resistance）❼。

要怎麼療癒？清空我的毒素桶和治癒腸道。我辨識出發炎的觸發因素並盡可能將之去除，因此調節了我的基因表現，並停止了自體免疫攻擊。

前後對照

二十年來，在 1984 年到 2010 年之間，我經歷過十多次的磁振造影，顯示出腦中有無數個白色病灶，包含被稱為「道森的手指」（Dawson's finger）❽的多發性硬化症指標模式斑塊；經歷了無數症狀，包括全身麻木、萊爾米特氏徵、視神經炎，以及軀幹和四肢的感官問題；而且症狀來來去去，經常在我不注意時突然出現，帶來一連串壓力事件。隨著症狀的潮起潮落，我總覺得自己好像是被插在插座上，而不穩定的電流在我體內失控亂竄。

自 2010 年起，我不再有任何症狀，也不再感到身上有嗡嗡電流。有更多新式檢測顯示我對麩質敏感並有腸漏症。現今，透過抗體檢測就能顯示出你的免疫系統是否正在對自己的組織發動自體免疫攻擊，例如，神經的保護外

層髓鞘就是多發性硬化症中攻擊的目標。2014 年的驗血結果，確認我髓鞘的抗體都在「正常」值內，代表免疫系統不再攻擊我的髓鞘。而在 2017 年做的腦部磁振造影則顯示，我不只沒有新的病灶產生，舊有的病灶也減少或消失了。今日所有的徵兆都指向健康活力。我的神經科醫師說：「沒比這更棒的故事了！」

　　所以我的故事要如何收尾呢？事實證明，逆轉多發性硬化症只是開始。我在 2012 年離職，開始研究自己是如何打敗這個不可治療的疾病，自此發現了許多科學研究及無數療癒故事，證明逆轉自體免疫狀況是可能的。我創立 www.BeatAutoimmune.com 來做為網路資源，分享跨越了自體免疫狀況的心靈、科學及人們的故事。我受認證成為功能醫學認證健康教練，與 2010 年幫助我的那位功能醫學醫師合作，一同為那些積極尋求治療自體免疫狀況的客戶服務。

　　本書是我從自己的經驗中學到的所有事的累積，也將之運用在我的客戶身上。換句話說，這是我希望自己在十九歲時就知道的所有事情。現在，我希望藉著濃縮及分享這些學來的資訊，能夠幫助你花費更少的時間，就可以完全治癒。

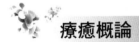

療癒概論

> 疾病不會突然產生；疾病有原因，所以要治病，就要找出並解決原因。
> ──李・科登（W. Lee Cowden），整合醫學博士、
> 心臟科醫師及健康教育者

　　每當沒有症狀和未在實驗室的檢測中看到任何疾病標示，我就沉潛在研究中，竭盡所能來學習，為何人們會罹患多發性硬化症及自體免疫狀況。我鎮日沉溺在 PubMed.gov 這個無止盡的生物醫學研究網路資源中，鑽研科學期刊如《自體免疫性期刊》（*Journal of Autoimmunity*）。我讀了唐娜・傑克森─

中澤的《自體免疫流行病》，書中分享了具說服力的例子，說明環境毒素可能是這類失調大幅發生的主要原因；我也閱讀了大衛‧博瑪特醫學博士的《無麩質飲食，讓你不生病！》，這本書教我關於穀類如何讓腦部與身體發炎及受傷害；而我從布魯斯‧立普頓（Bruce Lipton）醫學博士創新著作《信念的力量：新生物學給我們的啟示》（The Biology of Belief），學到了三大令人興奮的科學發現中的第一個：表觀遺傳學（epigenetics）。

好消息 1：表觀遺傳學取代遺傳學

二十年來，美國威斯康辛大學醫學教授暨細胞生物學家布魯斯‧立普頓博士教導著「中心法則」（Central Dogma）❾：我們的基因就是我們的命運。換句話說，你父母所具有的，也會降臨到你身上。但是，當立普頓博士於1985年在加勒比海的一所醫學院進行學術休假時，得到了一個深刻的洞察：當時他正在審核細胞的研究，發現一個細胞的生命是控制在其實體及能量環境中，而非其基因。

儘管這個觀點會被那些不願考慮新生物學的人視為異端邪說，但立普頓博士數年後在史丹佛大學的研究證實了他的假說。立普頓博士將相同的幹細胞置入三個培養皿中，每個都包含了一種不同的培養媒介，這是實驗中唯一的變數。抱持舊生物學的基因預定命運理論者，會預期在三個培養皿中都找到相同幹細胞數量的增加。結果卻非如此：每個培養皿都有不同的細胞類型。一個培養皿中長出骨骼細胞，另一個是脂肪細胞，而第三個則是肌肉細胞。結果，並不是細胞核（細胞的「大腦」，基因所在處）在預定這些細胞的命運，而是媒介，也就是環境，造成了不同之處。

解釋這個由環境引導基因現象的新興科學，被稱為「表觀遺傳學」（epigenetics）。這個英文字 epigenetics 在字面上就是「在基因之上」的意思。想像你的基因體（genome，所有的基因）是電腦的硬體，表觀基因體（epigenome）就是指導電腦運作的軟體程式。

2014年時，幫助我復原的功能醫學營養師，介紹我到美國功能醫學研究所（Institute for Functional Medicine）。我們參加了該會的年度會議，生物學

家蘭迪・傑托（Randy Jirtle）博士因突出的「環境表觀基因體學之父」角色，獲頒萊納斯鮑林獎（Linus Pauling Award）[10]。

在一場最扣人心弦的刺鼠肽基因（Agouti）老鼠研究表觀遺傳學行動展示中，傑托博士和博士後研究生羅勃特・瓦特蘭（Robert Waterland）博士顯示出：餵給具有相同基因的懷孕小鼠的營養成分，會改變新生小鼠的外觀和疾病易感性（disease suscepibility）。刺鼠肽基因的表現方式是讓老鼠肥胖、色黃，以及易罹患慢性疾病。在實驗中，傑托和瓦特蘭餵懷孕小鼠吃維生素B12、膽鹼和腺苷甲硫胺酸（S-Adenosyl Methionine, SAMe）[11] 等。控制組的懷孕小鼠並未被給予維生素，由於刺鼠肽基因，牠產下了黃毛、肥胖，有糖尿病，易罹患其他疾病的小鼠；而被施以維生素的懷孕小鼠所生的新生鼠，則體瘦、具褐色毛，較不易肥胖和患病。結果是，營養成分會將下一代基因中的有害刺鼠肽基因關掉，終生都不會再起作用！

這就是表觀遺傳學的力量。這代表我們可以利用生活形態的選擇，來影響基因的開關，包括對每日飲食的多重選擇，這將在下一章討論。

尋找功能醫學

一旦我試過功能醫學，就欲罷不能的想知道更多。我註冊參加（八成是沒被發現）功能醫學研究所在免疫失調上一場內容豐富的多日課程。當主持人問在場的數百人中，有多少人是醫學博士，又有多少人是自然療者（naturopaths）、骨療者（osteopaths）、護理人員、脊椎矯正師、營養師等等時，我像隻老鼠躲在後面。除了我以外，幾乎大家都舉過手了。坐在我左邊的一位醫師悄悄地問我：「你是誰？」我回道：「逆轉了多發性硬化症，想瞭解更多可能性的人。」她微笑了，並為我介紹一些人，對我分享了資源和給予鼓勵。我的名字或許沒跟著一堆頭銜（像是醫學博士或博士），但我被歡迎加入族群中。

就是在這次的功能醫學研究所課程中，我學到了令人激動的三個科學發現中的第二個。

好消息 2：環境比基因體更重要

一開始，馬克・海曼醫學博士教我們，功能醫學是開創健康的科學，好讓疾病像是這些健康習慣的副作用而消失。他形容健康是一種整體系統平衡的狀態，就如去除導致失衡的因素，再加入能促進平衡的因素那般簡單。他接著放映投影片，說明 90% 的慢性疾病，不是受基因體，而是受「暴露體」或暴露在環境中數量不斷增加的疾病成因所驅動。[1] 哈！我安靜地歡呼，更多證據證明，我們比自己所想像的更能掌控自己的健康結果。

自從參與功能醫學研究所免疫失調課程後的五年以來，我看到更多證據明確肯定出 90：10 的環境對基因比，包括了一篇名為〈癌症是一種需要大幅改變生活形態，可預防的疾病〉的癌症研究評論，文中只將 5% ～ 10% 的癌症風險歸因於基因的缺陷，而 90% ～ 95% 則是環境及生活形態因素。[2] 就連美國疾病控制與預防中心（Centers for Disease Control and Prevention, CDC）都認定環境因素占據最高地位：「不幸的是，基因已被發現僅占約疾病的 10% 原因，其他顯然都來自環境。因此，要瞭解起因及預防疾病，就需要研究環境因素。」[3]

所以，導致愈來愈多人出現自體免疫失調的環境因素是什麼？這個問題在我學到第三個好消息時，讓我挖掘得更深：自體免疫等式。

好消息 3：自體免疫等式提供逆轉自體免疫狀況的解答

在 2000 年之前，基因和環境因素被認為是自體免疫疾病的兩大成分。但無人能解釋的問題是：這兩個世界如何碰撞並釋發出自體免疫性的？ 2008 年，阿列西歐・法撒諾（Alessio Fasano）醫學博士，這位知名的麻省兒童總醫院（Massachusetts General Hospital for Children）小兒腸胃科醫師及研究人員發表了一份研究，披露出自體免疫疾病等式上第三個重要元素：腸道滲透性（俗稱腸漏）的增加。

此份研究的摘要提供了打破神話的好消息：「這個新典範顛覆了自體免疫性發展原因的傳統理論，並建議**自體免疫過程是可以被制止的，只要你能夠**

透過重新發展出腸道屏障能力，來預防基因和環境觸發因素的交互作用。」[4]

法撒諾博士的發現，為尋求以一個簡單等式來療癒自體免疫狀況者，提供了希望和引導：

基因＋環境觸發因素＋腸漏＝自體免疫狀況

發現並去除環境觸發因素＋治療腸道＝解除自體免疫表現！

受到令人振奮的科學研究的鼓舞，我整日研究惱人的環境觸發因素。我想，如果大家能有個簡單的方法，得以瞭解什麼可能對腸道有害且會製造出自體免疫性的途徑，或許他們恢復健康的過程就會輕鬆一點。我彙整出一個有害環境因素及反制這些因素的營養解方列表。我拿著它和我的自體免疫根本原因逆轉檢查表，尋求多位自體免疫專家的回饋，包括功能醫學醫師、醫師及科學家，他們慷慨的撥空回饋並支持我的使命。

為了簡化各式各樣的環境觸發因素，我想出了一個記憶術，幫助大家記得為了完全治癒而需要處理的六大領域的方法：食物（Food）、感染（Infections）、腸道健康（Gut health）、荷爾蒙平衡（Hormone balance）、毒素（Toxins）及壓力（Stress）。F.I.G.H.T.S.™，我原本希望這能拼出 PEACE（和平）這個字，但宇宙給了這個字，回應父親提醒我說可以「打敗多發性硬化症」時，為我培育出的可以辦到的態度。

接著，我訪談並整理療癒故事，包含十多位自體免疫專家：醫師、作家、功能醫學醫師，還有那些受到原本認為是無法逆轉的自體免疫疾病和神祕感染狀況之苦的人，相關狀況有：乳糜瀉、克隆氏症、葛瑞夫茲病（甲狀腺機能亢進）、橋本氏甲狀腺炎、狼瘡、慢性萊姆病、慢性疲勞、纖維肌痛症（fibromyalgia）⑫，以及進行性多發性硬化症。

這些患者都曾被告知不同版本的誤導醫學意見，包括：

「你無能為力。」

「這都是你**想**出來的。」

「你這輩子都要吃藥了。」

「你只是憂鬱。」

「**飲食**跟這個一點關係都沒有。」

「我希望你去看精神科醫師。」

　　幸虧每個人都跨越了現代醫學的短視，在數種自然解決之道的結合中，尋找並發現了完全的療癒。雖然每個人的情況不盡相同，但都透過正面迎擊根本原因，去除發炎的觸發因素，並添加營養元素而療癒。

　　每個人也都治癒了腸道。為什麼？因為腸道黏膜的完整性是健康與疾病的戰區原發點，那是一層介於你的身體和外在世界之間易受傷的黏膜。事實證明，有毒食物、化學成分、藥物，甚至壓力等發炎觸發，都會傷害腸道，造成滲漏，而這就是自體免疫性的快速通道。隨著時間演進，發炎從局部反應轉變成全身的問題，最終造成免疫系統（原本它應該是促進健康的系統）的過度負擔。

　　什麼是傷害腸道最大的發炎因素？我們日復一日持續食用的加工及充滿化學成分的食品。當我詢問每位專家，什麼是他們對正在處理自體免疫問題者的第一建議，他們都說**從食物開始**。更準確的來說，他們強調，**消除糖、麩質和乳製品**。所以我們就從這裡開始，但在此之前要注意幾個方針。

如何使用本書

- 或許你會注意到，第一至六章並未按 F.I.G.H.T.S. 這個拼法安排。這是因為「治癒腸道」這一章，必須自然地跟在「從食物開始」這一章後面。另一個刻意安排的章節是「平衡荷爾蒙」，它被放在最後的原因是荷爾蒙是其他主題的下游。儘管每個篇章都可當作單獨的主題閱讀使用，我建議你還是依章節順序閱讀較佳。

- 本書希望能成為「以行動為主」的資源。請你拿一枝筆在上面做筆記，以書籤標示頁面，把對你很重要的句子和概念畫重點，當作一本日記來使

用。請寫下任何在故事、科學論述或照護方法中引起你共鳴的事，然後註記自己的努力和成果。

- 或許你會想要讀完整本書後，再回頭進行一個個照護方法；或是想馬上採取行動，那就做吧！

- 在照護方法中，我提供了許多建議。請瞭解這是為了要讓你考量不同的選擇。如果你和多個建議產生共鳴，請都嘗試看看。實驗就是王道。你是在尋找只屬於你的觸發因素。

- 儘管你自己要做的事那麼多，你會聽到我一再建議與一位功能醫學／整合醫學／自然療法專家合作的重要性。當然你會想要找到符合你健康保險計畫的醫師，但不幸的是，能指導病患回歸健康的技術嫻熟專家，並不符合每次只能看六至十五分鐘之醫師的現今醫療典範。這些整體專家通常第一次看診都會花上六十到九十分鐘，雖然很多人會向你的保險公司請款，但他們還是期望收到現金。你自己盡力而為，也盡己之力與專家配合。

- 你會注意到有些建議從頭到尾會多次重複，像特定的補充品、吃更多膳食纖維，以及多多放鬆。這是刻意的，但不應該被視為添加元素。例如，在食物篇章中，我推薦每日服用達 4000 mg 的 Omega-3 脂肪酸，做為補充品的一部分。在腸道與荷爾蒙篇章中也討論到 Omega-3。請視額外的建議為相同觀點的新訊息，而非增加到 8000 mg 的 Omega-3。

- 或許你會想知道需要多久才會痊癒。我能提供的最佳期望是，如果你能遵照食物與腸道篇章中的建議，可能會在前三個月內覺得好一點、好很多，或是完全好了。有些人在去除糖之後的數週內，就覺得好很多甚至輕盈許多。就如你所知，自體免疫狀況不會一夜就發生。它可能會花五或十年，有時是數十年的環境觸發因素累積到表現出自體免疫性。事實上，自體免疫狀況是在同一個範圍內發展的，從沉寂的自體免疫性、其抗體層級逐漸升高但毫無症狀，到開始感受到症狀的自體免疫表現；最終到自體免疫疾病，也就是症狀變嚴重，發生組織傷害。要多久才能痊癒端視數個變數，

包括你是處在自體免疫的哪個階段；如果有組織受傷害了，又是發生到什麼程度；你的心態；對自己健康和身心良好有多投入。我的生物醫學恩師史帝夫・福克斯（Steve Fowkes）的經驗法則是，自體免疫狀況通常可在使其發生的大約十分之一的時間內逆轉。例如，如果有什麼是醞釀了十年，那麼應該就要花一年的時間痊癒。

• 如果在進行了食物和腸道的照護方法後，你還是感覺不佳，我鼓勵你去做感染和重金屬檢測。要消除這些負擔會花一些時間。排毒專家說，可能要花上數年才能將鉛與汞排除。如果你做完了所有 F.I.G.H.T.S. 的步驟但仍未好轉，請查閱附錄中的進階考量。

若你已和健康搏鬥了一段時間，自然會感到懷疑或甚至洩氣。但在我們開始之前，我請你讓充滿希望的可能性回到生命中。如果你相信痊癒是可能的，就可以張開大門迎入健康，以及更不同或更好的人生。這聽起來好假，但每當我問受訪的醫師，關於他們疾病的一線希望時，幾乎每個人都說：「覺醒。」每個人把自己回歸健康的旅程，視為擁抱整體性和發現真實自我的邀請。這是一個禮物。

如果你相信壓力可以促使你強壯，那就具有正面的效果。你的態度是最重要的療癒影響力。如果你相信自己可以做到，成功的機會就會更大！

現在比以前更好的是，我們有機會逆轉這些過去認為「無法治癒」的自體免疫狀況。我策略性地使用「狀況」一詞而不是「疾病」，來顯示這些失調都是有條件的，大多都看我們如何生活，即個人環境。我們有科學研究、啟發、實驗室檢測，也有愈來愈多功能醫學／整體醫學／自然療法醫學醫師及健康教練，來支持我們回歸健康。我們有可能比以前更快速回復健康，而且是使用比書中提到的多數人花了十多年或甚至超過五十萬美元試著達到健康，更物超所值的方式。

太好了！那現在呢？

讓我們從你的下一餐開始吧。

譯注

❶ 萊爾米特氏徵：又稱理髮椅徵（barber's chair sign）；頸部在向前傾時，從頸部沿脊髓向下感到觸電般的刺痛感。

❷ 視神經炎：多發性硬化症最常見的眼睛病變，症狀包括眼睛疼痛、視力減退、視野缺損等；多投以類固醇治療。

❸ 天貝：一種發源於印尼爪哇的發酵食品，又名印尼黃豆餅。

❹ 長壽飲食：大自然長壽飲食法，結合佛家思想及特定飲食原則，以吃全穀類、煮過的蔬菜為主，避免吃乳製品、肉類及過度油膩的食物。

❺ 維根素：不僅是素食，舉凡因動物而來的皆不食用，包括蛋、奶等。這是一種生活方式和理念而不僅是飲食，目的在盡可能減少對動物的壓迫、虐待與屠殺等。

❻ 可體松：又稱皮質醇，屬於腎上腺分泌的腎上腺皮質激素之中的糖皮質激素，在應付壓力的過程中扮演重要角色，又被稱為「壓力荷爾蒙」。可體松會提高血壓、血糖濃度和產生免疫抑制作用。

❼ 胰島素阻抗：指人體細胞對胰島素的敏感性降低，血液中的葡萄糖無法順利進入細胞內分解及提供能量，身體為了補償而使上胰臟分泌更多的胰島素，導致高濃度胰島素的現象。

❽ 道森的手指：脫髓鞘（demyelination，髓鞘脫鞘）的放射學特徵，腦室周圍的脫鞘斑塊沿著延髓靜脈軸線分布，垂直於側腦室或胼胝體的交界處，被認為是反映出靜脈周圍的發炎，為多發性硬化症的特定徵兆。

❾ 中心法則：又稱中心教條、核酸控制蛋白質說；旨在解說遺傳學的標準流程，即 DNA 製造 RNA，RNA 製造蛋白質，蛋白質反過來協助前兩項流程，並協助 DNA 自我複製。整個過程可分為三大步驟：轉錄、轉譯和 DNA 複製。

❿ 萊納斯・卡爾・鮑林：美國化學家，曾兩度獲得諾貝爾獎。第一次是在 1954 年因化學鍵方面的工作獲得諾貝爾化學獎，第二次則是 1963 年因反對核彈在地面測試而獲得諾貝爾和平獎。他提倡使用高劑量的維生素 C 治療感冒。萊納斯鮑林獎是年度獎項，頒給在化學方面有傑出貢獻者。

⓫ 腺苷甲硫胺酸：目前做為膳食補充劑，主要用於改善憂鬱症、骨關節炎、纖維肌痛症和肝臟疾病。

⓬ 纖維肌痛症：患者常抱怨身體到處疼痛，身體也容易因按壓而引發疼痛。纖維肌痛症有睡眠障礙、頭痛等，會大幅降低患者生活品質的許多症狀。

Chapter 1

從食物開始

食物讓我們生病：或讓我們恢復健康。

——泰瑞・渥斯（Terry Wahls）醫學博士

　　食物在自體免疫疾病中的重要性再怎麼提都不為過，卻很難被人們所理解。如此平凡、普遍、簡單又基本的東西，怎麼可能是這樣激烈又令人衰弱狀況的**成因**或**療方**？若這對你來說有違常理，你並不孤單。我也沒想到自己「相當健康」的低脂又高全穀的飲食，竟然是我發展出多發性硬化症的主要成因。我們日常的食糧可以是導致自體免疫狀況的原因，但**反過來說，它們正是我們身體需要用以痊癒的療方**。幸虧我發現自己是「非乳糜瀉麩質敏感」（non-celiac gluten sensitivity），這對我來說很瘋狂，藉由改變我所吃的食物來去除一個罪魁禍首，我就能轉化二十六年來起起落落的復發緩解型多發性硬化症。

　　有可能這麼簡單嗎？複雜、慢性且經常令人衰弱的自體免疫狀況，竟然可以單靠去除幾個食物，就能逆轉或大幅療癒？我從十多位醫師和觀察自己的客戶所學到的是，有自體免疫疾病的人們，只要改變所吃的食物，通常都可得到 60% ～ 100% 的痊癒。對某些人來說，就像我，成果就是百分之百。

　　或許一想到要放棄你最喜歡的食物，你就畏怯到不想嘗試。但只要一步步來，任何旅程不管有多險峻，都是可以克服的。這就是療癒食物照護方法派上用場的時候。我的步步指南會幫助你以容易辦到的方式，一次次地進行這個過程，有我陪在你身邊。需要更多說服力？讓我們來看看食物在健康上的必要性。

 ## 我們吃的東西有什麼問題？

　　要回答這個好像很簡單的問題，就需要迅速回顧一下人類的演化及慢性疾病的出現。在地球上絕大多數的時間，人類是狩獵採集者，吃野外所採收

或捕獵的新鮮全食物。幾乎無穀物、無農藥和除草劑，近乎無加工食品，也無基因改造食品。表土充滿有益的生物體，植物以自然步調生長，微量礦物質回收到土壤中以便在下個年度使用；植物和動物提供滋養及營養豐富的食物；慢性疾病實際上幾乎不存在。

儘管我們的祖先們或許壽命不長（因為感染性疾病及創傷），但他們大多都免於發炎和退化性疾病。這個現象已由人類學家如威斯頓・普萊斯（Weston A. Price）記載下來，普萊斯是一位加拿大牙醫，尋求瞭解傳統文化如何避免使牙齒掉落的慢性疾病。結果，他發現吃當地食物的傳統文化人們，都是自然地健康強壯。要不是因為屈服於結核病或大自然的力量等，他們應該可以活到七十歲以上。

現代食物和人類生物學：演化的錯配

快轉到工業革命之後，為了餵養二次大戰後美國人口成長而大量生產食品，最後導致了大型農業和機械化。大量加工後的穀物，如麥、玉米、米及黃豆，提供了廉價易得的熱量。取得快速的包裝冷凍食品，畢竟比覓食來得有效多了。

但便利性是有代價的。

當我們精於大量生產的穀物、油品及動物時，也同時病得很重。今日慢性疾病折磨著將近半數的成年人，在美國境內造成多數的死因及失能，也是健康照護費用增加的主要原因。[1]最可悲的是，這些疾病原先是少見或只跟老年人相關，但現在影響到兒童及特別是正值盛年的女性。對食物敏感、神祕而頻繁的衰弱症候、胰島素阻抗、肥胖症及慢性疾病，都成了家常便飯。

現代的生活形態終究成了人們自體免疫狀況的根本原因，而現代食物則是最大的元凶之一。隨著人們從吃所覓得的多樣化食物，轉向只吃數種主要作物後，人類就經歷了在健康及長壽上的整體下降。我們也從斷續的食物可取得性，轉向常態的食物可取得性（包裝好的加工食品），和從季節性食物轉到終年可得（進口或溫室種植）的食物。快速廉價的包裝食品所提供的捷徑，

並不適合人類生物學。我們的身體討厭這些不自然的食物，因此發展出在農業時代極為少見或不存在的現代慢性疾病。有些人稱這些現代慢性疾病為「錯配失調」（mismatch disorders）。換句話說，標準美式飲食（簡稱 SAD），又稱西方飲食，充滿了糖和化學製成的製品，是通往胰島素阻抗、肥胖症、癌症及自體免疫性的快速通道。

回歸健康

好消息是，健康與活力通常會跟著你回復到較傳統的飲食方式之後恢復，而且大多在短時間內發生。

我們知道，採行西方飲食的傳統文化人們，與從小吃西方飲食長大的人，受一樣的健康後果所苦。即便是暫時性的標準美式飲食都會導致糖尿病、肥胖症及心臟疾病等自體免疫狀況的風險因子。

營養學研究員克琳・歐迪亞（Kerin O'Dea）研究了一群離開原居的灌木林中的家，搬遷到澳大利亞德比鎮（Derby）這個西式城鎮的澳洲原住民。由於他們轉為吃精製碳水化合物及較為久坐的生活形態，沒多久就變得肥胖並成為糖尿病患者。歐迪亞進行了七週的研究，來看如果讓原住民回歸到灌木林棲息地，吃慣常吃的魚、貝類、鳥、袋鼠、根莖類及灌木蜂蜜，會發生什麼事。想當然爾，當這些原住民改回原來的飲食後，體重減輕了，並感受到非凡的健康改善。發炎和糖尿病指標都獲改善或解除，**都只在七週內**！

這是否意味著我們要削尖矛頭，漫步在野地中尋找自己的食物？比喻性地說，那會是正確的方向。實際上來說，你只需要成為一位理性的現代獵人採集者，來找到對自己在演化上最適合的食物。當你採行更適合自己生物學的食物選擇時，不尋常的事就發生了：慢性疾病的徵兆和症狀開始消退，取而代之的是充滿活力的健康與良好的身心。療癒得愈好，就愈容易做出正確的食物選擇，直到有一天這將成為你的第二天性。

食物與體內三個強大的隱形力量

要瞭解食物選擇上的重要性,感謝身體中發生的事是很有幫助的。你時時刻刻的每日選擇——飲食、思考和行為——都直接影響到你是邁向健康還是疾病。健康或疾病的三大衝擊,是以顯微鏡層級存在於我們體內,且每日多次運用它們的影響力。這三大隱形卻強大的力量是**表觀遺傳、微生物群(microbiome)及粒線體(mitochondria)**。每種力量都會即時地對你每日的飲食有所反應。覺知到它們的重要性,是很大的第一步。在考量整體之前,讓我們先分別細看每一項。

你知道那句陳腔濫調:「你就是你所吃的。」最新的科學證明,這句老調絕對正確。我們所吃的食物不只會成為新細胞的建造磚塊,也會一點一點地寫下個人的健康故事。若要知道食物的表觀遺傳,可以想像午餐時你以一手拿著漢堡,另一隻手則放在開關上。如果你吃的漢堡是以典型的基因改造生產的玉米所餵養且充滿抗生素的肉,在工業用油中以高溫烹煮後放在麵包上的,就把開關往上扳。這代表你把促進疾病的基因打開了。要是你決定改吃百分百牧草餵養的漢堡肉,以中火在澄清奶油(ghee,又稱酥油)中烹煮,然後包在有機生菜(萵苣)中的話呢?你就是把促進疾病的基因關掉,並開啟促進健康的基因。

你選擇吃下的東西,會直接決定體內微生物群的組成與功能。糖和加工食品餵養會產生黴菌毒素(mycotoxins)❶和酵母菌感染(yeast infections,念珠菌)❷的無效菌類;而含有豐富益生菌(probiotic)❸的食物,如發酵過的蔬菜,則餵養能促進健康的細菌,幫助你維持有益的微生物平衡。隨著每個食物選擇,你選擇的是要把有害或療癒的東西直接送到基因處;也選擇出你要餵養的微生物平衡,是會促進疾病還是健康。

你曾聽聞食物是燃料,原因是:粒線體是體內每個細胞中微小但強大的工廠,會將你所吃的食物轉化成能量。它們負責生產九成的細胞能量,無疑是雄壯威武的!當粒線體功能良好時,你會感覺良好、精神飽滿。而當粒線體因壓力、感染、毒素及標準美式飲食的食物而受到傷害時,你的能量製造器就有理由罷工。

粒線體專家暨神經學家布魯斯‧科恩（Bruce H. Cohen）醫學博士說，粒線體惡化的最大原因之一，是我們吃太多劣質食品，健康食物不足。他警告說，除非我們吃足夠的植物營養素（phytonutrients）❹、抗氧化劑、健康脂肪、蛋白質及纖維質，否則身體無法得到需要用來治療及生活的基本工具。

在明白身體裡強大的隱形力量後，或許你會更瞭解自己的食物選擇所造成的結果。你真的就是在吃下幾兆的微生物。對一些人來說，直接對自己的健康結果施加控制的前景，會是極大的解脫；對其他人來說，每日選擇的衝擊或許會感覺像是不必要的壓力。如果你是後者，請記得你無須從零開始或單打獨鬥。在療癒食品照護方法中所描述的食物會是你的地圖，而我會是你走向健康之路的導遊，帶著你一步步前行。現在最重要的是你檢視及優化食物選擇的意願。

重要概念＋ 你的每一餐都決定了是由療癒性或傷害性的基因得到表現。

以食物來療癒的食譜

所以要從何處開始？如何避開哪些食物以及要吃哪些食物，以便優化自己的健康？我很幸運能有一位功能醫學營養師幫助指導我回歸健康。她教我關於有毒的食品，協助我發現個人的食物敏感性，並帶領我進行腸道療癒方案。在三十天之內，我辨識出並去除了個人的觸發食物，加入能幫助治療腸道的滋養食品，接著就從消化道及自體免疫症狀中解脫了。

我從十年多的自體免疫症狀回復健康活力的這個過程，也是我用來指導客戶，而且現在要帶著你走一遍的過程。首先，我會幫助你瞭解食物和自體免疫狀況之間的關聯性。我們會看看實際的例子，為何食物能觸發及延續自體免疫性達多年甚或數十載，然後食物又為何是最好的治療者，即便它不是

你原先的觸發因素。（下一章我們會探討其他的觸發因素。）許多人都成功地藉由食物而獲得療癒。如果我能做到，你也可以。

在跳到解答之前，讓我們先來看看為何食物能觸發自體免疫狀況。在瞭解關聯之後，你就會對有機會去除對你造成傷害的禍首而感到更有衝勁。

食物的有害面

如先前所說的，標準美式飲食，或稱西方飲食，是造成今日自體免疫流行病的最大因素。加工食品、精製糖、麩質、穀物、傳統方式成長及工廠化養殖的動物產品，以及不健康的脂肪，如氫化油（以化學方式改變）和大多數植物油，都是啟動和延續自體免疫失調的主要發炎禍首。以下就是發生的過程：

大約 75% 的免疫系統是在你的腸道中，精準地說，是在小腸的黏膜中；而自體免疫性則是免疫系統的問題。我們會在腸道篇章更仔細地討論發炎問題，但現在最重要的是要知道，任何會造成腸道發炎或傷害的東西，就會傷害了你的免疫系統。具有致發炎性的標準美式飲食，會造成腸道細菌的失衡（微生物菌叢不良〔microbiome dysbiosis〕❺ 或腸道失衡）、營養不足及腸道的高滲透性（又稱腸漏），這是通向自體免疫性的大門。

腸漏及食物敏感性

腸漏，字面上來說就是腸道黏膜上的大開口（就像漁網上的破洞），會讓未經消化的大塊食物粒子穿透到血流中。一旦它們進入血流中，大型蛋白質分子，如麩質、酪蛋白（一種乳類蛋白質）或蛋白，可能會被免疫系統標示為危險入侵者而受瞄準，免疫系統會製造出免疫體（飛彈）攻擊這些「危險的」食物分子。在食物分子被標示為攻擊目標後，每當你吃這些食物時，只要你的腸道是可滲入的，免疫系統就會持續攻擊這些食物，形成多種食物敏

感性及更糟的狀況。最後，容易受影響的人們的免疫系統就會將攻擊行動轉向身體組織，情況就類似免疫系統企圖要摧毀食物蛋白質分子那樣。

研究顯示，很多東西都會導致腸漏：在食物上包括了麩質、乳製品及糖；感染上則如念珠菌、萊姆病及合併感染；毒素方面，包括農藥和抗生素等藥物；還有進行中或令人受創的壓力。但想一想「麩質」這東西。在細胞層級上，麩質分子剛好看來像甲狀腺分子。如果你是易患病體質，持續吃麩質可能會讓你罹患橋本氏甲狀腺炎。這就是自體免疫性的串聯性：環境因素包括食物、感染、毒素及壓力導致了腸漏，而腸漏造成免疫反應，如食物敏感性、自體免疫性表現，到最後就是自體免疫疾病的充分發展。

你可能正在經歷對多種所吃食物的延遲反應而不自知。如果你如同許多人和過去的我一樣，認為這些症狀不過是正常生活的一部分，就不會將所吃的食物和所感到的不適相連結。當你無法分辨所吃食物和身體疼痛或頭腦混沌之間的因果關係時，可能要花上很多年的時間才會將兩者連結上。要是你繼續吃會造成腸道發炎和免疫系統過度反應的食物，所感受到的症狀可能會加劇以獲得你的注意。

自體免疫系統的發展不是一夕完成的。它是個鬼鬼祟祟逐漸發展的過程，在超過五年、十年或更多年間建構而成，通常是在人的意識覺知之外醞釀，直到表現出不會被人錯視的自體免疫疾病症狀。

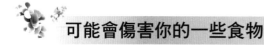

可能會傷害你的一些食物

我知道許多靜悄悄但有害的食物毒素，以及它們所造成的自體免疫性。在我的童年時期，每日早餐的穀片加牛奶，和學校午餐的花生醬果醬全麥麵包三明治，都是在我毫不知情下，持續讓我的腸道發炎，擾亂微生物體平衡，傷害粒線體功能及破壞新陳代謝。

現在回頭來看，難怪我那沒被診斷出的麩質過敏導致了免疫系統失衡、腸漏，到最後讓我在十九歲時被診斷出多發性硬化症。因為我一直吃富含麩質的穀物直到四十五歲，不知情地延續著自體免疫反應及多發性硬化症。

我們所吃的食物可以是自體免疫的觸發，但也是同樣有力的治療劑。事實上，根據多位專家表示，**食物是尚未受到驗證的解方，卻具有最大的治療潛力**。許多對這個根本原因正面痛擊的人，都藉由去除多數的有害食品，如糖、加工食品、麩質和乳製品，並以營養豐富的食品取代之，如有機綠葉蔬菜、健康脂肪及適量蛋白質，之後都發現無數的自體免疫症狀消失，而且再也沒有復發。

當我在 2010 年發現自己是非乳糜瀉麩質敏感患者，就戒除麩質並治癒了腸漏；所有的消化問題和多發性硬化症狀也全數終結。血液檢驗結果確認了我過去受到自體免疫性攻擊的髓鞘中，抗體沒有升高；而最近一次磁振造影檢查顯示出多發性硬化症的歷史，但無證據顯示體內尚有活性多發性硬化症。磁振造影確認了無新病灶產生，而舊病灶也消失了。

不管成因為何，都從食物開始：兩個小故事

就算這些食物不是造成狀況的主要根本原因，也能做為主要的解決之道。不管你的主要根本原因是壓力、感染，會暴露在毒素之中（這些會在其他章節探討），都可以從食物開始來體驗無與倫比的療效。以下是兩個例子，這兩人都藉著食物達到驚人的療癒，即便他們的主要觸發因素分別是壓力和毒素。

蜜雪兒・科利（Michelle Corey）是功能醫學醫師，多年來持續因童年時代的身體和情緒創傷所苦。她所承受的長期虐待啟動了深層的無價值感，導致不健康的因應方式。三十多歲時，蜜雪兒發展出兩種自體免疫失調：橋本氏甲狀腺炎及狼瘡。一堆症狀困擾著她，包括掉髮、「到處」長紅斑、腫脹的臉、關節疼痛，還有黃褐斑（melasma，又稱肝斑），這是一種皮膚色素失調，通常發生在患有橋本氏症的女性身上。蜜雪兒以深層情緒治療處理童年創傷，但未能完全復原，直到她辨識出並去除食物上的觸發品項：麩質、穀物及茄科食物（包括番茄、胡椒類、茄子、馬鈴薯、枸杞、辣椒，和胡椒做成的乾香料，包括卡宴辣椒粉〔cayenne〕、辣椒粉及紅椒粉）。一旦她永久去除這些食物，所有的自

體免疫症狀都消失了，而且還終於減掉了難減的「多餘」體重當作紅利。

泰瑞・渥斯（Terry Wahls）醫學博士被診斷出患有極具破壞性的進行性多發性硬化症，他相信自己的主要觸發因素是在農場長大時，長年暴露在有毒的農藥和除草劑中，再加上就讀醫學院時承受的累積壓力，包括不規則睡眠、欠缺日照，以及持續暴露在防腐液甲醛（formaldehyde）之下。泰瑞覺得她的復原關鍵是在改變食物上，便從重穀物的素食改成養分密集的原始人飲食法（又稱舊石器時代飲食法），充滿了海藻類、色彩豐富的蔬菜及目標精確的補充品。五年內，她從坐輪椅到騎自行車，並成為以食物獲得成功療癒的偶像。（之後在「減少毒素」和「解決壓力」篇章中會讀到更多渥斯博士和蜜雪兒的療癒過程。）

或許你尚未將神祕的症狀或出現的自體免疫問題，與食物之間的連結建立起來，但很多人已經這麼做了，其中包括我。我們很多人都已經將自己的健康拿回手中，並從過去被告知及相信是無藥可醫、不能醫治，或無望的失調及狀況中痊癒。不要怕！無論你受了多久或多嚴重的苦，總是會有新層面的治療，你只要去除造成發炎的食物並加入有營養的食物就好。你也能做到的；在接下來的幾頁，我們就會詳細說明如何以食物來療癒。

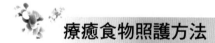

療癒食物照護方法

一想到要進行飲食大改造，自然很嚇人，更何況是企圖要決定、減少及取代掉你的觸發食物。請不要喪氣。我會在這裡進行簡化，以幫助你實踐自體免疫狀況痊癒或逆轉所需的飲食改變。很多人照做之後都得到很好的結果，而這正是我希望你能獲得的。一旦你藉著去除觸發食物，加入滋養食物及補充品後，體驗到從症狀中解脫的愉悅，就會懷疑自己為何沒有早一點進行。

要發現你的最佳食物並改善養分不足，可依循六個簡單步驟：

步驟 1：進行自我食物評估

步驟 2：去除標準美式飲食食物

步驟 3：辨識並去除可疑的食物

步驟 4：加入滋補性食物

步驟 5：補充營養品

步驟 6：培養健康的飲食習慣

步驟 1：進行自我食物評估

我們很難弄清楚神祕症狀和所吃食物之間的關聯，但一旦你能搞清楚兩者間的因果關係後，就是很大的解脫。以下是最常被提到的，在去除標準美式飲食後將會減輕或消失的一些症狀：

- 極度疲勞
- 消化問題
- 身體痠痛和疼痛
- 不良的睡眠
- 腦霧
- 掉髮
- 情緒問題（憤怒、焦慮或憂鬱）
- 麻木或刺痛
- 慢性皮膚狀況（皮疹、青春痘〔又稱痤瘡〕、濕疹或乾癬）
- 無法減重或增重

你有哪些狀況呢？若有，我很高興能讓你看到食物選擇會怎樣影響你的健康。如果這些症狀對你來說都很陌生，很有可能是你已經選對飲食，或是你的毒物桶尚未達到臨界點。現在是最佳時機來檢視你所吃的食物，以便處理自體免疫問題。

思考以下說法並從 0 到 3 標示你的回應，0 代表從不／不符合／不同意，1 偶爾，2 通常如此，3 代表總是如此

0 1 2 3 我吃含麩質的穀物，或可能受麩質汙染的穀物
（麥、裸麥、大麥、米、燕麥、高梁、小米和蕎麥。）

0 1 2 3 我吃穀類（藜麥、莧菜、米等。）

0 1 2 3 我吃加工（包裝）、油炸或速食食品。

0 1 2 3 我吃傳統動物乳製品。

0 1 2 3 我吃傳統養殖的肉或魚。

0 1 2 3 我吃傳統種植的水果和蔬菜。

0 1 2 3 我吃植物油，如芥花油（菜籽油）、玉米油、葵花籽油、紅花油
及大豆油。

0 1 2 3 我吃人造奶油或起酥油。

0 1 2 3 我吃黃豆產品。

0 1 2 3 我吃糖。
（任何類別，包括果糖、蔗糖、蜂蜜、龍舌蘭糖漿、楓糖漿等。）

0 1 2 3 我用人工甘味劑。

0 1 2 3 我喝未經過濾（自來水）的水。

0 1 2 3 我吃基因改造的食品。

0 1 2 3 我每週喝三種或多種酒精飲料。

分數加總：＿＿＿＿＿

食物分數解答

0　　　你是個飲食典範。繼續保持這個良好習慣。

1~6　　如果你有不良的系統或自體免疫問題，食物是可能的觸發因素。

7~10　如果你有自體免疫問題或想要預防自體免疫問題，食物很可能是觸發因素。

11+　　如果你探索如何逆轉或預防自體免疫狀況，食物非常可能是觸發因素。

不管你的分數是多少，好消息是你取得了食物與惱人症狀之間可能有關聯的覺知。儘管在智性上瞭解了食物和你的感覺之間的連結，是一個好的開始，但實際親身體驗這些連結則會讓你徹底改觀。大量的科學研究將有毒食物與發炎相連結，發炎是多數疾病（包含自體免疫失調）的先決條件。但也有很多科學研究將滋養性食物與治療相連結。讓我們先來看看壞消息，再深入探討好消息。

步驟 2：去除標準美式飲食食物

最常見的觸發食物對任何人都具有致發炎性和毒性，尤其是對具自體免疫狀況易染病體質的人。這些食物會促成發炎和腸道菌群（菌叢不良）的失衡，破壞腸道（腸漏）以及血腦障壁（leaky brain，腦漏）❻ 的結構完整，產生營養不足，造成粒線體功能異常及免疫系統障礙。如同我們在本章前面所學的，任何會傷害腸道的東西，就會傷害到免疫系統。

標準美式飲食的特點是，食物或是看來像食物的物質，受到化學方式改變或採某種方式生產，以延長食物的保存期限，而非支持人類的健康生命。在大多數包裝產品和速食中所發現的加工食品，含有高度加工的油品、人造和玉米基底的甘味劑、精製穀物、化學防腐劑及添加物，以及高度加工的白色食鹽。加工食物不是為了促進健康而製造的，而是為了便利性和利潤。悲哀的是，它們會促進發炎、增加血糖、促成胰島素阻抗和肥胖症，也會導致癌症和自體免疫性。

這些有毒的「食物」和像食物的物質，在健康的飲食中絕無容身之處。我希望，你在知道有毒的食品在身上造成的效果後，會決定全面拒絕這些它們。若要達到活躍的健康，你必須跟有毒的「食物」道別，轉而擁抱助你茁壯的滋養食物。只要你一開始行動，很快就會瞭解到「為健康而吃」與典型的限制性飲食不同，「為健康而吃」是要吃得豐富而不是剝奪；你會將少樣又具傷害性的標準美式飲食，以多樣又滋養的食品來取代；你會把以玉米和麩質為基底的垃圾食物，換成以往從未考慮過的健康新選項；而且你會把每週飲食習慣大改造成包括了比過往更多的營養豐富、口味多樣的食物。很棒吧？那就讓我們來瞧瞧這些大壞蛋們。

◆ 最毒的標準美式飲食

麩質

麩質是自體免疫性觸發食物的第一名,已受《新英格蘭醫學期刊》(*New England Journal of Medicine*)中的一篇評論報告指稱它牽涉到至少五十五種疾病。[2] 研究顯示它會對任何吃了的人引發腸漏。麩質不只有一種,而是兩萬三千種在所有穀物中能找到的不同貯藏蛋白(storage proteins)❼。儘管多數的研究和檢驗都著重在單一一種麩質蛋白質:alpha 麥膠蛋白／麥醇溶蛋白(alpha gliadin)。但直到有更多更好的檢測方法出爐以前,易發生自體免疫者最好謹慎地避開所有穀物。麩質跟人類的毛髮一樣難消化,因此具有高度致發炎性;但多虧了它黏黏的特質,在烘焙上就很理想。美國超級小麥因其優越的黏性而受培育,可能是最難消化的麩質。

建議 對任何想要預防或從自體免疫狀況療癒的人來說,百分之百遵從去除麩質是必要的。

注意 這並不表示可以吃標示「無麩質」的產品。包裝食品中通常含有糖、防腐劑、添加物、化學物,補充了大量會促使血糖不平衡、胰島素阻抗和肥胖症的碳水化合物,是自體免疫疾病發病和進展的主要貢獻者。

加工脂肪與油類

大多數的植物油都是高度加工的致發炎性脂肪。它們是以有毒化學物質製成的,如己烷(hexane)和漂白劑,而且含有高比例的致發炎性脂肪,會快速氧化(腐敗),加熱時會產生有毒副產品,使身體產生了會促進疾病的自由基(free radicals),而自由基與心臟疾病、癌症、肥胖症及自體免疫狀況相關聯。以下的油類以及利用這些油品製作的速食產品,都與許多疾病有關:芥花油(菜籽油)、玉米油、棉籽油、花生油、葵花油、紅花油,以及大豆油,還有部分氫化(化學強化)的植物油(人造奶油和起酥油)。

建議 永遠避開所有加工植物油(除了橄欖油)、人造奶油和起酥油,以及使用這些油類製作的速食。改選擇有機特級冷壓橄欖油、椰子油、澄清奶油(酥油,對乳製品敏感者通常對此耐受性❽良好)

以及草飼奶油（如果你的身體能耐受乳製品）。

糖和甘味劑

過量攝取各類型的糖，如葡萄糖、蔗糖和果糖，會傷害免疫系統，促進發炎、腸漏、肥胖症、癌症，以及自體免疫性。這包括了任何含有高果糖玉米糖漿（HFCS）、龍舌蘭、蔗糖、楓糖漿及蜂蜜的食物。連高升糖（血糖竄升）水果，如香蕉和西瓜，都會讓酵母菌過度生長、腸道微生物失衡、肥胖症、糖尿病和自體免疫失調。當你要攝取水果和蔬菜時，選擇吃完整的水果和蔬菜，而不是喝果汁。完整的水果和蔬菜含有纖維質，會減緩糖的消化速度，維持胰島素系統的平衡；果汁不含纖維質，會迅速造成高血糖。

研究表示，人工甘味劑，如阿斯巴甜（藍色包裝）、糖精（粉紅包裝）以及三氯蔗糖（黃色包裝）可能對人類有毒。三氯蔗糖是以氯製成，它會減少有益的腸道細菌和改變人體的胰島素濃度。阿斯巴甜含有甲醛，已被與癌症連結。而它們都涉及體重增加、第二型糖尿病和心血管疾病風險的增加。

建議▶ 永遠避開加工糖和人工甘味劑。如果你正在處理血糖不平衡、胰島素阻抗、糖尿病或肥胖症，就將水果攝取量減至最低。使用有機甜菊糖做為主要的甘味劑，你也可以考慮羅漢果或木糖醇（取自樺木）而非玉米製成的糖醇。

注意▶ 糖醇會造成某些人消化不良。

乳製品

很多有乳糜瀉或麩質敏感性的人，同時也對乳製品敏感，尤其是對乳蛋白質的酪蛋白過敏。酪蛋白是一種難消化的蛋白質，對很多人來說具有致發炎性，將造成腸漏並觸發會導致自體免疫失調的增強免疫反應，如第一型糖尿病、狼瘡、多發性硬化症和類風濕性關節炎。A1 貝塔酪蛋白牛奶（A1βcasein）常見於荷斯登牛（Holstein cows），特別具致發炎性。

除了酪蛋白外，傳統的牛奶製品還有許多問題：多數非有機飼養的乳牛常被餵食了噴灑過草甘膦（glyphosate，商品名為 Roundup〔台灣稱年年春〕）的基因改造穀物，並被施打抗生素，也被投以 rBGH 牛生長激素，這是一種基因改造的牛隻生長荷爾蒙。傳統牛奶接著經過殺菌（巴斯

德消毒法）消除有益的酵素和益生菌，以及會產生有害的自由基的均質化（homongenized）❾過程。

> **建議** 永遠避開傳統乳製品。在經過 30 天食物假期後，如果你想嘗試乳製品，可考慮生的、含有機的 A2 貝塔酪蛋白（A2βcasein）的品項，如澤西牛（Jersey cows）的奶。你可試試山羊或羊奶──已發酵的，如克菲爾酸奶（kefir）❿ 或優格，會比較好接受，也比較好消化。

食品添加物和化學物質

許多添加入食品中，用以改變口味、顏色、質感和保存期限的化學物質，都與癌症和自體免疫疾病相關聯。這意味任何含防腐劑、人工香料、色素和化學物質，包括谷氨酸鈉（又稱味精、麩胺酸鈉，mono sodium glutamate, MSG）和人工甘味劑。傳統種植的水果和蔬菜通常含有殘留的農藥，會增加發展出自體免疫疾病的風險。未過濾的自來水常含有毒化學物，如氟、氯、氯胺、鉛、藥品，及其他會干擾免疫功能，攪亂荷爾蒙，造成肥胖症和增加癌症風險的物質。

> **建議** 盡最大可能避免食物和水中的毒素。如果購買有機農產品時價錢是個問題，可查看環境工作組織（Environmental Working Group, www.ewg.org）的十二大骯髒蔬果（Dirty Dozen）和十五大潔淨蔬果（Clean Fifteen）列表，以瞭解哪些水果和蔬菜含最多或最少的殘留殺蟲劑。在水的潔淨方面，至少要確認你已從飲用水和洗澡水中過濾掉氟和氯。

傳統養殖的動物製品

你不只是你所吃的，也是你所吃下的任何東西所吃的。傳統養殖的動物，往往是集中餵養的大型生產模式，目的是盡可能快速生產出最肥美的動物，通常都會對其施加抗生素及荷爾蒙。好像這樣還不夠，牠們還常被餵食以基因改造、充滿農藥和除草劑（草甘膦），且受有毒霉菌破壞的穀物。是的沒錯，發霉的穀物會造成動物增加更多重量，身上有更肥、更嫩和裝滿霉菌毒素的肉，而這些特點一直以來都吸引著美國消費者。但如果你有自體免疫失調，

就要小心了。你可能會對這種肉品中的霉菌毒素、草甘膦以及基因改造蛋白質格外敏感。

悲哀的是，這些動物同時也因環境受到限制的額外壓力所苦。不管你對動物虐待的看法為何，重點在於傳統肉品提供的營養價值不如有機、草飼或放牧的肉品。儘管傳統養殖的肉品比較便宜且易取得，對動物、環境和人類健康的成本代價則相對較高。

建議 避免來自傳統養殖的動物之肉類、乳製品、蛋，還有養殖魚，牠們大多被餵以不自然的玉米和大豆飲食。選擇標示有「百分之百草飼」、「放牧」或「野生」的動物產品。

重要概念 你是所吃下的任何東西所吃的。飼養場動物、養殖場禽類和養殖魚都吃玉米和大豆。

玉米

玉米是一種含有麩質的穀物，此種麩質類似小麥中的麩質，會在對小麥麩質敏感的人身上起交叉反應。這表示你的身體將玉米麩質錯認為是小麥麩質，產生了會導致自體免疫性的類似免疫反應。更甚的是，玉米很常遭受有害的霉菌毒素所汙染，而多數今日所產的玉米都是受基因改造來抵抗草甘膦的摧毀（即可抗除草劑的玉米）。抗除草劑作物常在採收前被噴灑草甘膦。研究顯示，草甘膦會造成腸漏以及增加罹患多種疾病的風險，包括帕金森氏症（Parkinson's）[11]、癌症及類風濕性關節炎。[3]

建議 永遠避開傳統種植的玉米。如果你在 30 天食物假期後發現自己可以耐受玉米，而你正在處理血糖平衡、胰島素阻抗、糖尿病或肥胖症時，要確保所選的是有機玉米且將量減至最少。

大豆

儘管豆類是在接下來的可疑食品列表中討論的種類，但大豆有不少額外的問題使它對許多人來說是有害的食物。大豆含有多種天然形成的毒素以抵禦植物捕食者，而這些毒素會對人類具有危險的效果。凝集素（lectins）能

觸發發炎和刺激出高度免疫反應，進而在易受影響者身上導致自體免疫性。植酸（phytic acid）會與礦物質結合，特別是鈣、鎂、鐵和鋅，使它們較不易讓你的細胞取得；皂苷（或皂素，saponins）、大豆毒素（soyatoxin）、胰蛋白酶抑制劑（trypsin inhibitors）和草酸鹽（oxalates）會干擾體內需要用來消化蛋白的酵素。大豆也含有植物性雌激素（phytoestrogens），是內分泌與甲狀腺的破壞者，可能會引發荷爾蒙敏感型癌症。此外，今日美國超過九成所採收的大豆，都是含有草甘膦的基因改造作物。

> **建議** ▸ 永遠避開傳統種植的大豆。如果你在 30 天食物假期之後發現自己可以耐受大豆，確保選擇有機和發酵過的大豆製品會比較好消化，像是天貝、納豆和味噌。

白色食鹽

過度加工的鹽可能是造成自體免疫疾病增加的一種環境因素。白色食鹽是以化學加工以去除鎂和微量礦物，往往含有添加劑和防腐劑。在一項實驗裡，飲食中含有高量加工鹽的小鼠，顯示出 Th17 病原細胞（pathogenic Th17 cells）的激增，此細胞會引起發炎和導致自體免疫失調。[4]

> **建議** ▸ 避開加工的白色食鹽。以精製或生海鹽取代。

步驟 3：辨識並去除可疑的食物

有句話說，一個人的食物會是另一人的毒藥。當談到自體免疫失調和食物敏感性時，這句老諺語還真是戳到重點。我們將灰色地帶的食物稱為「可疑的」食物，它們對許多人來說是無害的，但對一些人則會產生傷害。這些食物會在不造成明顯症狀下進行傷害，使得它們成為格外隱蔽的觸發因素。

♦ 過敏與敏感性

或許你對食物過敏比較熟悉：有些人對花生或甲殼類有著即時且嚴重的反應，會產生明顯的症狀，如蕁麻疹、腫脹，甚至過敏性反應或死亡。食物過敏可透過實驗室檢測出免疫球蛋白 E（IgE）抗體的升高來證實。我喜歡把

那個「E」字想成是「緊急狀況」（emergency）的 E。

更常見的是食物敏感性，實驗室檢測顯示的是免疫球蛋白 G（IgG）抗體的升高。我稱這個「gG」是「真要命」（good grief）。食物過敏引發的是即刻的反應，食物敏感性則通常製造出延遲性的反應，有時不會在數小時甚或一週內發生。因為其因果不是同時存在且很少是明顯的，大家不會連結此因果而是持續吃那些食物，因此毫不知情地觸發和延續自體免疫症狀。

如果你在數小時或數天內都不會感覺到，怎麼可能會將該因果之間做連結？除非你將可疑的食物從飲食中拿掉一陣子，否則很難發現。當你把這些食物移開一段夠久的時間，免疫系統就有機會安定下來，使症狀消退，然後理想地恢復健康。通常當你在休息一段時間後再把食物加回來，就會有比較強烈的反應。

有時食物敏感性來自我們最渴望和最常吃的食物，即使它們對多數人來說並不是有毒的，像是蛋、番茄、巧克力、咖啡或堅果。這就是你需要鼓起勇氣，下定決心並許下承諾會將你的健康放在所有事物之上的時候。有可能那杯早上的咖啡或那塊難以抗拒的巧克力，就是你的觸發物。但別絕望：去除這些食物之後的好處，會比咖啡因或糖亢奮持久多了。更何況這些可疑的觸發可能是暫時性的。一旦你將它們去除數個月並治癒腸道後，或許就可以再次享用了。

用來找出食物敏感性的過程，通常被稱為「去過敏原飲食」（elimination diet）。功能醫學醫師認為，去過敏原飲食是揭發個人獨特的觸發食物的黃金準則。這個過程是如此有幫助，讓我覺得該給它一個更正面的名稱。畢竟，誰想放棄東西呢？我比較喜歡帶著鼓勵意味的「30 天食物假期」。這三十天內你可以做任何事，而且「假期」聽起來也更誘人。當你在度假時是處於休息和復甦的狀態，而且會嘗試新事物。

這個假期其實是剝奪的相反。一次 30 天食物假期，或許會讓你接觸到比你所知更多的食物。你是否曾經數算過自己每週吃多少種食物？如果你吃典型的美式飲食，或許只從一種食物獲取最多的營養，那就是玉米。

仔細思考每週的食物選擇。你有多常嘗試新的蔬菜、魚或肉？上次何時吃過水嫩生菜包裹的野牛肉漢堡，或以大蒜攪拌入味的羽衣甘藍沙拉？或是

綠哈里薩（harissa）辣醬櫛瓜義大利麵，或七彩烤根莖蔬菜？你願意試試肝醬（liver pâté）或生酮小荳蔻卡士達醬嗎？（還有更多食譜都在附錄 A 中。）當你去除了有毒的標準美式飲食與可疑食物後，我保證有著營養豐富的大量食物在等著你。

♦ 在 30 天食物假期中去除可疑食物

交叉反應的食物

對麩質敏感的人也必須考慮從被免疫系統誤認為是麩質的交叉反應食物中放個假。這些包括乳製品、牛奶、巧克力、小米、燕麥、米、乳清和酵母。[5]

建議 在 30 天食物假期中去除所有交叉反應食物。

穀類

所有麥片穀物，如小麥、大麥、裸麥、玉米、小米、燕麥、高粱、斯佩爾特小麥（spelt）、苔麩（teff）、米和野米（wild rice）；以及擬穀類的藜麥、蕎麥及莧菜，都含有不同類型的麩蛋白質，可能會對麩質敏感的人造成傷害。穀類是高升糖（glycemic load, GL）碳水化合物，會讓血糖激升，為胰島素及瘦素（leptin）⑫阻抗、糖尿病、肥胖症，以及各種自體免疫狀況的風險因子鋪路。穀物同時也包含有毒的抗營養物質（anti-nutrients），這種會干擾養分吸收的天然化合物，將藉著增進腸道滲透性和啟動促炎性免疫反應（pro-inflammatory immune response），來促成慢性發炎和自體免疫疾病的呈現。[6,7]

建議 在 30 天食物假期中去除所有穀物，並為最佳健康考慮永遠從穀類中放假。如果你能耐受且想要吃非黏性穀物（non-glutinous grains），可以在煮之前將之浸泡到發芽，以優化消化及降低有毒的抗營養物質量。

蛋白

蛋白含有溶菌酵素（lysozymes），其作用像是特洛伊木馬般會穿透腸屏障，使其他大型蛋白質分子和大腸桿菌之類的細菌進入血流中，可能引發免疫系統的發炎反應。除此之外，食用蛋白後，也可能透過分子模擬過程而導

致自體免疫失調；這個過程類似於小麥、豆類和穀物中的凝集素在人體所引發的問題。[8]

建議 在 30 天食物假期中去除蛋類。如果你最後發現自己會對蛋白起反應，或許就能享受蛋黃這個極佳的營養品。有些人即使會對雞蛋起反應，卻可以耐受鴨蛋。

茄科家族（Solanaceae family）

許多患有關節炎（骨關節炎、乾癬性關節炎或類風濕性關節炎），或風濕性疾病，像是狼瘡和其他疼痛的人，都發現部分需歸咎於食用茄科植物家族食物。茄科植物包括番茄、馬鈴薯（除了番薯和山藥）、茄子、紅辣椒、椒類、所有椒類製成的辣醬和香料、南非醉茄（ashwagandha 的俗名，又稱印度人參）⑬和枸杞。在這類食物中的凝集素、皂苷或辣椒素，都與造成腸漏有關。

建議 在 30 天食物假期中去除茄科植物。

木本堅果與種子

木本堅果包括杏仁、巴西堅果（Brazil nuts）、腰果、榛果、夏威夷果、胡桃、開心果及核桃，它們都是頭號過敏原和最常見的致敏感性食物之一。患有自體免疫失調的人很可能對堅果及種子敏感或過敏。[9]

建議 在 30 天食物假期中去除木本堅果及種子。如果你能忍受它們，考慮浸泡發芽的有機堅果和種子，以優化其消化性。

豆類

大豆、扁豆、豌豆、鷹嘴豆等，所有豆類和花生都有高量凝集素，這種植物用以避開獵食者的天然毒素，對很多人來說也具危險效應。凝集素會觸發發炎和刺激高度免疫反應，進而導致易感者罹患自體免疫性。[10]

建議 在 30 天食物假期中去除豆類，並永久去除常受黴菌汙染的花生。如果你能耐受豆類，也想在飲食中包括此類食物，可在煮之前將其浸泡至發芽，或選吃發酵過的種類，會消化得比較好。

豬肉和加工肉類

豬是惡名昭彰的食腐動物，牠會吃任何找到的東西，容易帶有更多毒素，包括抗生素抗藥性細菌（antibiotic-resistant bacteria）和其他聲名狼藉的汙染物。加工肉類是以煙燻、醃製或鹽醃保存，常包含化學成分，如肉膠和名為硝酸鹽（nitrates）的防腐劑。硝酸鹽會在身體中轉化成亞硝胺（nitrosamines），與糖尿病和某些癌症風險的增加相關。

> **建議▶** 在 30 天食物假期中去除豬肉和加工肉。如果你決定繼續吃豬肉，選有機、未經醃製、無硝酸鹽且加工最少的產品。

水果

果糖是水果中的單醣，會促成發炎、胰島素阻抗、高三酸甘油脂 [14]、腹部肥胖，以及氧化壓力。如果你有過胖、胰島素阻抗、糖尿病或酵母菌（念珠菌）感染等情況，就要將水果的攝取量減至最低。

> **建議▶** 在 30 天食物假期中，除了覆盆子、黑莓、藍莓、椰子、酪梨和檸檬外，去除所有水果（包括果汁，除了少量有機無糖的蔓越莓汁）。三十天後，考慮將水果的攝取量減至最低，直到解決血糖不平衡、胰島素阻抗、糖尿病或肥胖症。如果想讓水喝起來有趣點，可添加一些無糖有機蔓越莓汁或檸檬汁，也可滴幾滴甜菊。

咖啡和含咖啡因食物及飲料

儘管飲用咖啡有數個健康效益，但也有一些顧慮：

1. 一些人對咖啡非常敏感。基因 CYP1A2（細胞色素 Cytochrome P450 1A2）會決定你的身體能多快分解咖啡。「新陳代謝很快的人」的身體，會快速清除咖啡因，讓抗氧化劑、多酚（polyphenols），及咖啡中其他健康的化合物能很快生效，而無咖啡因那些令人不舒服的副作用；而「新陳代謝慢的人」則要花兩倍的時間來代謝咖啡因，而且對咖啡造成的惴惴不安感、嘔吐感、焦慮、失眠效果特別敏感。每天喝兩杯以上的咖啡，會提高咖啡因代謝緩慢者的心臟疾病風險。

2. 咖啡豆與烘焙咖啡，尤其是不含咖啡因的咖啡，可能含有具傷害性的黴菌毒素（黴菌副產品）黃麴毒素 B_1（Aflatoxin B_1）和褐麴毒素 A（Ochratoxin

A），與抑制免疫系統和癌症相關。[11]

3. 咖啡裡的蛋白質會與麩質交叉反應，表示對麩質敏感的人也可能對咖啡敏感。[12]

建議▶ 在 30 天食物假期內去除一般及不含咖啡因的咖啡，以及含咖啡因的茶與飲料。試試多種花草茶和不含咖啡因的茶。有機烘烤的蒲公英根茶是健康的咖啡替代品。如果你能耐受咖啡，小心地選取高品質的有機品牌，如 Purity 或 Bulletproof，和購買「水處理」無咖啡因（water-processed decaf）來降低你對黴菌的暴露量。

巧克力

生可可是巧克力的主要成分，對免疫健康、心血管健康、神經系統疾病、衰老及預防癌症，有許多有益的效果。儘管如此，一小部分的人會對巧克力起反應，有些是對牛奶巧克力中的乳製品，有些是對可可本身，而有些則是對少量的咖啡因。對咖啡因敏感的人來說，巧克力可能是個問題，因為 1 盎司（約 28 公克）的黑巧克力中就含有與一杯綠茶所含的等量咖啡因。[13]

建議▶ 在 30 天食物假期內去除所有巧克力和可可，並永遠避免牛奶巧克力。如果你在開始吃黑巧克力之後未產生反應，選擇含 70% 以上可可固質（cacao solids）的有機黑巧克力，將糖攝取量減至最低。最好能自己製作生可可點心，像是以椰子油、椰子脂、生可可，再加一小撮海鹽和甜菊所做成的巧克力「脂肪炸彈」（fat bombs）。至於在店裡購買的巧克力塊，有些是以甜菊製成的，例如 Lily 的非基因改造黑巧克力，是減少糖攝取量的好選擇。

酒

雖然有研究顯示少量的酒有助於預防心臟疾病和第二型糖尿病，但相關研究也披露出酒的壞處，包括提高癌症風險（乳癌、大腸癌和肝癌），抑制免疫系統，提高腸道滲透性（腸漏）。一瓶啤酒就含有超過十種的過敏原，包括防腐劑、組織胺（histamines）、農藥、小麥、麩質、酵母和可能經基因改造的玉米。

建議▶ 在 30 天食物假期內去除酒類，並考慮永遠飲用最低量或去除酒

類，來保護你的腸道、腦部，以及免疫系統。

酵母

有些人對釀酒酵母敏感，釀酒酵母是名為「啤酒酵母」（Sacchaaromyces cerevisiae）的單細胞真菌，有時會在益生菌、醬油、醋和啤酒中找到；其他人則對麵包酵母（使烘焙食物膨漲的酵母）、酵母萃取物（可在沙拉醬、調味料和肉湯塊中找到），和醋、熟成起司等發酵產品敏感。釀酒和麵包酵母中的蛋白質和麩質會交叉反應，這表示對麩質敏感的人也會對釀酒和麵包酵母敏感。組織胺不耐（histamine intolerance）者會對發酵食物中的高濃度組織胺起反應。另一方面，營養酵母片，如 Sari 食品（Sari Foods）品牌（未經添加維生素強化），就是帕瑪森起司的美味替換品。

建議・ 在 30 天食物假期中去除啤酒酵母和麵包酵母。如果有組織胺不耐問題，建議遵行低組織胺飲食，並考慮補充二胺／雙胺氧化酶（diamine oxidase, DAO），這是可幫助分解組織胺的酵素。在烤蔬菜或炒綠色蔬菜上撒營養酵母片，或用營養酵母片使你的多汁野牛肉漢堡（第 320 頁食譜）更柔嫩美味。

甲殼類

原肌凝蛋白（tropomyosin）已被確認是甲殼類家族中主要的過敏原，是大多數的甲殼類過敏和延遲敏感性的主因。

建議・ 在 30 天食物假期中去除甲殼類。

找出這些標準美式飲食及可疑食物對你來說是否造成問題的最好方法，就是從這些食物中放至少 30 天的假。第二好的方法，就是透過實驗室檢測來確認出你的潛在食物敏感性。雖然食物敏感性檢測並非百分之百可靠，但對那些已做過排除飲食法，卻仍無法找出是哪些食物造成症狀產生的人來說，會是一個好途徑。實驗室檢測選項的說明請見第 65 頁。

30 天食物假期總論

如果你正受自體免疫問題所苦，或有令人困擾的症狀，如消化問題、腦霧、頭痛、疲勞或疼痛，那麼 30 天食物假期會是你所做過意義最深遠的實驗。對我來說就是。對琳達・克拉克（Linda Clark）這位營養教育者來說也是。

以食物療癒：琳達・克拉克的故事

在琳達成為營養療癒權威的數十年前，自己就是一個沮喪的病患，她試著弄清楚一堆一開始只是身體上煩人感覺的小徵兆，後來演變成使人衰弱的症狀，包括記憶問題、腦霧、眩暈、麻痺、身體長期疼痛、特定部位疼痛，以及肌肉痙攣。

琳達在一個充滿壓力與煙霧的家中成長，這等於為多重化學物敏感性（multiple chemical sensitivities, MCS）、纖維肌痛症、慢性疲勞症候群、橋本氏甲狀腺炎，以及乳糜瀉鋪陳出發展舞臺。琳達在四十多歲時，健康急劇下降。經過受限的傳統醫學治療後，她從各式各樣的天然資源中尋求整體解決之道。

尋求療癒時，琳達學到了關於排除飲食療法做為發掘觸發食物的方法。對琳達來說，考慮放棄最喜歡的食物是很痛苦的。她愛每天吃穀物、起司和優格，由於她已茹素多年，也無法理解要開始吃肉這件事。但琳達覺得只做三十天似乎是可以做到的，因此決定試試看。想當然，在去除她的可疑食物後，琳達的症狀消退了。當三十天結束後，她馬上恢復舊有的飲食習慣，症狀則潮湧而歸。最終，琳達變健康的決心勝過對素食的喜好，就永遠去除所有穀物、乳製品和糖，並開始吃肉。隨著琳達轉向滋補的原始人飲食法，結合蔬菜、健康的魚類和蛋白質之後，偶發的腦霧完全散退，記憶和精力改善，殘存的疼痛和痙攣症狀也消失了。

琳達的經驗告訴她「健康是一種每日選擇」的哲理。她現在教導他人以營養療癒，以及生命可以充滿療癒的時刻。她在美國加州沙加緬度

市（Sacramento）日益興隆的診所中，為病患提供嚴厲的方法：「你必須瞭解自己要改變生活以獲得療癒。對我來說，這是學習的意願，要有好奇心，並不惜任何代價來治療。這就是我對所有客戶的期望。或許你不會再回歸舊有的生活形態，但切記，你會活出更有活力的新生命，一個每天選擇健康而不是承受病痛的人生。」

　　許多專家都觀察到，多數病患在去除觸發食物一段夠長的時間後，症狀都消失了。那需要多久呢？情況會有所不同。有些人說三週就夠了，因為那是抗體退散所花的時間。你可以選擇繼續食物假期，直到所有症狀都消失，這樣可能需要九十天或更久。我的一些客戶在三十天之後感覺很好，而選擇永不再將可疑食物加回來。從可疑食物中度過最少三十天的假期，會讓你的身體從自體免疫反應中平靜下來，療癒腸道黏膜，減少發炎，修復因受到自體免疫攻擊而受破壞的組織。

　　除了辨識出觸發食物的主要目標外，30 天食物假期能讓你的解毒器官休息，讓身體清除毒素並從累積的毒素負擔中復原。這也是一個充滿自主權的實驗，穿上你的實驗服，讓我們開始吧！

♦ 30 天食物假期行動步驟

　　1. 挑選你可以從可疑食物中放假的三十天。旅行途中或一般假日可能不是最適合的時機。

　　2. **預先購買**各式各樣在三十天內會吃的美味有機食物：
　　　✔ **蛋白質**：野生魚，放牧火雞（最好不是以玉米或大豆餵養的）、雞、鴨，百分百草飼牛肉、羊肉，及野生獵捕的野牛、麋鹿、鹿肉、鴕鳥。
　　　✔ **蛋白粉**：取自草飼動物的膠原蛋白胜肽（collagen peptides）或骨湯蛋白粉。
　　　✔ **蔬菜**：所有的有機蔬菜（茄科植物家族除外），包括海藻類。

✓ **脂肪**：特級冷壓橄欖油、椰子油、中鏈三酸甘油脂（MCT 油）、酪梨油、亞麻籽油、酥油（澄清奶油）。

✓ **其他脂肪**：酪梨和橄欖。

✓ **發酵食物**：蔬菜（除了茄科植物）、德國酸菜、韓式泡菜、原味椰子、優格、椰子克菲爾酸奶。

✓ **低升糖水果**：有機檸檬、萊姆、莓果類和椰子。

✓ **香草和香料**：所有的有機種類（避開卡宴辣椒）。

✓ **食品儲藏室品項**：有機天然發酵蘋果醋、肉湯和骨湯、椰子片、椰子奶油（coconut butter），甜菊或羅漢果，營養酵母片。

✓ **乳製品替代物**：有機罐裝椰奶，可存放於食物儲藏室和冰箱。或自製椰奶（第 334 頁食譜）。

✓ **茶**：有機、無咖啡因紅茶、綠茶，白茶，以及花草茶。

✓ **純水**：與體重磅數一半等盎司量的泉水或過濾水。（編注：例如體重為 100 磅〔約 45 公斤〕，則喝 50 盎司〔1500 毫升〕的水。）

✓ **蔓越莓水**：加一點無糖蔓越莓汁到水裡，或擠一些檸檬汁，如果想要的話再加甜菊。

✓ **甘味劑**：甜菊、羅漢果或木糖醇（取自從樺木，而非玉米）。

3. **預先計畫**餐飲選項（參考附錄 A 的 30 天食物假期食譜）。若欲取得更多 30 天食物假期食譜，請上谷歌（Google）查詢「自體免疫原始人飲食」（Autoimmune Paleo Diet）以取得無乳製品、蛋、糖、穀物、巧克力、咖啡、堅果和茄科植物的食譜。

4. **從廚房、家裡、辦公室、車中移除**所有要從中放假的食物，以免自己受誘惑。也包括藏起來的那堆喔。

5. **放 30 天的假**，遠離所有的標準美式飲食和可疑食物，絕無例外，不然你就無法得到正確的結果，而那也表示你還要再進行一次！

6. **注意你的感受和做良好的症狀追蹤紀錄**（參考附錄 B 的範例）。監督消化、排泄、精力和睡眠狀況。如果你在這個食物假期中感覺比較好（像是

更有精力、睡得比較好、症狀減少等），就表示你常吃的東西中有什麼是造成問題的原因。

7. **30 天後重新引進食物**，一次一樣，少量地在至少兩天（48 小時）的期間內進行。準備好你的「食物－症狀追蹤表」（附錄 B）以展開重新引進食物階段。

8. **你可以依任何順序重新引進食物**。例如，如果你想先試試咖啡，在第 31 天的早上喝一小杯，像是四分之一杯到半杯的有機黑咖啡（無乳製品，但可加一點甜菊）。注意這一杯咖啡讓你覺得如何？把感覺寫下來。如果沒有負面反應，中午時再喝一小杯後就停止。繼續注意並留意是否有任何不良症狀。覺得還好的話，第 32 天再重複同樣的過程。任何經過重新引進階段的食物，都可以保留在你的飲食中。在第 33 天時加入另一種食物，並在兩天內重複少量食用的過程。整個重新引進的過程會花大約一個月，所以要有耐心；很快你就能清楚確認出哪些可吃，哪些要避免或至少暫時要避免。

9. 在重新引進一種食物時，**如果經驗到任何負面反應**，就立刻停止吃該食物。若要確認該反應是否真的針對此食物，第二天再試一次。如果再次有反應，就是身體發出明確的訊息，指出這個（些）食物就是神祕或自體免疫症狀的根本原因。在此當下，建議你將這個（些）有害的食物去除至少三個月後再重新引進。以下任何一種症狀都是身體對食物起反應的跡象：

- 不尋常的疲勞。
- 消化道症狀：腹瀉或便祕、脹氣、腹脹、腹部疼痛、胃灼熱、胃食道逆流或噁心。
- 頭痛或腦霧。
- 眩暈或頭暈。
- 肌肉或關節疼痛。
- 皮膚刺激：發紅、長痘痘、搔癢，或起疹子。
- 無法入睡或嗜睡。
- 鼻塞或流鼻水。
- 情緒問題：焦慮，憂鬱，或覺得情緒低落。

10. **做得好！**若你已完成這些步驟，即使過程不完美，也要恭喜自己。希望你已辨識出觸發食物，從先前的不良症狀中得到緩解。也希望你感到更能控制自己的食物選擇，並受到激勵而繼續避開對你造成不良影響的食物。你正朝著更活力充沛的健康前行！

◆ 30 天食物假期後與重新引進階段

治癒腸道

如果你有食物敏感或自體免疫症狀，可能也會有腸漏和不平衡的腸道微生物群。療癒依然會很困難，除非你先治癒和封住腸道。在完成 30 天食物假期之後，下一個篇章「治癒腸道」會協助照顧你的腸道花園。

食物輪替

不幸的是，我們會對常吃的和最想吃的食物發展出敏感性。透過從習慣吃，甚至是最佳的食物中休息一下，可以減輕免疫系統負擔，同時擴充營養種類。食物輪替有助於打破會導致食物敏感的習慣和渴望，和降低發展出新敏感性的機會。抗體的產生會在吃了免疫系統起反應的食物後兩週才消退，最理想的是你每十四天就輪替食物。對多數人來說這並不切實際，但有些策略可用來讓免疫系統快樂一點：

- 吃當季的食物，而不是整年都買同一種農產品，讓水果是偶爾的享受，而不是每日的習慣。
- 選擇多樣性。有意識地嘗試新食物，並以吃多彩的各式蔬菜為目標。
- 預先計畫餐飲和點心。以各式各樣的草飼肉類、放牧禽肉、蔬菜、酪梨、椰子產品、冷凍莓果類，裝滿冰箱、冷凍庫和食物儲藏室。如果你不住在有機商店附近，可參考附錄 F 中的郵購公司。

故態復萌怎麼辦？

我們都是人類，就算是最好的意圖也抵不過最根深柢穀（固）（雙關一下）的行徑。假設你完成了去除和重新引進階段，也感覺好多了。甚至是，你覺得好太多了，這一次就沒看出沉溺在最愛的觸發食物中所造成的傷害。

在察覺之前，你就故態復萌到老習慣和不舒服的症狀中。

這樣的情節也會發生在最有紀律的人身上，但如果是發生在你身上，請不要太苛責自己。畢竟罪惡感或沮喪感可能比觸發食物還嚴重！不如好好傾聽自己的身體。症狀的回歸是身體與你溝通的方式。若你忽略細微訊息，症狀就會變得明顯，直到你終於決定離開觸發食物。

你的想像力可以在過程中幫助你。預想你未來再沒有疼痛和病痛之苦。你在做什麼？跟誰在一起？若沒有不良且令人虛弱症狀的枷鎖，你會和誰在一起？將那強烈的影像印記在你的腦中，讓它成為正面的情緒吸引，在你面對喜愛但有害的食物時，幫助你回到正軌。就算要試五或五十次也沒關係！只要你對自己溫柔，就是在正確的道路上。

一旦你完成了 30 天食物假期，測試確認出元凶食物，專家們建議依據反應的嚴重性，遠離元凶食物三到六個月。治癒食物敏感性的關鍵在於治癒腸道，我們會在下一章深入探討。或許你會需要永遠離開某些食物。沒人比你更瞭解自己的身體，所以小心聆聽身體，並在覺得需要時進行實驗。就個人來說，我再也不會回頭吃麩質或乳製品（除了有機澄清奶油，因為它不含酪蛋白），放棄它們已九年了，我一點也不想念它們，因為我更珍惜活力充沛的健康！

步驟 4：加入滋補性食物

經過多年的研究和訪問專家，加上自己的經驗，讓我倡導一種有著許多名稱的飲食法，如狩獵採集（hunter-gatherer）、石器時代（Stone Age）、祖先（ancestral）或舊石器時代（Paleolithic）、原始人飲食（Paleo，以下統稱原始人飲食），來做為想要逆轉或預防自體免疫狀況者的最佳架構。

原始人飲食法是我們的狩獵採集祖先在人類演化的大多數時間中所吃的，至少直到工業革命及現代農業的來臨為止。它包括了種類眾多的完整而未經加工的食物、大量的健康脂肪、適量的動物性蛋白質，以及少到適量的碳水化合物。這可說是美國每日膳食推薦量（United States Recommended Daily Allowances, USRDA）食物金字塔的逆轉！原始人飲食所避免的現代致

考慮食物敏感性檢測

　　有時進行 30 天食物假期，仍可能錯過元凶食物，因此乾脆去做檢測還比較有效。但在你花大錢做昂貴的食物敏感性檢測前，有個重要考量點：許多有自體免疫狀況的人，無法產生適當的抗體反應（免疫球蛋白 IgA、IgG、IgM），這代表他們的免疫系統可能因過多的毒素、慢性壓力、感染等而無法正常作用。太少量的免疫球蛋白會帶給你受感染的風險，而太大量則表示你的免疫系統可能過度活躍。

　　如果你不先檢測整體免疫球蛋白，做食物敏感性檢測就可能會產生錯誤的正面或負面結果，錯誤且令人沮喪地指出你沒有敏感性或你對所有的東西都敏感。**先找出你是否能產生適度的抗體反應，再去做食物敏感性檢測。**這個先行的驗血稱為「**完整免疫球蛋白套組檢測**」（total immunoglobulins panel）。你可透過醫師向 Quest 購買，或花 62 ～ 99 美元直接透過 LabsMD、DirectLabs 或 Request A Test 訂購。

　　有多種食物敏感性檢測可用，我在這裡介紹三個自己曾做過，也推薦給客戶的：

- **ELISA/ACT Biotechnologies（EAB）：**

  EAB 的中程全面套組費用大約是 600 美元，檢測 315 種一般食物與許多常見化學物質、黴菌、添加物和毒素。ELISA/ACT 的最大好處在於直接檢測淋巴細胞（免疫細胞）反應，而不只是具保護性或反應性的抗體（IgG）反應。

- **Cyrex Laboratories：**

  如果你負擔得起──因為它們的價格在 1200 美元左右，而且保險不支付：你可考慮做 Cyrex 的 10C，這是三序列的套組，包括了全面的麩質檢測、24 種常見交叉反應食物，和 180 種常吃的烹煮過及生食的食物，含常見飲食構成元素如添加劑和色素。

- **Meridian Valley Lab：**

  Meridian Valley 的食物安全基本套組是這三種中最精簡和最符合成本效益的選項，大約 150 美元，提供了 94 種食物的 IgG 套組，再加上念珠菌篩選。

發炎性食物，有加工食物、糖、穀類和乳製品。

《原始人飲食法》（*The Paleo Diet*）作者暨世界頂尖原始人飲食營養學專家——羅倫‧寇狄恩（Loren Cordain）博士認為：「藉由大量減少或消除這些『現代加工』食物，並以與祖先攝取的食物中營養品質相同的健康料理來取代，就可能改善健康和降低慢性疾病的風險。」

去除麩質與乳製品，是我以食物治癒的第一大步。之後，在我得知更多遵照原始人飲食法的健康益處後，便決定放棄所有的穀類和糖。我並不想念澱粉，而對甜的喜好也消退了。我並沒有被剝奪的感覺，反而更享受盤中雙倍分量和種類的蔬菜，也學會以堅果、椰子麵粉和甜菊來烘焙美味甜點。測試結果顯示，我的血糖和發炎指標都受到改善。換句話說，藉由吃得像個穴居女人，讓我降低了罹患慢性疾病的風險。

我瞭解這只是個有趣的小故事。那更大型的研究呢？新興的研究揭露了同樣的好消息。人體與動物實驗都顯示，原始人飲食法比起現代重穀物的飲食來說，給予更優越的健康效益。

一項對停經後肥胖婦女的長期研究發現，原始人飲食法有助於健康指標的多重改善，包括降低收縮壓和低密度脂蛋白膽固醇，這幾項都與降低第二型糖尿病、癌症和自體免疫性類的代謝症候群疾病（metabolic syndrome diseases）風險相關。[14]

動物研究檢視了原始人飲食法在豬隻身上的健康效果。在小豬斷奶後，隨機餵給牠們以穀物為主的豬飼料，或含有肉、蔬菜、水果和根莖類的原始人飲食。十五個月後，量測小豬的健康狀況。吃原始人飲食的豬隻呈現改善的健康狀況，發炎指標明細顯低於吃穀物飼料的豬隻，指標包括 C 反應蛋白（C-reactive protein, CRP）、較高的胰島素敏感性和較低的血壓。就連豬也無法適應現代以穀物為主的飲食。[15]

有一份發表在《糖尿病學》（*Diabetologia*）的小型研究發現，相較於允許吃穀物、豆類、糖和低脂乳製品的地中海飲食，原始人飲食在十二週內對有心臟疾病、糖尿病或糖尿病前期的患者，導致明顯的葡萄糖耐受度改善。[16]

另一份小型研究則是探討原始人飲食的短期效果。九名健康不肥胖的志願者，在十天內從典型西方飲食改為原始人飲食。志願者放棄穀類、乳製品

和豆類，改吃肉、蔬菜、水果和堅果。最後，全部九名志願者在所有健康檢查上都有了改善，包括血壓、葡萄糖濃度、較低的低密度蛋白膽固醇和增加的胰島素敏感性。結果顯示出，就算只是短時間進行原始人飲食，也能造成有力的健康效益。[17]

總結來說，原始人飲食可降低慢性退化性疾病風險，包括心臟病、糖尿病、癌症和自體免疫狀況。特別是以下健康指標的量測值改善：

- 降低發炎。
- 改善血糖與胰島素濃度。
- 血壓正常化。
- 更好的脂肪酸組合。
- 穩定持續的脂肪減少。[18]

跟隨原始人範本飲食的結果是，人們通常回報了活力充沛的健康跡象，包括：

- 更佳的免疫功能。
- 減少與發炎相關的疼痛。
- 增進與更穩定的精力程度。
- 較少日間的疲勞。
- 睡眠改善。
- 頭腦更清晰。
- 較佳的情緒與態度。
- 消化改善。
- 較少或無腹脹和腸氣體／脹氣。
- 更少的食物敏感性。

儘管原始人飲食法在整體上表現出許多健康效益，但原始人飲食社群中正在辯論著，到底哪些食物才符合原始人範本飲食。畢竟很難百分之百準確

的說，我們的祖先是吃什麼和吃多少。部分原始人飲食倡導者堅決認為，在此種飲食中無乳製品、蜂蜜、酒、添加鹽，或任何穀物存在的餘地。其他人則認為包括的品項有較廣泛的範圍。

重要概念 ➕ 原始人飲食可在數天內改善你的健康指標。

　　我相信你處在決定什麼對你最好的絕佳位置。這就是為何我推薦原始人範本飲食，依循祖先進食的核心原則，而不專斷獨行。原始人範本飲食提供了較有彈性且個人化的方法，而不失重要的健康效益。我鼓勵你去實驗及觀察什麼對你最有效，而不是盲目地追隨某人的命令。

　　麥可‧波倫（Michael Pollan）提供了一句簡單有力的食物咒語：「吃真正的食物。大多是植物。不要太多。」我會加入「有機的」來強調避免有害的農藥和其他不該在食物中的化學物質的重要性。有機的原始人範本飲食就符合我們的目的。目的就是簡化你的飲食選項，以及盡可能回歸到最天然和在生物學上有益的成分。你的原始人範本飲食可能包含以下真正、有機或野生的食物。務必根據你的 30 天食物假期結果來設定。

原始人範本飲食如何幫助平衡血糖

　　所有的碳水化合物，不管是餅乾、哈蜜瓜或羽衣甘藍，都會在你的血流中被轉換成糖。你的胰臟分泌胰島素將糖（葡萄糖）帶出血液進入細胞，為你帶來能量。當你吃太多的澱粉或甜的碳水化合物（例如高升糖負荷的碳水化合物），它們通常會被儲存為腹部的多餘脂肪；你的細胞會變得抗拒經常性的胰島素激增，這種胰島素阻抗久了之後，就成為糖尿病前期或糖尿病，並可能導致代謝症候群疾病、心臟疾病、自體免疫狀況、失智症、癌症和高死亡率的風險。透過去除穀類、糖、加工食物和一些水果，選擇原始人範本飲食的蔬菜、魚、肉、堅果、種子，以及偶爾的水果，就降低了自體免疫和其他退化性狀況的風險，並有助於最佳化有益的基因表現。

◆ 最佳食物選擇

最佳蛋白質

草飼、放牧，以及野生動物來源，具有較好脂肪酸組成、較高濃度的維生素和其他微量營養素。野生、冷水性（cold-water，或稱深海魚）或小魚，比較不會受汞汙染。

肉類

✔ 牛

✔ 羔羊肉

✔ 有機肉類（例如心臟、肝臟，和小牛或小羊的胰臟、胸腺）

✔ 野味（例如野牛、鹿肉、麋鹿和鴕鳥）

魚和海鮮

✔ 鯷魚

✔ 鱸魚

✔ 鯰魚

✔ 蛤蜊

✔ 鱈魚

✔ 黑貂魚（黑鱈魚）

✔ 大比目魚

✔ 鯡魚

✔ 淡菜／貽貝

✔ 牡蠣

✔ 鱈魚

✔ 野生阿拉斯加鮭、銀鮭或紅鮭

✔ 太平洋沙丁魚

✔ 野生蝦

禽肉和蛋（確認選擇「放牧」禽肉）

如果你對穀類、玉米或大豆敏感，就需要多做一點研究，尋找未被餵以穀類、玉米或大豆的補充性「蔬菜飲食」的禽類和蛋。

✔ 雞

✔ 嫩雛雞

✔ 鴨

✔ 火雞

✔ 全放牧鴨蛋和雞蛋

最佳蔬菜

營養豐富，對血糖有著最少負面衝擊的無澱粉地上綠葉蔬菜。

- ✔ 芝麻葉
- ✔ 蘆筍
- ✔ 甜菜葉
- ✔ 青江菜
- ✔ 蠶豆
- ✔ 青花菜
- ✔ 青花菜苗
- ✔ 球芽甘藍
- ✔ 高麗菜
- ✔ 樹薯
- ✔ 花椰菜
- ✔ 芹菜
- ✔ 香菜
- ✔ 菊苣
- ✔ 細香蔥
- ✔ 羽衣甘藍葉
- ✔ 香菜（芫荽）
- ✔ 黃瓜
- ✔ 蒲公英葉
- ✔ 菊苣
- ✔ 菊苣葉
- ✔ 茴香
- ✔ 大蒜
- ✔ 薑根
- ✔ 四季豆
- ✔ 蔥／大蔥
- ✔ 棕櫚芯

- ✔ 豆薯／涼薯
- ✔ 羽衣甘藍
- ✔ 球莖甘藍
- ✔ 生菜／萵苣
- ✔ 蘑菇
- ✔ 芥菜葉
- ✔ 洋蔥
- ✔ 巴西里（洋香菜）
- ✔ 胡椒
- ✔ 馬齒莧
- ✔ 菊苣根
- ✔ 白蘿蔔
- ✔ 菠菜
- ✔ 芽菜類（苜蓿芽、豆、青花菜、苜蓿、向日葵等）
- ✔ 夏南瓜
- ✔ 瑞士甜菜
- ✔ 番茄
- ✔ 蕪菁葉
- ✔ 水田芥
- ✔ 蕪菁甘藍
- ✔ 海藻類
- ✔ 青蔥
- ✔ 四季豆
- ✔ 荷蘭豆
- ✔ 櫛瓜

最佳的油類與脂肪

　　攝取健康油類與脂肪有助於緩解發炎，強化骨骼，改善肺、肝和腦部功能，改進心臟血管風險因子，調節神經系統功能，以及強化免疫系統功能。

　注意▸ 酸敗是油類最大的問題。查看採收日與裝瓶日，確認即將攝取的日期盡可能接近這些日期。

油類

　　高溫烹煮的食物具發炎性，因此需減至最少，有些油適合高溫，有些則需完全避免。飽和脂肪，如草飼的澄清奶油、酪梨和椰子油，在高溫時有較高的發煙點和較少的有害風險，而多元不飽和脂肪油品，如橄欖油、亞麻籽油和核桃油，應避免使用於高溫烹煮，而且應該只在烹煮後添加做為調味使用。健康小訣竅：選擇裝在玻璃瓶的油品，因為塑膠會滲入油中。

　高溫烹煮最佳油品（含發煙點溫度，後文中油品名稱後方所註明的數字皆為此溫度。）

- ✔ 草飼澄清奶油（澄清的奶油，對乳製品敏感者可用）（450°F／232°C）
- ✔ 草飼牛油（如果你能耐受牛的乳製品）（350°F／177°C）

✔ 從放牧動物而來的豬油或動物油脂（370°F／188°C）

✔ 有機、初榨、冷壓和未精煉的椰子油（350°F／177°C）。

✔ 機榨（expeller-pressed）和精煉過的酪梨油（520°F／271°C）

✔ 夏威夷堅果油（390°F／199°C）

✔ 榛果油（430°F／221°C）

只在烹煮後添加的多元不飽和脂肪油品：

✔ 橄欖油：冷壓、未過濾、特級初榨，最好是在加州或美國酒莊裝瓶
（US-estate bottled）。要注意的是，歐洲國家的油品就算只
含 51% 的橄欖油，都會標榜是橄欖油。

✔ 核桃油

✔ 芝麻油

✔ 紅棕櫚油：初榨未精煉（不是棕櫚仁油）。注意：紅棕櫚油需適量攝取，
且因其含高濃度胡蘿蔔素量，不應該被當成主要食用油，
過量胡蘿蔔素會造成抗氧化劑不穩定的效果。

✔ 南瓜籽、亞麻籽、大麻籽油

✔ 中鏈三酸甘油脂（medium chain triglycerides，以下簡稱 MCT 油）：
最好是 C8 類型。MCT 油是燃燒脂肪效果最佳的燃料，也是整體上來
說物超所值的最佳油品。注意：儘管有些人說以 MCT 油（320°F／
160°C）來烹煮是可以的，但這種油很貴，所以我比較喜歡直接添加在
咖啡、茶、椰子優格和果昔中。

脂肪

✔ 草飼放牧肉品（從百分之百草飼動物取得的豬油，可用於烹煮）。

✔ Omega-3 油脂，如磷蝦油和小而多脂的魚（如鰻魚和沙丁魚）的油。

✔ 有機放牧蛋的蛋黃，生或新鮮且略煮過。

注意▸ 不要把蛋黃煮到老硬，這是一種會造成發炎的狀態，而且不要為
了延長保存期限而將之儲存於冰箱內。煮到老硬的水煮蛋黃上的
黑色表面，是氧化脂肪。

✓ 椰子奶油既美味又易飽足。

木本堅果與種子（最好是有機、浸泡過、脫水或發芽）

堅果和種子為了確保生存，都含有有毒的植物保護劑，如植酸（又稱肌醇六磷酸）和酵素／酶抑制劑，若直接生吃會對人類造成傷害。你可以在過濾水中加兩匙海鹽浸泡堅果和種子八個小時後，洗清乾淨，然後在烤箱中放單層以115°F（46°C）最低溫烘烤，或放在脫水器使其徹底乾燥（約20～24個小時），直到變得酥脆。

✓ 堅果：胡桃、杏仁、核桃、夏威夷豆和巴西豆（後兩者不需浸泡）。
✓ 種子：奇亞籽、亞麻籽、大麻籽、芝麻籽、葵花籽和南瓜籽。
　　　　（如果可以，找最好消化的發過芽的種子；自家浸泡的奇亞籽和亞麻籽，在浸泡後會變得黏黏的，是蛋的最佳替代品或可當果昔使用。）

治癒腸道食物

經常攝取發酵過的食物，將有益的微生物群引入消化道中，可幫助消化和排毒，提供酵素、維生素和礦物質，並增強免疫力。雖然康普茶（kombucha）、啤酒和酒類是發酵過的，但它們含有酵母而不是細菌，可能對微生物群有不利的影響。此外，康普茶和酒常含有太多糖，所以要特別留意。

✓ 發酵蔬菜：德國酸菜（發酵高麗菜）、韓式泡菜（韓國發酵生蔬菜，常包括高麗菜）。
✓ 發酵乳製品：無糖椰子或山羊克菲爾酸奶或優格。
✓ 滋補動物性食品：膠原蛋白、明膠、肉湯（燉煮數小時）、高湯（燉煮4～6小時），或骨湯（燉煮8～24小時以上）。

最佳水果

選擇對血糖衝擊最小的水果。

✓ 酪梨
✓ 橄欖

✔ 莓果類：所有品種，確認是有機的，以避免有農藥殘留。

✔ 柑橘類：檸檬和萊姆。

✔ 椰子：薄片、肉、油及奶油。

最佳「奶類」

非動物性的「奶類」替代品很多。避開大豆和米（米可能含有砷），改選內含最少的其他成分且無添加糖的有機椰子，以及其他堅果或種子奶製品。

✔ 椰奶：有機、無糖全脂（第334頁食譜）

✔ 堅果奶：無糖的杏仁、榛果、夏威夷豆、腰果，或其他堅果奶。
　　　　　（考慮自製，以避免如卡拉膠〔carrageenan〕的添加物。）

✔ 種子奶：無糖的大麻籽、南瓜籽或亞麻籽奶。

✔ 動物奶：如果你能耐受動物奶，選擇有機、生的、全脂牛奶（如A2澤西種或更塞種〔Guernsey〕乳牛的）、山羊或羊奶。

最佳香草、香料和鹽

香草和香料都是一些最有效的抗發炎劑。盡可能使用新鮮的，並經常及大量的使用：

✔ 五香粉（allspice）

✔ 蘋果派混合香料

✔ 羅勒

✔ 卡宴辣椒
　（如果你能耐受茄科植物）

✔ 肉桂

✔ 茴蓿

✔ 香菜（芫荽）

✔ 小茴香（孜然）

✔ 咖哩

✔ 大蒜

✔ 薑

✔ 義大利綜合香料

✔ 馬鬱蘭

✔ 薄荷

✔ 肉荳蔻

✔ 奧勒岡（牛至）

✔ 巴西里

✔ 南瓜派香料

✔ 迷迭香

✔ 番紅花

✔ 鼠尾草

✔ 龍蒿

✔ 百里香

✔ 薑黃

✔ 香草（vanilla）

鹽

未精煉和最低量加工處理的海鹽產品，比精製白鹽能提供更高量的微礦物質，但它們也可能含有微量天然產生的金屬，如鉛、鈾、釷、鈽和汞。最好的未精煉選項包括：

✔ 凱爾特食用海鹽（Celtic gray）

✔ 喜馬拉雅粉紅岩鹽（玫瑰鹽）

✔ 從美國猶他洲鹽床取得的頂級天然海鹽（Real Salt）

要避免所有的微量礦物質和金屬，就選精製（白）海鹽，其保存了海水中天然豐富的鎂。

最佳甘味劑

只用那些不會造成血糖或胰島素上升的甘味劑。

✔ 有機甜菊（或許需要嘗試不同品牌，以找出你喜歡的。）

✔ 羅漢果，一種以羅漢果製成的糖。

✔ 木糖醇（以樺木製成的糖醇）。避開玉米製成的糖醇。

注意 有些人會因糖醇而有腹部不適感，如脹氣或拉肚子。

最佳飲料

✔ 喝富有抗氧化劑的無糖飲料。如果你喜歡調味水，可添加檸檬汁、黃瓜汁，或一點無糖蔓越莓汁。

✔ 水：泉水或過濾水。

✔ 蔬菜汁：綠色蔬菜，未添加水果。

✔ 茶：有機綠茶、白茶、紅茶和花草茶。

✔ 咖啡：有機。

注意 要避免黴菌感染，可選擇歐洲咖啡，或考慮 Purity 或 Bulletproof 品牌咖啡，這些都經過毒素和黴菌測試。

最佳甜點

對多數人來說，只要含有 70% 以上的可可脂，巧克力是一種健康食物。若你在重新引進階段並未對巧克力起反應，請享用黑巧克力或生可可粉，但

避開牛奶巧克力。

    ✓ 選擇 70% 以上的黑巧克力。

    ✓ Lily 品牌製作的非基因改造、添加甜菊的 70% 黑巧克力塊。

偶爾吃的食物

較高碳水化合物的食物會造成血糖激升，導致腹部脂肪和糖尿病、失智、自體免疫失調和癌症風險。吃最低限量，或最好是為了最佳的健康而去除這些食物。

偶爾吃的蛋白質

豬肉：所有的豬肉製品最好選擇經動物福利認可、人道飼養，或美國農業部認證的有機標章。選取以傳統方式處理（例如醃泡或未經燻製的，及不含亞硝酸鹽和硝酸鹽）的培根、火腿、生火腿和香腸。

偶爾吃的蔬菜選項

可考慮加入少量這些含有較高碳水化合物的蔬菜，來搭配綠葉蔬菜和滋養脂肪：

✓ 朝鮮薊	✓ 馬鈴薯
✓ 甜菜	✓ 番薯
✓ 胡蘿蔔	✓ 芋頭
✓ 茄子	✓ 蕪菁
✓ 秋葵	✓ 冬南瓜、南瓜
✓ 歐洲防風草	✓ 山藥
✓ 芭蕉	✓ 樹薯

偶爾吃的水果選項

中度高升糖指數水果會造成胰島素激增，在敏感的人身上導致脂肪堆積和糖尿病。

✓ 蘋果	✓ 葡萄柚
✓ 杏桃	✓ 奇異果
✓ 櫻桃	✓ 瓜類

✓ 油桃	✓ 梨子
✓ 柳丁	✓ 李子
✓ 桃子	✓ 橘子

較高升糖指數的水果選項

除非你沒有體重、血糖或胰島素問題才吃：

✓ 香蕉	✓ 芒果
✓ 棗子	✓ 木瓜
✓ 無花果	✓ 西瓜
✓ 葡萄	

步驟 5：補充營養品

> 以營養補充品來促進健康和減少疾病的時代已然來臨。大量證據證明了免疫的增強與此種介入有關。
>
> ——1997 年《美國醫學會雜誌》（*Journal of the American Medical Association*）

最理想的情況是，沒有所謂的營養不足這回事；我們可以從所吃的營養食物中獲得所有需要的營養。不幸的是，我們活在現代世界中，如標準美式飲食、礦物質不足的表土、慢性壓力和過多毒素的有毒環境因素組合，消耗了我們的維生素和礦物質濃度。最近一項由美國國家健康統計中心（National Center for Health Statistics, NCHS）對一萬六千名美國人所做的研究顯示，94%的美國人缺乏維生素 D，88% 缺乏維生素 E，還有 52% 缺乏鎂，這些都是維持健康與預防慢性疾病上所需要的必需營養素。[20]

一般認為，慢性疾病絕大部分都是肇因於過多毒素與營養不足的組合。如果你正在對付自體免疫失調或想要預防這個問題，就必須要處理等式的兩邊：**將毒素減至最低並改善營養不足**。要回復平衡，吃滋養的食物和在需要時補充高品質的補充品，是必要的。這個概念是要建構並維護你的營養儲備，以協助療癒的過程。

功能醫學有句朗朗上口的話:「檢測,別猜測!」當談到營養補充品時,現在是付費就可以取得資料的年代。整合或整體醫師/治療師可訂購並採行正確的檢測,來檢查你的營養程度,並建議特定的補充品。許多醫師對 Genova 實驗室檢測提供現金或「易付」價格,通常比直接支付的保險或定價還要低。執業人員受訓解讀檢測結果,並指導你選擇最佳的補充品。或者你可上網從 www.directlabs.com 或 www.mymedlab.com 之類的公司購買。自己購買時要小心:1. 通常會比較貴,因為醫師可以談到大量訂購價,和 2. 自行解讀檢測結果是很困難的。以下推薦兩個好選項:

Genova 診斷中心(Genova Diagnostics)的離子分析(ION Profile)

離子分析利用血液和尿液來量測 125 種主要營養素的生物指標和比例,以幫助辨識出可能是複雜慢性狀況根本原因的營養缺口。離子分析評估有機酸(organic acids)、脂溶性維生素、Q10 輔酶/輔酵素(coenzyme Q10)、同半胱胺酸(homocysteine)、氧化壓力指標、營養和有毒的元素、脂肪酸和胺基酸。

Genova 診斷中心(Genova Diagnostics)的 NutrEval

NutrEval 是 Genova 診斷中心最全面性的營養評估,設計的目的是幫助管理與營養和消化不全相關的症狀。這個分析評估了許多代謝途徑,並將此複雜的生物化學合成為可行的治療選項。營養的組合包括:抗氧化劑、維生素 B、礦物質、必需脂肪酸、消化支援,甚至選擇基因標記。

這不是該吝嗇的地方,但也不是可取代滋養食物的區塊。品質不良的營養補充品無法提供助益,最糟的話還可能傷害你。有些人對填充劑、染料及添加物敏感,像是硬脂酸鎂(magnesium stearate)、二氧化鈦(titanium dioxide)、二氧化矽(silicon dioxide)、玉米或大豆。你得對高品質的補充品付出較多的金錢,要將補充品視為對長期健康的必要投資。

♦ 改善及預防自體免疫狀況之補充品

患有自體免疫狀況的人，可能更缺乏許多主要微量營養素。一般建議的自體免疫營養補充品有助於平衡及加強免疫系統、鎮定發炎、促進平衡的微生物群、支援天然的排毒及產生能量。但是，花在補充品上的成本很容易快速增加。如果你只打算選三種，就選好的綜合維他命、維生素 D₃（加 K₂）和鎂。你可以從德式酸菜和韓式泡菜的發酵食物上取得益生菌，從各式蔬菜上獲得益生元。

我發現有兩個策略相當有幫助，就是「斷續」和「輪替」補充品。斷續的意思是服用一陣子後停一陣子，像是吃五天後，休息兩天，或每個月停一週。輪替則是會涉及多個品牌。試一個牌子一到三個月，然後再試另一個牌子一陣子。這個想法是要幫助你的身體，而不是製造出依賴情形。

在開始補充品計畫前，尤其是如果你已懷孕或正在服用處方藥物，必須先與你的醫師或可信賴的保健提供者討論。

✔ **低過敏原綜合維他命**（含活性化維生素 B 和礦物質）就像是保險單一樣，會以基準維生素和礦物質來填補你營養上的缺口。綜合維他命是好的起點，但多數並未包括足量的必需營養素（除了 Empowerment Formula 和 Pure's Nutrient 950），因此你可能會考慮添加以下所列的其他維生素。確認找不含填充劑和葉酸（folic acid，氧化的合成化合物）的品牌。好的品牌包括：Pure Encapsulations'Nutrient 950、Klair Labs、Thorne、Designs for Health、Empowerment Formula Essential Super Nutrient Complex。

劑量 依瓶身指示，通常是一天兩次，跟食物一起服用。
警告 避免以大豆、玉米、麩質、填充劑或葉酸製成的綜合維他命。

✔ **益生菌**（有益的細菌）藉著減降低腸道病原體的過度生長，幫助支持平衡的微生物群、營養的吸收，和建立免疫功能及耐受度。我們會在「治癒腸道」篇章探討，在此同時，考慮使用品質良好，有著乳酸桿

菌（*Lactobacillus*）和雙歧桿菌（*Bifidobacterium*）的數種不同菌株，包括球菌（*lactis*，或稱雷特氏菌）、長菌（*longum*，或稱龍根菌）、雙歧菌（*bifidum*）；以及嗜乳酸桿菌（*Lactobacillus acidophilus*），包括胚芽乳酸桿菌和 DDS-1 菌株的廣效益生菌。頂級品牌價錢較高（三十天份大約 50～60 美元），但都是不含填充劑或過敏原成分的專業等級：The Gut Institute 的 BIFIDO/MAXIMUS，Ortho Molecular Products 的 Ortho Biotic 100，Transformation Enzyme 的 42.5 和 Custom Probiotics。可添加或輪替用來調節益生菌的優良補充品，包括土壤（soil-based）益生菌、芽孢桿菌（spore-forming，枯草桿菌，例如 Microbiome Lab 的 MegaSporeBiotic），和酵母菌（yeast-based，布拉地氏酵母菌〔*Saccharomyces boulardii* 或 *S. boulardii*〕）。

劑量 一天 1～2 顆 50B 菌落形成單位（colony forming units，以下簡稱 CFU）的膠囊。有些跟食物一起服用，有些則不跟食物一起服用。依瓶身指示服用。

注意 可能需要花一段時間才知道哪種益生菌對你最好。要有耐性地實驗。益生菌不需輪替，但每幾個月就引進不同的菌株，或同時使用數種品牌，像是一種廣效類型，加一種土壤益生菌或酵母菌，或許對你有益處。今日許多益生菌都是儲存穩定，不需要冷藏的。我的生物化學導師史帝夫・福克斯也指出，有時胃酸會消滅特定益生菌株，讓它們無法存活。你可試著在一茶匙的溫（體溫）生長媒介中，像是椰奶或骨湯，活化你最喜愛的益生菌數小時，然後空腹吞下，再飲用 12～20 盎司（約 350～600 毫升）的溫純水。極度稀釋的成長菌，可騙過胃部感應蛋白質的系統，讓益生菌快速通過並進入腸道，大幅提高益生菌的植入。

警告 在很少的案例中，益生菌可能會對免疫系統衰弱的人造成風險，像是感染了後天免疫缺乏症候群（AIDS）病毒的人，或是正在接受化學治療者。有些人對酵母菌敏感，如果你是這類人，至少暫時避免布拉地氏酵母菌。

✔ **益生元**（益生菌喜歡吃的纖維質，又稱益菌生、益生質）能餵養你的腸道好細菌。好的益生元纖維質包括菊糖（inulin，來自菊苣根）、阿拉伯膠纖維（acacia fiber）、落葉松阿拉伯半乳聚醣（larch tree arabinogalactans），以及果寡醣，這是在植物中天然生成的寡醣，如洋蔥、菊苣、大蒜、蘆筍、香蕉、朝鮮薊和可溶性膳食纖維中。尋找並輪替有機的種類。好的品牌包括：Klaire Lab's Biotagen（膠囊）、Heather's Tummy Fiber Organic Acacia Senegal（粉末）、Hyperbiotics Prebiotic（粉末）、Pure Encapsulations Arabginogalactan（膠囊）。

劑量 ▸ 依瓶身指示服用。

注意 ▸ 慢慢逐步提升益生元的量，但如果腹部脹氣、疼痛或腹脹，就降回前一個使用量。

✔ **維生素 D_3**（25- 羥基維生素 D_3／ 25-hydroxyvitamin D_3）──「陽光維生素」，實際上它是一種激素元（prohormone），已被證明可大幅提升免疫防禦力。患有自體免疫狀況的人，體內維生素 D 量通常很低，而低維生素 D 也被預估會發生在一些自體免疫狀況中，包括多發性硬化症、類風濕性關節炎和第一型糖尿病（在「平衡荷爾蒙」章節中會談到更多關於維生素 D 的內容）。透過簡單的驗血就可以知道自己的濃度。維生素 D 做為預防和逆轉慢性疾病的最佳濃度，介於 70 ～ 100 ng/ml，正常維持濃度則是介於 50 ～ 80 ng/ml。雖然提高維生素 D 最理想的方式是每天曬太陽二十分鐘，但多數人因為防曬劑或欠缺日照，無法接觸足夠時間的陽光，因此需要補充維生素 D_3。維生素 D 會增加對維生素 K_2 的需求，但這兩種營養素應該分開服用才會有最好的效果。

劑量 ▸ 要計算每日所需的維生素 D_3 國際單位（International Unit，以下簡稱 IU），可用一個簡單的算式：若你目前的濃度是 30 ng/ml，

且想提高到 80 ng/ml，就用期望值減去目前值：80 − 30 = 50。將此差異數值乘以 100 就是你每日所需的數量，以此例來說，就是 50 × 100 = 5,000 IU 的維生素 D$_3$每日需求量。早上和食物一起服用維生素 D$_3$，晚上則和食物一起服用維生素 K$_2$。可能要花六個月到一年才能達到你的目標。記得每年重新測試數次，以監控你的濃度。

✔ **維生素 K$_2$**（MK$_7$型 **⑮**）和維生素 D$_3$協同作用，幫助減少和預防體內的發炎，將鈣移送到骨骼中。雖然如此，維生素 K$_2$和維生素 D$_3$可在同一天內服用，但不該同時服用。

劑量▶ 每天 100 ～ 200 mcg，和晚餐一起服用（數量與 5,000 或 10,000 IU 的維生素 D$_3$相關）。

✔ **Omega-3 必需脂肪酸**可減少發炎，支持腦部健康和認知功能，幫助預防癌症、心臟疾病和阿茲海默症。服用 Omega-3 必需脂肪酸補充品，多吃富含 Omega-3 的魚類，像是野生鮭魚、鯤魚和沙丁魚。找高品質的野生鮭魚、鯤魚，或是做過金屬測試，證實不含金屬的磷蝦油冷凍油，像是 OmegaBrite、Nordic Naturals、Green Pasture、Dr. Mercola。

劑量▶ 每天兩次 1000 ～ 2000 mg 的 EPA（二十碳五烯酸，以下簡稱 EPA）和 DHA（二十二碳六烯酸，以下簡稱 DHA）與食物一起服用；如果魚油補充品或綜合維他命中不含 200 mg 的維生素 E，就再加上 200 mg 混合生育醇（tocopherols）形態的維生素 E。

注意▶ 要取得每日 2000 ～ 4000 mg 的 EPA 和 DHA 合併總量，可能需要吃比瓶身指示更多的劑量。

警告▶ 所有油品因為氧化之故，都有酸敗（變質）的風險。購買高品質補充品，減少它們暴露在空氣、熱和光之下。冷藏保存，最好是在玻璃容器內，如果魚油聞或吃起來有魚腥味就將之丟棄。Omega-3 脂肪酸會增加稀釋血液藥物的功效。

史帝夫‧福克斯警告，儘管魚油是高度抗發炎性並提供大量臨床

效益，但也對抗氧化劑防禦系統造成負擔，帶有自體免疫狀況的人通常此系統就比較弱。在你復原時，需要將 Omega-3 類的每日劑量減半。

✔ **麩胱甘肽**（glutathione, GSH）是身體最重要的抗氧化劑，可幫助強化肝臟和免疫功能，消除自由基，與毒素結合並將之排出細胞外。不幸的是，麩胱甘肽的生產在四十歲之後會隨著代謝的下降而逐漸減少；如果你有自體免疫狀況，就可能更加不足。此外，有半數的人口天生就無法生產足量的麩胱甘肽，而需透過補充品來直接補充。如果你的健康良好，要增強麩胱甘肽產量的好選擇，是服用麩胱甘肽的前驅物「N 乙醯半胱氨酸」（N-acetylcysteine, NAC）⑯。如果健康狀況不佳或在治療慢性壓力，可能會缺乏麩胱甘肽，服用比口服膠囊更具生物利用度（bioavailable）⑰ 形態的微脂體（liposomal）⑱ 麩胱甘肽可能會有益處。我自己是服用 N 乙醯半胱氨酸和微脂體麩胱甘肽來維持健康。

劑量▸ N 乙醯半胱氨酸劑量：200 ～ 600 mg，每天兩次，空腹服用。

注意▸ 若有胃腸道症狀，就減少劑量。

警告▸ 如果有胃潰瘍或接受過器官移植，就要避免使用 N 乙醯半胱氨酸；若正在服用抗生素或接受癌症治療，請與醫師討論。

劑量▸ 微脂體麩胱甘肽劑量：每天兩次 2 幫浦（pump）或 1 茶匙的 100 mg 還原型麩胱甘肽，空腹服用。在口中含 30 秒，從舌下毛細血管啟動吸收。找高品質玻璃瓶裝品牌，如 Quicksilver Scientific 或 Designs for Health。

注意▸ 微脂體麩胱甘肽要保持冷藏，並和維生素 C 與維生素 E 一同服用，以讓麩胱甘肽保持在最佳濃度。

重要 ✚ 概念 足量的高品質營養補充品，在治療的等式上極有幫助。

✔ **維生素 B 群**是八種維生素的群體，包括 B$_1$（thiamin，硫胺）、B$_2$（ribo-flavin，核黃素）、B$_3$（niacin，菸鹼酸）、B$_5$（pantothenic acid，泛酸）、B$_6$（pyridoxine，吡哆醇）、B$_7$（biotin，生物素）、B$_9$（floate，葉酸）和 B$_{12}$（cobalamin，鈷胺素）。維生素 B 群對能量的生產、維護神經系統、排毒，以及健康的腎上腺功能至關重要。維生素 B 群的缺乏會造成疲勞、肌肉衰弱、貧血、心臟疾病、免疫系統問題、頭痛、失眠、易怒、其他認知能力損失，甚至出生缺陷。許多人，特別是患有自體免疫問題的人，也會有甲基化（methylation，牽涉到基因表達的複雜而必要的過程 [⑩]）的問題，而需要維生素 B 群的甲基化形態（methylated form）。要判定是否有甲基化問題，可考慮向 23andMe 訂購基本基因檢測，然後將原始資料上傳至 MTHFR Support、LiveWello 或 Genetic Genie 做解讀。

由於 B$_{12}$主要是從動物性蛋白質中取得，維根素與素食者可能特別欠缺。好的品牌包括：Life Extension、Doctor's Best、Country Life、Pure Encapsulations。

劑量 通常是 1 ～ 2 顆膠囊的酵素活化的完整維生素 B 群，於較早的下午和食物一起服用。

注意 維生素 B 群可能會引起輕微的胃不適或發紅（菸鹼酸），兩者都是暫時性的，會在身體調適後消失。

警告 如果有糖尿病、肝病或惡性貧血（pernicious anemia，維生素 B$_{12}$不足），在服用維生素 B 群前先與醫師討論。

✔ **鎂**是一種在體內超過三百種不同生物化學反應中都發揮作用的礦物質，包括能量的產生、心臟的健康、神經系統與血糖的調節。據估計，高達七成的美國人都缺鎂，且已觀察出缺鎂會造成發炎，進而促進自體免疫性。[21,22]

劑量 大約從 400 mg 的鎂開始（一顆膠囊），與食物一同或空腹服用，最好是在睡前，然後每日增加一顆膠囊直到達每日 2000 mg（譯注：約五顆膠囊）。較佳的種類有蘋果酸鎂、甘氨酸鎂、抗壞血

酸鎂和羥丁氨酸鎂（蘇糖酸鎂）。Natural Calm 是很容易取得的檸檬酸鎂粉，含有機甜菊。

劑量 所有種類的鎂都帶有腹瀉功效，對便祕的人來說很有幫助。要找到對你最理想的劑量，從低劑量開始（400 mg 膠囊一顆），然後每天增加一顆膠囊直到排便較稀，就減少一顆膠囊。

警告 由於神經興奮性毒性（excitotoxicity），須避免麩胺酸（glutamate）或天冬胺酸（aspartate）類型的鎂。有腎功能障礙或副甲狀腺機能亢進者，或正在服用抗生素或糖尿病藥物者，在服用鎂之前應先與醫師討論。若同時服用，檸檬酸鎂可能會減少某些抗生素的吸收，和降低甲狀腺素。

✔ **多酚類**（polyphenols）是自然產生，可在植物產品，如茶、咖啡、葡萄皮、果皮、可可、堅果、種子，以及植物的葉、莖和樹皮中找到，通常多色彩的抗氧化劑。多酚可中和傷害組織的自由基，保護身體免於遭受因老化、慢性疾病和毒素產生的氧化破壞（可想像是細胞生鏽）。一個好策略是輪替超級巨星多酚，像是綠茶萃取物（Epigallocatechin Gallate，表沒食子兒茶素沒食子酸酯）、白藜蘆醇（resveratrol，在紅葡萄皮中）、碧蘿芷（pycnogenol，在松樹皮中）、槲皮素（quercetin，可在多種食物中找到，包括紅洋蔥）、薑黃素（curcumin，在薑黃根中），以及葡萄籽物萃取，並和維生素 C（左旋抗壞血酸或緩衝型〔buffered forms〕）一同服用。

劑量 考慮低劑量多種多酚（有機或野生種）混合，或輪替高劑量的個別多酚。依照瓶身指示與食物一起服用，以達最佳吸收。

✔ **粒線體支援**（mitochondrial support）。還記得所有細胞中那小小但超有力的工廠嗎？患有自體免疫狀況的人通常受明顯的疲勞所苦，此狀況大多是因為粒線體功能異常。選取並輪替服用一些已被證明可減輕疲勞，甚至可回復粒線體功能的補充品，包括：乙醯左旋肉鹼（acetyl-l-carnitine, ALCAR）、硫辛酸（alpha-lipoic acid, ALA）、吡咯喹啉醌

（polyquinoline quinone, PQQ）、輔酶／輔酵素 Q10，以及 D 核糖
（D-ribose）。一次服用全部種類並無傷害性，甚至可能具更有益的增
效作用，例如，乙醯左旋肉鹼＋硫辛酸，吡咯喹啉醌＋輔酵素 Q10。
如果你敏感，可一次加一種補充品來測試任何反應。給補充品十二週
的時間以發揮最大功效。

◆ 補充品劑量

- **硫辛酸**：每天 200 ～ 600 mg，空腹服用。考慮選擇 R 式天然硫辛酸（R-lipoic acid），更具生物利用度。
  - **注意**▸ 不常見的人體副作用包括皮膚皮疹和腸胃不適。
  - **警告**▸ 硫辛酸可能會降低三碘甲狀腺激素（T3）和提高甲狀腺刺激素（TSH）[20] 濃度。硫辛酸也會降低血糖濃度，所以胰島素依賴型糖尿病者在服用前應與醫師討論。

- **乙醯左旋肉鹼**：每天兩次各 500 mg，服用六週，然後每天 500 mg，再服用六週（通常可在頭六週後就停用）。
  - **注意**▸ 極罕見的副作用是在服用每天超過 2000 mg 的情況下，有噁心或其他胃腸道不適情形。
  - **警告**▸ 乙醯左旋肉鹼會抑制甲狀腺激素的活動。

- **吡咯喹啉醌**：每天 20 ～ 40 mg，和食物一同或空腹服用。
  - **注意**▸ 未曾有副作用的報告，表示仍需多做研究。

- **輔酵素 Q10**：每天與食物一同服用 400 mg 的還原型，服用六週，然後以每天 200 mg 再服用六週。
  - **注意**▸ 罕見但輕微的副作用，包括頭痛、皮疹、胃腸不適。
  - **警告**▸ 輔酵素 Q10 可能會使稀釋血液藥物效果較差。

- D 核糖（D-ribose）：每天三次，每次 5 g，服用六週，然後每天兩次，每次 5 g，再服用六週。

注意 D 核糖大多以玉米製成，要選擇非玉米的品牌，如 Life Extension。如果你有（腸道）菌叢不良，D 核糖可能會使你產生脹氣，若有此情形，減少劑量或停用。

警告 D 核糖會降低血糖濃度，所以胰島素依賴型糖尿病者在使用前應與醫師討論。

步驟 6：培養健康的飲食習慣

希望到現在你已對何種食物會傷害你，而何種會滋養你，有了比較好的瞭解。採行原始人範本飲食，再去除所懷疑的食物，就是你的最佳飲食計畫——至少就現在而言。當你去除懷疑食物至少三個月，你的免疫系統會平靜下來，就有時間來治療和修復腸道。你的最佳飲食計畫不是一種「飲食」，而是生命的方式。要整合新的健康習慣，擁有一些經驗法則會有所幫助：

1. **永遠不再碰標準美式飲食**的食物和飲料。
2. **使用玻璃或不鏽鋼**保存食物和水，在家裡或隨身攜帶。
3. **為有機食物安排更多預算**，這是對健康的長期投資。
4. **主要在雜貨店外圍購買**，你會找到新鮮的農產品、肉和魚。
5. **在家烹飪**，讓孩子或伴侶幫忙。
6. **要達到最佳的血糖平衡**，在盤中安排三分之二為地上蔬菜，三分之一健康蛋白質，以及任意數量的好脂肪。
7. **經常造訪農人市集**，或考慮加入社區型支持農業（community-supported agriculture）以獲得每週寄送的季節蔬菜、肉品、蛋和生乳製品（如果你能耐受）。
8. **選擇色彩繽紛的農產品**：當季、有機和當地種植。
9. **種植小花園**，即便只是在廚房窗臺上的罐子或小容器中。
10. **慢慢吃並完全咀嚼食物**，好讓消化最佳化。

11. **換掉白色食鹽**，使用高礦物質含量的選項，像是粉紅色的喜馬拉雅岩鹽或（灰色的）凱爾特海鹽。

12. **輪替食物並嘗試新食物**，像是內臟器官、野味和自製骨湯。

　　無論你的自體免疫狀態如何，改變食物永不嫌晚，一起來為你細胞的最佳健康進行重建，並取回你生來即有的蓬勃好健康。我知道飲食大改造的可能性是滿嚇人的，但當你體驗到有益的效果時，要適應飲食與生活形態的改變會變得容易多了。

　　雖然不保證改變你的食物之後，就一定能逆轉或預防自體免疫狀況，但我敢打賭，藉著做出更健康的選擇，你會傾向於更好的健康。而當你感覺更好時，就會有更多的精力來進行更多健康上的改善，而那就是正面向上提升了。展開行動是最困難的部分，但光是閱讀這個篇章，你就已經動工了！在你準備好時，回到食物篇章來進行「療癒食物照護方法」的每一步驟。

考慮生酮飲食，但要小心

　　如果跟上最新的健康和飲食趨勢，你可能至少聽聞過生酮（ketogenic，或簡稱 keto）飲食。儘管這好像是最新的時尚飲食，但其實是一種過去兩萬年來人類的飲食方式，除了最後一百年現代農業的來臨之後。我們的生態是建構在飽食與饑餓的週期，而不是一天二十四小時的飽食與吃零食。直到最近的歷史，我們都是在有食物時吃飽，然後將之儲存為脂肪以面對長時間的饑荒。

　　生酮飲食和定期禁食搭配後，讓我們能模仿祖先們的飽食─饑餓週期。透過強調健康的脂肪、適量的蛋白質攝取，以及限制碳水化合物（大約 70% 脂肪、25% 蛋白質、5% 碳水化合物），將會使饑餓感大幅減低、卡路里攝取下降、能量攀升、腦功能改善、發炎下降，甚至可逆轉胰島素阻抗。

　　研究顯示，生酮飲食可能特別對神經方面有狀況的人有幫助，包括癲癇或其他癲癇發作、多發性硬化症、帕金森氏症及阿茲海默症；第二型糖尿病或胰島素阻抗；體重過重或肥胖症。但是，對於任何聽來太好的東西都要小

心。感謝原始人飲食媽咪莎拉‧巴倫泰（Sarah Ballantyne）博士分享了這些注意要點：生酮飲食會破壞肝臟、腎臟和甲狀腺功能，擾亂微生物群的平衡，造成荷爾蒙失衡，增加心血管風險因子和降低骨質密度。

最重要的就是，在一頭栽進高脂肪、非常低碳水化合物的生酮飲食前，要與你信任的健康照護提供者討論，以決定你是否為合宜的生酮飲食候選人。你需要密切監控血糖值，腎、肝及甲狀腺功能，以及發炎指標，來確認自己不會有危險。對多數人來說，間斷進行生酮飲食，像是一週數次或一年四次，或許會達到最好的效果，而且是能避開最大陷阱的理想方式。可在附錄 F 中探索生酮飲食資源。

總結

前五大療癒食物行動

1. **去除標準美式飲食**：加工食物、糖、穀類和乳製品。
2. **辨識並去除可疑食物**，利用 30 天食物假期或檢測進行。
3. **加入滋養性食物**並考慮原始人範本飲食。
4. **策略性地補充**基本營養品。
5. **在家烹飪**以控制食物的品質和烹飪方式。

譯注

❶ 黴菌毒素：是黴類所產生的次級代謝產物，存在於如穀類、核桃類、黃豆等其他農產品，不僅會汙染作物，也會影響到食用的人和動物。若動物飼料受到汙染，動物本身可能具有耐受性，但毒素會轉入肉、乳、蛋等產物中，進而影響食用者。

❷ 酵母菌感染：念珠菌（一種酵母菌）所造成的黴菌感染，會因感染部位的不同而有不同的症狀。酵母菌感染主要指的是陰部受念珠菌感染，形成搔癢或灼熱感。

❸ 益生菌：食入後會產生正面效益的微生物。

❹ 植物營養素：植物中自然產生的營養成分。

❺ 微生物菌叢不良：腸道中微生物群的分布失衡。

❻ 血腦障壁：存在於血液與腦細胞之間的生理障礙，是血液與腦細胞、血液與腦脊髓液及腦脊髓液與腦細胞三種障壁之總稱。血腦障壁能限制有些毒性物質及致病微生物進入中樞神經系統，對中樞神經系統具有保護作用。

❼ 貯藏蛋白：是生物體用以儲備金屬離子及胺基酸所使用的，存在於植物種子、蛋白和牛奶中。

❽ 耐受性：指人體對藥物反應性降低的一種狀態，是一種生理學現象。

❾ 均質化：未經處理的生乳會產生油水分離現象。將生乳放入均質機中將脂肪球打碎，就不會產生油水分離現象，此道過程稱均質化，可使牛乳口味較佳。

❿ 克菲爾酸奶：克菲爾菌是一種益生菌，發源於高加索的發酵牛奶飲料，具酸味，略帶酒精。

⓫ 帕金森氏症：影響中樞神經系統的慢性神經退化疾病，主要影響運動神經系統，早期症狀為顫抖、步態異常等，嚴重患者可能產生失智症。

⓬ 瘦素：又名「瘦蛋白」，是一種新近發現於白脂肪組織中的蛋白質荷爾蒙，功用在調節脂肪儲存、加快新陳代謝、控制食慾和體重。

⓭ 南非醉茄：正式學名為睡茄，南非醉茄的根為棕色塊莖，呈長條狀。傳統醫學中可入藥，一般磨粉使用，治療用途廣泛。在古印度阿育吠陀療法中，其果實、葉子用於治療腫瘤、腺體結核、潰瘍。然而，亦有研究指其藥用效能證據不足。在美國，本物種亦被製成營養補充品於健康食品店販賣。

⑭ 三酸甘油脂：是動物性和植物性油脂的主要成分，可透過日常飲食攝取。它是低密度脂蛋白和乳糜微粒的主要組成，在新陳代謝過成中具有做為能源與食物中脂肪的運輸工具的重要作用。而代謝症候群如心血管疾病、糖尿病等，是指由於內臟脂肪型肥胖所造成的各式疾病總稱，而三甘酸油脂容易轉化成內臟脂肪。

⑮ MK_7：甲萘醌類 7（menaquinone7），主要由納豆菌發酵萃取的天然維生素 K_{2-7}。

⑯ N- 乙醯半胱氨酸：可用於治療乙醯氨基酚（普拿疼）中毒，且可用於化解過濃的黏液，因此可用於緩解囊腫性纖維化及慢性阻塞性肺病的症狀。

⑰ 生物利用度：在藥理學上是指所服用藥物的劑量部分能達到體循環，是藥物的一種藥物動力學特性。當藥物以靜脈注射時，生物利用度是 100％，當以其他方式服用時，就因不完全吸收而下降。

⑱ 微脂體：又稱微脂粒，是一種具靶向給藥功能的新型藥物製劑。

⑲ 甲基化：以甲基取代氫原子的過程，在生物系統內，甲基化是經酵素（酶）催化的，涉及重金屬修飾、基因表達的調控、蛋白質功能調節，以及核糖核酸（Ribonucleic acid, RNA）加工。

⑳ 甲狀腺刺激素：又稱促甲狀腺激素，是由垂體前葉中的促甲狀腺激素細胞所分泌的肽類激素，用於調節甲狀腺的內分泌功能。

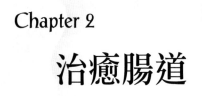

Chapter 2

治癒腸道

腸道是所有健康的所在地。

——文森·佩卓（Vincent Pedre），整合醫學博士
《快樂腸道》（*Happy Gut*）作者

兩千五百年前，現代醫學之父希波克拉底斯（Hippocrates）明智地觀察出「所有的疾病都起自腸道」。今日我們終於趕上進度，瞭解了為何腸道在健康與疾病上扮演著中心角色。雖然遲，但不嫌晚。過去數百年來，我們對腸道的天然功能造成極大的破壞。在接下來，我們將會發現，現代飲食、抗生素的濫用，以及過度衛生的集結效應，可能是自體免疫狀況激增的最大原因。帶著這個知識，我們就可以透過治癒腸道，把對健康的操控取回在自己手中。

自從十九世紀晚期，路易·巴斯德（Louis Pasteur）❶ 宣傳「病菌說」（germ theory）❷ 是疾病原因後，西方醫學就採納了微生物是人類生病主要原因的信念。「病菌說」視微生物是造成疾病的邪惡犯人，而人類是被動受微生物擺布的目標。雖然據傳巴斯德在死前公開宣布放棄「病菌說」，轉而同意生理學家克勞德·貝赫納（Claude Bernard）❸ 主張的**「微生物什麼都不是，領域才是一切」**，但在很久之後，巴斯德對微生物的原始看法，依然根深柢固地被當作是正式的忠告，讓我們消毒所有的東西，一看到蟲子（細菌）就服用抗生素。

雖然抗生素對社會有著深刻有益的影響，幫助消滅許多的感染（傳染性的）疾病，如瘧疾（malaria）❹、風濕熱（rheumatic fever）❺ 和結核（tuberculosis）❻；但直到最近，人們才發現過度使用抗生素所產生的附帶傷害，可能是對健康與安適感的最大威脅之一。在控制了感染疾病所帶來的苦難後，我們現在面對的是高漲的自體免疫狀況。

我們對抗生素的濫用，是否對自體免疫流行病貢獻良多？在過去十年間，科學家們在對腸道影響健康和疾病的認識上，躍進了一大步。新興的研究揭露出微生物群（腸道中的廣大微生物生態系統）是強力的盟軍，或許是我們在抵禦自體免疫狀況上最大的防衛。

科學家們也發現，使用抗生素對微生物群具有不良的影響，會同時傷害有益的和具傷害性的細菌。當受破壞的微生物群將腸道黏膜轉變成破碎的圍籬時，情況就更糟了，將具有導致自體免疫問題的可能性。由於醫師將研究加以實踐要花上數十年，你對腸道如何管理健康的認識，以及今日能做什麼來影響其發揮最佳功能，就很重要。

認識「腸道」

你可能會疑惑，到底什麼是「腸道」？「腸道」有時是整個消化系統的簡稱，但當在健康與疾病上談到「腸道」，通常就是指小腸與大腸這兩種腸子。大腸通常也稱為「結腸」。

賈斯丁（Justin）與艾莉卡・索南柏格（Erica Sonnenburg）這對博士夫妻科學家檔是《好腸道》（*The Good Gut*）一書的共同作者，對小腸做了多彩多姿的描述，稱之為「具彈性的通道，大約 22 ～ 23 英呎（6.7 ～ 7 公尺）長，直徑 1 英吋（2.54 公分），在我們體內中央堆疊得像一盤義大利麵」。你沒讀錯。超過 20 英呎（約 6 公尺）長，小腸絕對不小。將小腸放平拉長時，可以覆蓋兩個網球場！這是因為小腸負責了一些重大工作。在小腸黏膜中塞滿了上千個像手指般的凸出物：絨毛（villi），看起來就像是鋪了粗毛地毯。這些絨毛增加了小腸的表面區域以吸收養分。它們是免疫系統的家，保護我們免受大多數所吃的和通過消化系統的不良入侵者的傷害。

重要事實是，小腸的黏膜應該是你與外在世界之間最重要的屏障。維護這個屏障的完整性，對維護你的健康與安適感是至關緊要的。

大腸則只有 5 英呎（約 1.5 公尺）長。大腸獲得美名的由來，是拜其 4 英吋（約 10 公分）寬的直徑。它在維護健康上也扮演著重大角色，因為裡面有著體內最大的微生物群，一個多數由有益的細菌、真菌、寄生蟲，以及會影響細菌但對人體無害的噬菌體（bacteriophages）[7]，所組成的廣大微生物生態系統。

你的腸道沒問題嗎？

或許你會抗議，你並沒有發炎性腸道失調，如大腸激躁症 ❽、克隆氏症或結腸炎（colitis）❾，甚至連消化都沒問題，為何要治癒腸道？簡短的答案是，如果你的身體上有任何神祕或不良的症狀，不管你的直覺怎麼說，都表示你也有腸道問題。希波克拉底斯是對的：我們去找專家解決的問題，事實上主因都是從腸道開始的下游症狀。如果你患有自體免疫問題，或以下任何症狀，很可能也有腸道上的問題：

- 過敏
- 阿茲海默症
- 焦慮（症）
- 關節炎
- 氣喘
- 注意力問題（注意力缺失症〔ADD〕／注意力不足及過動症〔ADHD〕）
- 自閉症
- 腦霧
- 癌症
- 乳糜瀉症
- 慢性疼痛
- 慢性疲勞
- 失智症
- 憂鬱症
- 對食物的欲望（特別是糖和碳水化合物）

- 食物敏感
- 真菌感染
- 胃腸道問題
- 頭痛或偏頭痛
- 失眠
- 發炎性腸道疾病、結腸炎、克隆氏症或大腸激躁症
- 關節疼痛
- 免疫力下降（慢性感冒、流行性感冒或其他感染）
- 記憶力問題
- 情緒問題
- 口瘡
- 感覺問題（麻痺、刺痛、緊繃等）
- 鼻竇狀況

- 皮膚狀況，如青春痘、濕疹、蕁麻疹、股癬、乾癬、玫瑰紅斑（rosacea，又稱酒糟性皮膚炎）、無法解適的皮疹等。
- 思覺失調症（舊稱精神分裂症）
- 減重失調

　　環境對腸道的傷害，可能要花上數年才會讓我們的系統崩潰，若是給予其足夠的時間，我們的健康就會在基因上最脆弱之處飽受折磨。對我來說，就是多發性硬化症；對其他人來說，脆弱的環節可能會導致橋本氏甲狀腺炎、狼瘡、心臟疾病、類風濕性關節炎、癌症，或甚至阿茲海默症。

 重要概念➕　如果你身體上有任何神祕或不良症狀，很可能表示你也有腸道問題，就算你沒有明顯的腸道不適症狀。

 ## 為什麼我沒聽醫師說過？

　　悲哀的是，你的醫師可能不知道腸道在你健康上的重要性。科學證據將腸道與廣泛的慢性健康問題進行連結，是近期且正在興起中的事；而且醫學教科書（和醫學教育者）多半都落後科學數十年。如果你的醫師讀的是傳統醫學院，學的是診斷身體特定部位的問題，可能會對該問題提供短期緩解的藥物治療。現代保健仍將我們分割為身體的多個部分。關節疼痛要去找風濕病專家；腦部或中樞神經問題找神經科專家；而甲狀腺或其他荷爾蒙問題，則要去找內分泌專家。如果有消化問題，醫師就會轉介胃腸病學專家。

　　這種分科方式的最大問題，就在於一點都不符合我們是誰的現實：我們是帶著相互關聯與互相依賴系統的存在。腸道與身體裡的其他系統息息相關，就像是一個控制或影響你的健康與安適感的中央網路樞紐。舉例來說，75%

的免疫系統是位在腸道中，而自體免疫狀況是免疫系統的問題，而不是身體某部分的問題。

一想到你吃過的食物或影響到你生命的壓力，或許你會擔心，但不要絕望！不管你是否吃過數十年的標準美式飲食，處理過成堆的壓力，或服用過好幾個療程的抗生素，你仍有能力解決腸道中細菌的組成與整體性，幫助你將健康轉回平衡與活力。

關於腸道的幾個重要事實

★ 你的腸道大小加起來是一個 30 英呎（約 9 公尺）長的內管。養分只有在被吸收到血流中時，才會進入你的體內。

★ 腸道黏膜被稱為「皮膜層」，只有一個細胞的厚度，比眼皮還要薄且更脆弱。

★ 腸道又稱「腸神經系統」，因為它包含了將近一億個神經元，在頭部的腦中獨立運作，有時被稱為「第二個大腦」。

★ 大約 90% ～ 95%「讓人感覺很好」的神經傳導物質及發送信號機制的血清素，是在胃腸道中製造，只有 5% ～ 10% 是在腦中生產。

★ 大約 75% 的免疫細胞位在腸道中，所以腸道真的是免疫系統的中心。

★ 健康的腸道在攤開平鋪時，大約是兩個網球場的面積，大約三萬平方呎（約 2,787 平方公尺）！

★ 腸道容納了最大的微生物群，是包含了大約一百兆個好微生物、壞微生物和中性微生物的生態系統，其中的微生物種類多達一千種，重達五磅（約 2.27 公斤）。

★ 人類基因體由兩萬三千個基因組成，微生物群則包含了大約八百萬基因。微生物的基因往往填補了你自己的 DNA 所留下的功能性缺口。

★ 胃腸道中，大約有比人類全身細胞多十倍以上的微生物。就數字來看的話，你比較像細菌而不是人類！

★ 儘管人類 DNA 是不可變的，但那只占整體 DNA 的 1%。其他 99% 的 DNA 是微生物的，也是可修正的。

我們會在本章探討幾種傷害腸道的方式如何導向自體免疫問題，以及如何仿傚那些避免了現代自體免疫問題的祖先文化。為了啟發與激發，你將會讀到關於一位功能醫學醫師如何在乳癌與自體免疫診斷後，藉由治癒腸道而重拾健康的故事。然後在「改善腸道照護方法」中，我會引導你透過經時間考驗的步驟，來改善及修補腸道。

腸道問題的根源是什麼？

越來越多的研究揭露出腸道平衡與多種慢性疾病之間的因果關係，而不只是腸道或腦部的失調。腸道菌叢和腸道滲透性的不平衡，有著影響深遠的後果，也被指稱幾乎與所有的自體免疫狀況，以及氣喘、自閉症、焦慮症、癌症、憂鬱症、糖尿病、心臟疾病、人類免疫缺乏病毒（human immuno-deficiency virus, HIV）、非酒精性脂肪肝疾病和肥胖症有關。[1]

對於願意去考量研究的醫師來說，這些發現非常驚人，並想針對「什麼造成了這些產生疾病的失衡狀態」尋求更深的瞭解，期望能解決根本原因。世界知名的神經學家暨《紐約時報》暢銷書作者大衛・博瑪特（David Perlmutter）醫學博士分享了這個轉變的重要性：

> 我必須說，身為一位神經學家，我們被教導要將焦點放在腦部，覺得這才是「錢」所在處。事實上，腦部深受腸道的影響。這也與每一種神經退化性狀況相關。因此，現在我們認識了造成阿茲海默症、路蓋里格氏症（Lou Gehrig's disease，即肌萎縮側索硬化症，俗稱漸凍人）、多發性硬化症、帕金森氏症、自閉症、注意力不足及過動症等的機制。以一句話來說，就是發炎症，也是起源自腸道。
>
> 我會認為所有這些學習來的，以及神經學家仍然在追求的所謂治療方式，都未注視到火源。他們只看到煙霧。這意味著他們直接專注在處理發炎之後發生在下游的症狀。

正如博瑪特博士所言，出現在絕大部分疾病過程中的無形敵人是發炎。這是一個聽來神祕的概念，但實際上是人體回應受傷時的正常功能，就像是切到手指頭、擦傷小腿、被蟲咬或骨頭斷裂時那樣。

在一個健康人身上，發炎就像是免疫系統對受傷處的短期（急性）緊急反應。當你以鐵鎚敲打到大姆指或被蚊子叮咬時，已看過發炎的行動：受傷處變暖、變紅，接著發腫。如果人體受到感染，入侵的白血球會製造出膿。這些都是發炎的明確跡象，你的免疫系統修復團隊正在努力工作。但如果成了長期（慢性）現象，發炎會變成全身的大問題。

正常情況下，在急性受傷時，你的緊急救護小組會克盡已責地照護並解決傷口，直到發炎消退，然後產生癒合。但是對重覆發生或長期的受傷，像是一直吃致發炎性食物（像是糖、麩質，或充滿農藥的農產品）、經常服用止痛藥物、持續性抗生素療程、大多時間承受著壓力、睡眠不足、運動太多或不足，使你的免疫系統不堪負荷，修復過程減緩或關閉。這時，發炎會從局部性、短期而有益的，進展成系統性的（全身的）和長期的問題。然而，這種情況不像抽痛的短腳趾，在症狀浮現之前，你無法看到或感覺到系統性發炎。就算出現症狀，你也很難知道疼痛的膝蓋、腦霧，或甚至額外的體重會跟發炎有關，更遑論是腸道了。

慢性發炎是因發炎的源頭持續或常態性存在的情況所導致。身體的哪個地方是使體內到處發炎的引爆原點？你猜中了。就是**腸道**！

重要概念 ✚ 慢性發炎會延後療癒。也就是當你發炎時，就無法治癒！

腸道發炎的原因

傷害腸道的發炎，可能是由許多環境因素造成的，而不只是標準美式飲食。有時這些因素獨立造成問題，但通常發炎是多種觸發因素組合的結果。對我來說，發炎的組合是集中在麩質與糖的標準美式飲食，再加上高程度的汞與慢性壓力。對其他人來說，則會是某種乳製品反應性的組合、一種格外嚴重的傳染性單核球增多症（infectious mononucleosis）⑩，或居住在受黑黴菌（black mold）⑪汙染的房中。連孩童時期的創傷都會觸發發炎，並為數十年後的自體免疫失調設下舞臺。還有別忘了醫學治療，像是因為感染而使用的抗生素，或填補蛀牙所使用的汞合金填料。

以下是發炎根本原因的其中一部分：

- 急性或慢性壓力
- 抗生素、制酸劑及處方藥物
- 避孕藥
- 化學和放射線治療
- 腦震盪
- 過多的酒精或咖啡因
- 過高的電磁頻率
- 基因改造食物
- 重金屬
- 感染
- 氧化壓力（抗氧化防禦不良、細胞能量低下、細胞內的傷害）
- 止痛劑
- 睡眠不良
- 吸菸
- 汽水（一般與減糖類）
- 標準美式飲食：糖、人工甘味劑、麩質、乳製品、穀類、加工油類

- 毒素：農藥、除草劑（草甘膦／年年春）、細菌副產品（內毒素）、真菌毒素（黴菌毒素）
- 未解決的情緒創傷

　　要瞭解這些發炎因素如何傷害腸道，就要深入探究腸道中會讓你健康或生病的主要及互相關聯的兩大元素：你的微生物群和腸道黏膜。

偉大的微生物群

　　微生物出現在地球上已超過三十五億年，而人類只有大約二十萬年。現在在你手上的微生物，就比整個地球上的人數還要多！即便這些小東西無法被人類肉眼所見，但它們已經高度進化，而科學家們才開始要認識它們及其多重且重要的作用。

　　人類的身上和體內有至少八種微生物群。較小的微生物群是在皮膚上和在潮濕黑暗之處，像是口、耳、鼻、肺、肚臍和生殖器。最大的微生物群在我們的大腸（結腸）內。我們的焦點就放在此處。

　　生物學為了我們的益處而積極地培養微生物，例如，在生育及哺餵母乳時，從母親傳到寶寶；以及當孩子在泥土中玩耍時，從環境中傳到孩子身上。在一個健康的人身上，微生物群是由廣大的多樣性所組成的，可能是一千種不同種類的細菌，每種都有多重的菌株。

　　阿列西歐・法撒諾（Alessio Fasano）醫學博士是知名的兒童胃腸科醫師及研究科學家，他曾說，一個健康的微生物群就像是大型多樣的社區，不同種族和國籍的人和諧共處，或至少共同生存。問題的產生，是始於一個種族或國籍支配且基本上統治了棲息處，並傷害了其他人，使他們受到邊緣化或整個被排擠出社區。

　　我們會探討更多關於微生物群失衡時會發生什麼事，但我們先看看正常運作的微生物群。當你的微生物生態是和諧時，就會以互相有益或共生來幫助你運作。你容納並餵養微生物群，它們則以完成一長串你自己無法完成的重要功能來回報，包括：

- 影響免疫系統反應，幫助分辨敵友。
- 調節發炎，幫助腸道黏膜療癒。
- 支援消化，幫助吸收養分。
- 製造神經傳導物質與維生素。
- 調節荷爾蒙。
- 幫助消除毒素。
- 控制體重與新陳代謝。
- 影響情緒。
- 調節基因表現。

這些顯微鏡才看得見的伴侶們，在我們的健康或疾病上扮演著重大角色：**維護腸道黏膜的完整性**，而腸道黏膜是良好健康或健康急轉直下朝向自體免疫狀況的門檻。

健康或自體免疫失調的戰爭前線

我們已經知道大約 75% 的免疫系統位在腸道。更準確地說，絕大多數的免疫系統細胞住在腸道**黏膜**中，這有個很好的原因。消化系統長長的中空管子或許是在你體內，但也很聰明又有選擇性地與你隔離。保護性的屏障能確保不良的壞蟲、毒素和廢棄物等病原體，不會進入到血流的一般循環中。免疫細胞居住在腸道黏膜中，就給了它們前排的位置，可以監視與決定哪些前來的分子是可能的威脅，需要摧毀，還有哪些是好傢伙，像是從食物消化而來的已分解的養分，可以被安全地吸收及用於促進健康與安適感。

在訪問中，法撒諾博士談到了免疫系統所在位置的重要性：「我覺得演化決定了這裡是人類的健康與疾病戰爭開始之處，也是為何我們的免疫系統被安置在前線的原因。」

我覺得最瘋狂的是，這個健康與疾病的戰爭前線，竟然只有**一個細胞的厚度**。要把這個情形視覺化，可以想像單細胞屏障是一堵磚牆，每一塊磚代表一個細胞。細胞交接之處，有著應該由砂漿填補的緊密連接處（tight junctions）⑫。這些緊密連接處，並不像砂漿或水泥漿般堅硬靜止。它們是動態的看門者，透過鄰近的細胞對環境（食物、藥物、毒素或甚至壓力）的反應，而不斷地開關。當緊密連接處正常運作時，它們就像是有效的安全門：讓好傢伙進入，制止壞傢伙。只要細胞間的門戶是正常工作時，就可以維持體內平衡（homeostasis）⑬或和諧。

如果門卡住了，一直開著呢？這是個重大又困難的問題，它會造成自體免疫問題的產生。在食物篇章中，我們學到了一些關於腸漏的意義，現在讓我們仔細檢視這個問題與發炎的關係。當這些緊密連接處受到破壞或發炎，就會像你弄壞了大門的搖控器，現在任何人都可以進入一樣。當大門受到破壞且卡在「芝麻開門」狀態，腸道就變得多孔或滲漏，那麼未消化的大型食物粒子、微生物、毒素，以及消化廢物，就會溜過警衛處，在你身體裡它們不該出現的地方自在漂流。專業上來說這種狀態是「腸道高滲透性」（intestinal hyperpermeability），但多數人稱它是「腸漏症候群」（leaky gut syndrome）或簡稱「腸漏」。

當有東西通過它不該通過的地方時，就會造成免疫系統有所反應。免疫系統的首波防禦是發炎，會延遲自然的腸道黏膜癒合，以方便殺害入侵者。當入侵者是有害的細菌時，這是相當必要的，但若入侵者是三明治裡的麩質蛋白碎片時，就不是如此了。這種情況所造成的腸道黏膜發炎，會妨礙腸道療癒，進而增加滲漏，接著增進發炎，然後此不良循環就一再發生。經過數年數月如此二十四小時的發炎，滲漏的腸道惡化到免疫系統開始過度反應、交叉反應及錯誤反應。

隨著腸道黏膜的瓦解，黏附在消化道的微生物群也開始失衡。細菌的組合會從主要是共生（互相有利）和促進健康，轉而因特定類型細菌、酵母菌，甚至寄生蟲的過度生長，而具有破壞性，會更進一步瓦解消化道黏膜和持續削弱免疫系統。細菌組合的不平衡，稱為「菌叢不良」（dysbiosis），以古希臘文來說，意思是「不好的生活方式」，剛好是意思為「生活在一起」的「共生」（symbiosis）的相反。

腸道健康不佳與自體免疫的關係

一旦食物粒子或毒素進入血流，免疫系統會透過製造反應抗體（reactive antibodies，可比喻為子彈）來殺死抗原（antigens，即可能有害的入侵者）。在健康的反應下，抗體進行工作，把威脅中和之後，免疫系統就放鬆了。而且腸道黏膜細胞在最佳環境下，每三天就會自行修補，腸道屏障很快就恢復其防護功能。若是你反覆暴露在發炎的元素中，如標準美式飲食或持續性的壓力等，免疫系統的修復過程會受到延遲，效力變差，最終不堪負荷。

對於容易發生自體免疫狀況的人來說，當入侵者被摧毀後，免疫系統會維持在活躍的狀態，過多的抗體繼續像士兵一樣搜索另一場戰鬥。下游問題的骨牌效應隨之而來，包括食物敏感性的增加，而發炎隨著時間加劇，自體免疫狀況就到來了。

甲狀腺細胞與循環的麩質分子結構相似，會混淆免疫系統，讓你容易罹患橋本氏甲狀腺炎（若你具有此類遺傳易感性）。如果你在遺傳上傾向於罹患多發性硬化症，抗體會攻擊髓鞘；而若是傾向罹患類風濕性關節炎，抗體則會攻擊關節，以此類推。這種錯誤的身分被稱為「分子相似」（molecular mimicry），是免疫系統開始並持續自體免疫攻擊的主要方式。

急救科學展現了衰退的腸道健康（菌叢不良或腸漏），以及自體免疫失調開始之間，具說服性的關聯：

- 較高的腸道滲透性，已在第一型糖尿病的發展中被觀察到。[2]
- 狼瘡是一種在女性身上的好發比例為男性之九倍的自體免疫疾病。而患有狼瘡的女性，可能比健康人口有較高數量的致病性毛螺旋菌

（*Lachno-spiraceae*，一種厚壁菌門〔*Clostridia*〕），和較低數量的可促進健康的乳酸桿菌。[3]

- 研究人員發現，患有多發性硬化症的人有菌叢不良的情況，包括在數量上的明顯改變，也就是抗發炎性的擬桿菌門（*Bacteroidetes*）和厚壁菌門種類比健康的個人還少。[4]
- 與健康的控制組相比較，患有阿茲海默症者有更高濃度的細菌廢棄物：脂多醣（lipopolysaccharides, LPS）和一種大腸桿菌蛋白質（E. coli protein），皆是腸漏的指標。[5]

在我們直接跳入「改善腸道照護方法」前，先總覽一下自體免疫問題如何與現代生活直接相關，會有所幫助。

重要概念 ✚ 麩質在分子層級看起來像是你自己的組織。

到底是哪裡出錯了？

就宏觀層面來說，我們知道自體免疫狀況是以史無前例的速度愈演愈烈，特別是在「文明的」西方國家中，而科學家們正試著找出原因。主要的假說之一是，自從第二次世界大戰後的現代時期，在加工食品到來與大量使用抗生素之後，我們的微生物群就已經受到劇烈且具毀滅性的方式改變了。

撰寫了《好腸道》的索南柏格夫妻，正在研究微生物群隨著時間演進所產生的改變，以瞭解腸道健康與慢性疾病之間的關聯。到目前為止，他們的發現非常驚人：現今的微生物群總量與組合，相較於狩獵－採集時期已然大幅減少，在接下來的世代甚至可能滅絕。要將這個差異視覺化，可以想像我們祖先的微生物群是一座鬱鬱蔥蔥的雨林，裡面有眾多種類的植物與野生動

物；而現代典型的西方微生物群是一塊被清理過的野地，只有稀疏的作物與幾近於無的動物。

微生物群毀林的大原因，顯然是現代對方便與乾淨的追求。標準美式飲食或西方飲食去除了食物中的纖維質；不耐於等候尋常感冒的過程，讓我們向醫師要求抗生素；剖腹生產手術的興起，剝奪了大多數新生寶寶從母親產道所獲得的重要菌群；最後在我們對清潔的要求上，變得急於消毒自己，清洗及擦拭掉 99% 無害且甚至是有益的微生物。

微生物群種類及數量的損失，對我們的健康與安適感是具災難性的。

低纖維飲食的缺點

★傳統的狩獵－採集文化每天吃 100 ～ 150 公克的纖維質。
★美國每日建議用量，建議美國人每天吃 35 公克的纖維質。
★美國人實際每日平均只吃了 10 ～ 15 公克的纖維質。

當我們沒有吃進足夠的纖維量時會怎樣？**你腸道中的微生物會開始吃你！**更準確地說，它們會吃腸道黏膜的黏液層。而當它們咬穿了黏液層時，因為腸道黏膜受到攻擊，免疫系統就會觸發發炎反應。

遭破壞的腸道造成克隆氏症：吉兒・卡納漢的故事

以下的故事描述了失蹤的微生物與自體免疫狀況到來之間的關聯。儘管現代生活的元素會引起微生物群上的破壞，但知道你通常可以藉著治癒腸道來修正方向，有很大的幫助。

吉兒・卡納漢（Jill Carnahan）醫學博士是一位功能醫學醫師，現在在美國科羅拉多州勃德市（Boulder）執業，業務興隆。但在十五年前，她的生命一點也不興隆。在吉兒二十五歲，她剛結婚，而且正在接受醫學院第三年的密集課程時，意想不到的事發生了：她在胸部發現了

惡性腫瘤的腫塊，一種侵襲性（浸潤性）乳癌。吉兒接受了多數人會做的標準治療方式：數次的手術及好幾回合的化學與放射線治療。

吉兒進入緩解期，且急於繼續原來的生活，但治療過程讓她生病、衰弱，而且體重過輕。她的腸道「就是不對勁」，腹瀉、流血與疼痛持續了數個月。最後，她去看了胃腸科醫師，被診斷出克隆氏症，一種腸道低下部位的自體免疫失調。胃腸科醫師給的是令人憂心的診斷結果。吉兒被告知她的克隆氏症是無藥可醫的；終其餘生都需要服用藥物：特別是類固醇及強烈的免疫抑制劑。

吉兒直覺地知道食物會幫助她療癒，但當她詢問該嘗試何種飲食法時，醫師告訴她：「飲食跟這個完全沒關係。」當下吉兒就決定要將健康掌握在自己手中。

很快地她就找到一本由依蓮・高特蕭爾（Elaine Gottschall）所寫的《打破惡性循環：透過飲食改善腸道健康》（*Breaking the Vicious Cycle: Intestinal Health Through Diet*），這位生物學家致力於為女兒找到嚴重潰瘍性結腸炎這種發炎性腸道自體免疫狀況疾病的治癒方式。她的女兒接受了席尼・哈斯（Sidney V. Haas）醫學博士的治療，採行了特定碳水化合物飲食法（Specific Carbohydrate Diet, SCD），需要去除穀類、澱粉、乳製品，以及糖這個餵養壞腸道細菌的單一碳水化合物。她的女兒在進行這種飲食法後，兩年內就完全無症狀了。

受到高特蕭爾故事的啟發，吉兒也開始了特定碳水化合物飲食法。在兩週內，腸道的疼痛和發炎就平靜到足以緩和她的克隆氏症。採行這種飲食計畫的五年後，吉兒認為自己的乳癌和克隆氏症已痊癒；但她又花了十年的功夫才完全修復腸道，並從有毒的化學藥物中復原。

回顧過去，吉兒確信化學治療改變了她的腸道微生物群，為克隆氏症做了最佳的安排。相關研究也確認了在發展出克隆氏症的患者身上，有益的微生物消失，而病態的微生物則成長茁壯。病態微生物愈多，症狀就愈嚴重。研究同時也顯示，農藥、化學治療媒介會破壞微生物群的正常平衡，造成腸漏。[6,7]

也許你並不是面對像癌症的診斷及化學治療這樣險峻的情況，但甚至連**壓力**都會是問題。儘管想像有毒化學物質與混亂的微生物群之間的關聯比較容易，但研究顯示，持續或創傷性的壓力也跟毒素一樣影響了你的腸道。

　　我敢打賭，你已經從自己的生活經驗中看過壓力與免疫系統之間的關聯。在經歷了數週辛苦的工作或照顧生病的孩子之後，你就比較容易感冒。同樣地，帶著更嚴重的結果且壓力極大的或令人驚嚇的事件，往往發生在自體免疫狀況的到來及爆發之前。直到最近，科學家們才知道這個機制。證據就在：壓力、菌叢不良與腸漏之間有著肯定明確的關聯。科學家們已展示出壓力大的事件，會影響腸道微生物群的組成、種類與數量，帶來更大量可能有害的細菌。一項研究顯示，心理壓力會造成防護性族群的減少，而其他的研究也發現，短期的心理壓力像是預期會受到電擊，或對於在群眾面前演說感到緊張，會增加小腸的滲透性。[8, 9, 10]

不管你在哪個階段，都有希望

　　不管你正處在療癒過程的哪個階段：剛被診斷出來、已在療癒之路上經歷了許多，或只是想要維持健康，要恢復你的腸道健康都不會太晚。無論你累積了多少年的標準美式飲食、多少次抗生素療程，或一生的壓力阻擋在你面前，只要照顧好腸道微生物群和努力修補腸道黏膜，都可以達到新階段的健康。

　　如果你像吉兒一樣已經開始了摧毀微生物群的過程，像是化學治療，或甚至幾次的抗生素療程，就必須加倍努力重建平衡的微生物群。而如果你和我與許多患有自體免疫狀況的人一樣，面對的是一生的慢性壓力，優先治癒腸道就至關緊要。

　　以下的行動計畫是我的個人經驗、相關研究及多位自體免疫專家指導的結果，這些專家和吉兒一樣，都將自己從自體免疫失調中治癒。

改善腸道照護方法

整合胃腸科醫師暨《微生物群解決方案》（*The Microbiome Solution*）的作者，羅蘋・庫特坎（Robynne Chutkan）醫學博士提供了一句朗朗上口卻有力的咒語，指引我們回到健康：「活得髒兮兮，吃得乾乾淨淨。」重要的是，我們需要去除傷害腸道的東西，並加入滋補的東西。在食物篇章中，我們學到了哪些食物有毒，哪些可以滋補，以及如何知道哪些食物對你是好的。接下來，我會分享進一步瞭解腸道需求的好方法，如何將好的細菌引進微生物群中，以及在你達到最佳的腸道健康後如何維持平衡。

對於腸道需要花費多少時間才能療癒，重要的是要抱持實際的期望。你可能會花上一到六個月或甚至更久，要視多重因素而定，像是曾經歷過多少回合的抗生素療程、現在有多少發炎狀況、是否有腸道感染，以及在去除持續的發炎來源時多有紀律。要優化你的腸道健康，請遵循下列四個步驟，若適合的話再多加考慮額外步驟：

步驟 1：進行腸道健康自我評估
步驟 2：取得資料
步驟 3：進行 5R 腸道復原計畫
步驟 4：過得更髒一點
額外步驟：考慮使用腸道健康「重炮」

步驟 1：進行腸道健康自我評估

想想以下的說明。如果你不知道答案就跳過。
以 0 或 1 評分，0 代表「沒有」或「從不」，1 代表「是」或至少是「有時候」：

0 1　母親在懷我的時候曾使用過抗生素。

0 1　我是以剖腹產出生的。

0 1　嬰兒時期，我是被以奶瓶餵養的。

0 1　我曾因耳朵、鼻子或喉嚨感染接受過抗生素療程。

0　1　我經常使用手部消菌液（洗手液）。

0　1　我有食物過敏或食物敏感性。

0　1　吃某些食物後，我的皮膚會發癢。

0　1　我的體重過重（超過 10 磅〔約 5 公斤〕或更多）。

0　1　我的血糖不平衡：有胰島素阻抗或第二型糖尿病。

0　1　我嗜吃甜的或加工碳水化合物。

0　1　我曾使用過類固醇、酸阻斷劑，或非類固醇抗發炎性止痛藥超過一週
　　　　以上。

0　1　我現在有胃腸問題：便祕、腹瀉、噁心、腹部疼痛、酸逆流（acid reflux）
　　　　或胃食道逆流。

0　1　我有發炎性腸道疾病：潰瘍性結腸炎或克隆氏症。

0　1　我有大腸激躁症。

0　1　我常在飯後覺得腹部腫脹、脹氣、痙攣、疼痛或一般的不適。

0　1　我被診斷出有自體免疫狀況。

0　1　我有情緒失調問題：焦慮或憂鬱。

0　1　我有腦霧、頭痛、偏頭痛或記憶問題。

請列出其他相關徵兆或症狀：

1　＿＿＿＿＿＿

1　＿＿＿＿＿＿

分數加總： ＿＿＿＿＿＿

腸道分數解答

0　太棒了！你可能是少數擁有超級健康腸道的人。要好好保持喔！

1~4　還不錯！你或許有輕微的腸道問題或自體免疫症狀。現在正是照顧腸道的
　　　最佳時機，以便超越健康問題。

5~9　腸道健康是你的優先事項。要知道你並不孤單。許多人都藉著優先療癒腸
　　　道，從慢性疾病中部分或完全治癒！

10+　你的腸道需要額外的愛心照護。考慮採行第 127 頁的額外步驟，對過程要
　　　有耐心。

步驟 2：取得資料

　　如果你罹患自體免疫問題或懷疑自己可能有，最大的可能性是你的腸道細菌不平衡（菌叢不良）而且有腸漏。取得你的腸道狀態基準線，有助於衡量治療過程，也可以知道自己現在是否有病原體感染，像酵母菌、寄生蟲或其他等，以便採取正確行動。這是個複雜的競技場，所以我鼓勵你與一位曾治療自體免疫狀況患者，能夠幫助你訂購需要的最佳檢測、解讀結果，並指導你恢復健康的功能性、整合性或自然療法的醫師合作。

　　三個最受喜好的全面性糞便測試是 Genova Diagnostics（GDX）的胃腸效果綜合糞便概況（GI Effects comprehensive stool profile）、Doctor's Data（DD）的全面糞便分析（Comprehensive Stool Analysis），以及提供腸道中所有活性微生物的鑑別及數量，包括種類及菌株層級的 Viome 核糖核酸（RNA）排序。全面性糞便檢查組根據所需的樣本數量，價格從 289 美元到 653 美元不等。

　　如果你寧可自己來進行，有許多直效行銷的選項會將檢測套組寄給你，分析結果，並直接把結果交給你，同時保證隱私性：

- www.mymedlab.com
- www.directlabs.com
- www.mylabsforlife.com
- www.viome.com

　　你也可以同時檢測腸漏。今日最先進的兩個測試是 Vibrant Wellness 的 Wheat Zoomer 和 Cyrex aboratories 的 Intestinal Antigenic Permeability Screen（又稱 Cyrex Array 2）。要訂購任何一種，都必須透過有在該實驗室設立帳戶的醫師。請注意，保險公司可能不會支付檢測費用。費用大約是美金 295 元。

如果你有腹部疼痛、噁心、脹氣、腹瀉、酸逆流及胃食道逆流等症狀，就可能有小腸細菌過度增生（SIBO）問題。過度增生的並不是病原體，而是通常在大腸中的正常細菌，向上遷徙至它們不應出現的小腸內並過度生長。一旦這些細菌進入小腸，就靠著你吃的碳水化合物生長，激增擴散，並發酵產出甲烷和氫氣，造成腸道不適。功能、整合或自然療法醫師能夠幫助你診斷並治療小腸細菌過度增生。

無論你是否接受檢測，都可以馬上開始進行接下來的步驟，5R 腸道復原計畫。

步驟 3：進行 5R 腸道復原計畫

5R 計畫是功能醫學研究所為了幫助你恢復腸道平衡與功能，創造出的基礎腸道治癒計畫。

❶ 移除（Remove）「壞東西」

第一個步驟是辨識並移除傷害腸道的東西，也就是去除第一章中所討論過的致發炎性食物，減少使用藥物（盡可能遵循醫師指示），清除掉任何現存的腸道感染，並減輕壓力。請使用以下的清單來清點哪些要移除，以及有哪些健康的替換或對策：

標準美式飲食

西方飲食中普遍的加工食品及化學物質，會傷害微生物群並造成腸漏。除此之外，去除任何已被你從 30 天食物假期（60 頁）中辨識出的可疑食物。

健康的替換· 依循原始人範本飲食（64 頁），強調多樣的蔬菜，適量的有機或野生蛋白質來源，以及足量的滋補性油脂，如橄欖油或椰子油、橄欖、堅果和種子（如果你不會對之起反應）及酪梨。

藥物

最重要的是，不管是處方藥物或成藥（非處方藥）通常都會傷害腸道，更是自體免疫狀況的最大觸發物。非類固醇消炎藥物，如布洛芬（ibuprofen）、萘普生（naproxen）和乙醯胺酚（acetaminophen，又稱普拿疼），不管是長期或短期使用，已被證明會傷害腸道黏膜。

健康的替換‧薑黃根的薑黃素已被證明可像非類固醇消炎止痛藥物一般，有效減輕疼痛和發炎。建議的劑量是一天三次，每次 400 ～ 600 mg 的薑黃粉膠囊。印度乳香樹脂是另一種強效抗發炎劑，建議劑量是一天二或三次，每次 300 ～ 500 mg 萃取標準達 30% ～ 40% 的乳香脂酸（Bowellic acids）。研究顯示，乳香與薑黃素的混合，展現出比非類固醇消炎藥物待克菲那（diclofenac，雙氯芬酸）在治療疼痛、關節炎和偏頭痛上，有著更優越的效能與耐受性。[11]

抗生素

抗生素是主要的微生物群破壞者，因此要小心謹慎；如果你必須要接受一回合的抗生素療程，就補充高劑量的益生菌（見以下步驟 3）。抗生素用得愈多，就愈會傷害微生物群，發展出抗生素抗藥性的風險就愈大，讓你在受到重大感染時失去保護。

健康的替換‧藥草抗微生物劑（herbal animicrobials）已被證明與某些抗生素一樣有效，而且無傷害腸道的效果。你可考慮使用天然的抗生素，如銀、牛至油（oil of oregano），或從椰子中取得的單月桂酸甘油酯（monolaurin）。細節請見 147 頁「清除感染照護方法」。[12]

重要概念 ✚ 將抗生素留到極度嚴重或可能威脅生命的感染時再使用。

制酸劑

長時間使用氫離子幫浦阻斷劑藥物（PPI），這個在美國最常使用的處方制酸藥物，會減少微生物的多樣性，為可能致命的困難梭狀芽孢桿菌感染症（Clostridium difficile infection, CDI）鋪路。[13]

健康的替換 你知道多數的「酸肚子」其實是表示胃酸太少，而不是過多？你應該與醫師合作來戒掉酸阻斷劑，可以實驗看看在餐前服用少量蘋果醋或消化苦汁（digestive bitters），或在進食蛋白質豐富的餐點時使用胃蛋白酶鹽酸（胃酸膠囊）。

腸道感染

自體免疫流行的主要成因之一，是腸道中輕度的細菌、病毒和真菌感染。

健康的替換 請與健康照護醫師合作，他可以透過綜合糞便測試幫助你辨識，並以藥草抗微生物劑、抗真菌劑和其他非毒性治療方式，清理隱藏於其中的問題。

過多的壓力

急性和慢性壓力都與腸道菌叢不良及腸漏相關，促進發炎性化學物質增加，包括細胞激素 IL-6（interleukin-6）和脂多醣（LPS）。[14]

健康的替換 盡你所能消除或減少生命中壓力的來源，並閱讀「情緒健康照護方法」（226 頁）中的減輕壓力對策。

你能消除或減少哪些傷害腸道的元素，以及會嘗試哪些替換和健康策略？

❷ 取代（Replace）消化分泌物

5R 計畫中的第 2 步驟，是取代或補充消化汁液，因為消化汁液的組成可能受飲食、藥物、壓力、菌叢不良，或甚至衰老而受到破壞。

消化酶／消化酵素

如果你有脹氣、腹脹、輕微腹部疼痛、噁心、胃灼熱、小腸細菌過度增生，或偶爾的便祕，你的酵素生產狀況可能不佳。考慮在腸道恢復前服用消

化酵素，來幫助分解食物。你可尋找包括了處理所有主要營養素的酵素品牌：蛋白質水解酵素（protease，分解蛋白質）、澱粉酵素（amylase，分解碳水化合物）及脂解酵素（lipase，分解脂肪）。

劑量▸ 和食物一同服用一或兩份消化酵素。

警告▸ 如果你對鳳梨（鳳梨酵素）或木瓜（木瓜酵素）過敏，就要避免使用含有此類成分的酵素。

鹽酸

要是你很難消化肉類或脂肪，或是會腹脹、脹氣、不消化、食物敏感、酸逆流或胃灼熱，你可能需要的是**更多**的胃酸，而不是更少。許多三十歲以上的人缺乏足夠的胃酸，這種情形稱為「胃酸缺乏」（hypochlorhydria），據估計已影響了一半的人口。

劑量▸ 從餐前服用一顆 650 mg 的胃蛋白酶鹽酸（胃酸膠囊）膠囊開始，如果不會感到任何胃腸道不適，像是感到溫熱或灼熱，就可能需要**更多**鹽酸。逐漸每餐增加膠囊數量，直到感覺到輕微的不適／溫熱時，就減少一顆。有些人每餐會需要 5000 mg 的胃蛋白酶鹽酸。隨著時間過去，當你的腸道痊癒時，就可以減少使用量，再慢慢停用。

警告▸ 如果你正在服用皮質類固醇（corticosteroids，如普賴鬆〔predni-sone〕）、阿斯匹靈（aspirin），或非類固醇類消炎止痛藥類，就不要服用鹽酸。這些藥物和鹽酸結合時，更容易傷害腸道黏膜，增加消化道出血或潰瘍的風險。

膽酸

你的膽囊儲存了肝臟所製造的膽汁，並在需要時釋放入消化道，以乳化你所吃的脂肪（使其可消化）。如果你的膽汁產量不良或膽汁流動遲緩，就會缺少脂溶性維生素和必需脂肪酸，可能發展出不良的膽固醇代謝，甚至體重問題。可能有膽汁鬱積的跡象包括：進食後腹脹、打嗝或酸逆流；進食後胃痙攣或右上腹疼痛；發炎性腸道疾病；膽結石的病史或膽囊手術／切除；或正在服用降膽固醇藥物。

劑量 試試餐前一顆 100 ～ 500 mg 的牛膽汁膠囊。

注意 如果你沒有膽囊，膽汁酸是幫助你消化脂肪的必需品。

❸ 接種（Reinoculate）腸道花園

第 3 步驟是「播種」然後以有益的腸道細菌「餵養」微生物群，來恢復其種類的平衡、充足和多樣性。

以益生菌「播種」：食物與補充品

益生菌（probiotics）字面上的意思是「為了生命（for life）」，是新而有益的細菌，包括兩種主要種類：雙歧桿菌屬（比菲德氏菌）與乳桿菌屬（乳酸桿菌）。從發酵食物和補充品而來的益生菌，不會永遠住在我們的微生物群中；不過它們的確會和微生物群起正面的互動，並在通過時成為免疫系統的宿主。所以我們應當將益生菌視為補充有益細菌的健康占位者，以排擠掉可能居留下來的病原體。

重要概念 ✚ 你的微生物群反映了你的整體環境。出門去吧！

✓ 出門去吧！

根據由三個協會認證的醫學博士及腸道專家柴克・布希（Zach Bush），我們的微生物群會模仿我們的整體環境。忙碌的現代生活將我們與大自然分隔，我們必須將「經常回歸大自然」視為優先事項。不管你是健行、衝浪、光腳走在草地上（當然是無農藥的草地）、在公園內玩耍，或為花園除草，都會讓你吸收微生物群，幫助補充你皮膚上和鼻腔裡的微生物群，進而慢慢地重新填入你的體內。

✓ 常吃發酵食物

取代病原體的最好方式，是常吃有活菌（有益的細菌／病毒）的發酵

食物，如德式酸菜、醃黃瓜、韓式泡菜（及其他發酵蔬菜）、克菲爾酸奶和優格。若你必須避開牛乳製品，可以試試椰子優格和克菲爾酸奶。確保自己選的是無糖，且最好是有機和生的種類（通常在農夫市集可找到），如果需要，可選添加了甜菊的品項。根據莫科拉醫師，**發酵食物所含的益生菌超過了益生菌補充品百倍以上**。[15]

> **警告**▸ 有時當你加入發酵食物時，會經歷好轉反應（即壞菌被排擠得太快而釋出毒素），所以從一茶匙開始，就算是德式酸菜的湯汁也一樣，然後再逐漸增加。

✓ 每日服用優質益生菌

另一個引進有益細菌的好方法，就是服用益生菌補充品，尤其是在你必須服用抗生素時。選擇益生菌時考慮以下條件：

- 瓶身有美國藥典（United States Pharmacopeia, USP）的標誌，表示該商品已受過獨立的第三方認證，內容物所含的成分確實如瓶身黏標所示。

- 高度多樣性，即有多重菌株，已被證明在減少病原體上比單菌株更有效。[16]

- 效能很重要，所以每天服用 50B（500 億活菌）CFU 以上。

- 布拉帝氏酵母菌（*Saccharomyces boulardii*）是一種強效酵母菌型益生菌，常被建議與抗生素一起使用，已被證明在治療和預防胃腸道感染上有效果，包括困難梭狀桿菌（*Clostridium difficile*）和幽門螺旋桿菌（*Helicobacter pylori*），以及胃腸道相關的自體免疫狀況，如克隆氏症、潰瘍性結腸炎和大腸激躁症。[17]

- 在腸道中殖民較成功的種類包括：胚芽乳酸桿菌（*Lactobacillus plant-arum*）、鼠李糖乳酸桿菌（*Lactobacillus rhamnosus GG*）及洛德乳酸桿菌／羅伊氏乳酸桿菌（*Lactobacillus reuteri DSM*）。[18,19]

- 較新型的益生菌，因為其效能而逐漸受到歡迎，包括土壤益生菌（例如 Primal Defense HSO formula 和 CoreBiotic），以及孢子型益生菌（例如 MegaSporeBiotic）。[20]

如果你在自我評估上得分 5 分或以上，就要考慮吃發酵食物及服用益生菌補充品。

劑量 每天二次 1 ～ 2 顆 50B CFU 的膠囊。有些最好跟食物分開吃，其他則跟食物一起服用。請依瓶身指示服用。

注意 可能要花一點時間才會知道哪種益生菌最適合你。有點耐心並加以實驗。不一定要輪替益生菌，但每數個月就引進不同的菌株或許會對你有助益。

警告 比較罕見的例子中，益生菌對免疫系統虛弱的人可能造成風險，像是感染了愛滋病毒或是正在接受化學治療者。

✔ 「餵養」益生元：多吃纖維質！

益生元基本上就是未經消化的纖維質，它會前進到大腸（結腸）去餵你的益菌。換句話說，**益生菌吃益生元**。這可能就是在恢復腸道健康上最重要的步驟：以各種不同種類蔬菜的纖維質，來餵食已經住在你體內的益菌。要記得，如果你不餵益菌，它們就會吃你（也就是你腸道黏膜的黏液層）！

最佳的益生元來源可在當地的農夫市集、你的花園內，或有機農產品區找到，而最好的益生元種類則是類別廣泛、色彩豐富的當地季節蔬菜。優越的益生元蔬菜，包括蒲公英葉、蘆筍、朝鮮薊、酪梨、捲心菜、根菜類（豆薯、大蒜、韭蔥、洋蔥）、亞麻、大麻籽、鼠尾草籽（奇亞籽）和洋車前籽。透過生吃或略煮過的許多不同種類的季節農產品，你就餵養了廣泛多樣性的好菌，對微生物群和你的健康來說，都是一個好的保險政策。

其他好的益生元來源是粉狀的，包括相思樹、菊苣根、生的耶路撒冷朝鮮薊（菊芋）、猴麵包樹果實、菊糖、落葉松和果寡糖，可加到果昔和優格裡，或混合在克菲爾酸奶或水中。組合並輪替多種益生元粉，以盡可能餵養許多種類的益菌。

劑量 目標是每天從不同種類的來源吃 40 ～ 50 公克的纖維質。

如果你現在有小腸細菌過度增生問題或菌叢不良，那麼太快吃太多纖維質會讓腸道暫時感覺惡化。一旦你解決了失衡的問題，就可以耐受纖維質的添加。慢慢增加纖維質攝取量，以避免隨著腸道適應新攝取量時的發酵情形（脹氣）。

❹ 修復（Repair）腸道黏膜

好消息是腸道黏膜的細胞每三到六天就會自我更換。這表示，只要你給予適當的支援，你的腸道很快就會自我修復。方法就在持續進行第 1 步驟，藉著嚴格避免致發炎性元素，如標準美式飲食，以及任何你所辨識出的觸發食物，並將藥物使用量減至最低、減輕壓力，以及添加可幫助修補受損黏膜的補充品和滋補性食物。

封補腸漏的食物與補充品

有許多食物與營養成分可幫助封補腸漏。一次添加所有食物和補充品並無害（除了你的荷包），看看你是否可添加數種來幫助修復腸道黏膜：

✓ 肉湯、高湯、骨湯、膠原蛋白、明膠粉／吉利丁

這些食品一直以來都是腸道癒合方案的主力成員，其來有自。它們會強化腸道黏膜的黏液層；所含的胺基酸脯胺酸（proline）和甘胺酸（glycine）是腸道黏膜必要的建構材料；它們也會促進組織修復。建議你製作或選購以百分之百草飼、放牧的動物製作的肉湯、膠原蛋白、明膠或骨湯粉。

策略 ▸ 一天二到三次喝一杯肉湯，或每天服用 2 ～ 4 茶匙膠原蛋白、明膠或骨湯粉，可加到果昔、湯、燉物、咖哩或布丁中。如果你喝咖啡（當然要是有機的），試試加入膠原蛋白粉來取得蛋白質，並減少對腸道的刺激。

注意 ▸ 有組織胺問題的人，可以考慮烹煮時間較短的肉湯或高湯（煮 1 ～ 4 小時），以取代骨湯（煮 8 小時）。

✔ 椰子油和中鏈三酸甘油脂（MCT 油）

它們都含有中鏈三酸甘油脂，可幫助身體減少發炎，燃燒脂肪，改善腸道黏膜。椰子油同時富含月桂酸，這是一種強效抗微生物的媒介，會消除有害的細菌和酵母菌。

策略▸ 每天將 2 ～ 4 茶匙的特級初榨未精煉的椰子油（或是非基因改造MCT 油，濃縮度較高，也無椰子氣味），加到果昔、脂肪炸彈（食譜見附錄 A）、茶或咖啡中。考慮使用椰子油和澄清奶油做為主要烹飪用油，並在煮好後以 MCT 油灑在食物上。

注意▸ 剛開始時，別大量使用 MCT 油，可以先採每天使用 0.5 ～ 1 茶匙的量，再逐漸慢慢增加，以避免腹部不適。若感到口腔或喉嚨受刺激，就停用 MCT 油，改用椰子油。

✔ 澄清奶油

這是單純無過敏原、乳糖和酪蛋白的清澈奶油，一般來說對於對牛乳製品敏感的人是安全的。澄清奶油中，維生素 A、D、E 和 K 的營養素密集，且富含短鏈及中鏈脂肪酸和丁酸鹽（butyrate，這是可幫助改善腸漏的抗發炎脂肪）。

策略▸ 如同買奶油一樣，選擇來自百分之百草飼牛的有機澄清奶油，考慮在有機茶或咖啡中加入 1 ～ 2 茶匙的澄清奶油（當然要無鹽的）。可上谷歌（Google）搜尋「防彈咖啡」食譜。

✔ Restore

這是一種褐煤（化石土壤）萃取補充品，含有微量礦物質和胺基酸，在實驗室檢測中，已顯示它可幫助腸道在**數分鐘到數小時**內癒合，而不像其他補充品一樣要花上數個月才有作用。[21] Restore 中，含有來自古代化石化土壤的碳基氧化還原分子，可幫助復原體內腸道細菌、粒線體和細胞之間的溝通網絡。

劑量▸ 每天三次，一次 1 茶匙。

✔ 初乳

這是哺乳動物類母親的預乳（premilk），是新生兒早期發展必需的蛋白質、生長因子和抗體的集中來源。牛類初乳也在人體實驗的臨床上，被證實可預防及癒合腸漏。[22]

劑量▶ 使用符合最高純淨標準，無荷爾蒙、類固醇、抗生素，使用低溫快速巴氏殺菌，並經過嚴格測試的百分之百紐西蘭草飼牛初乳。每天二次，早餐前和睡前三十分鐘空腹服用 1 茶匙初乳粉末（或 4 顆膠囊）。

警告▶ 如果對牛奶有免疫球蛋白 E（IgE）過敏，就會對牛初乳過敏。不過很多對乳糖或酪蛋白（免疫球蛋白 G〔IgG〕）敏感的人能耐受初乳，因其中只含少量乳糖和酪蛋白。牛初乳含有與攝護腺癌和乳癌的風險相關的胰島素生長因子（IGF-1，類胰島素生長因子）。

✔ 鋅

具有腸道黏膜的保護作用；當體內的鋅不足時，會增加屏障滲漏和延續疾病過程而有著「災害性加劇的作用」。[23] 吸收性好的形態，包括單甲硫胺酸鋅（zinc monomethionine）、肌肽鋅（zinc carnosine）和吡啶甲酸鋅（zinc picolinate）。

要決定你所需的鋅劑量，請先自行做鋅品嚐測試：放 1 茶匙的液體鋅（每公升 1 公克的濃縮液或 1 顆鋅錠）在嘴裡含 30 秒不吞食（不加食物時，鋅會造成噁心感）之後吐掉。(A) 如果你嚐不出任何味道，你可能非常缺乏鋅。(B) 如果你嚐得出一點味道，代表體內的鋅量低。(C) 如果過了一會兒之後，你嚐到特定的味道，代表體內的鋅量中度偏低。(D) 若你立刻感覺到強烈的金屬味道，代表體內的鋅量足夠，無需使用，或使用低劑量補充品即可。

劑量▶ 根據自我測試結果，為了避免噁心感，每天和食物一同服用。(A)90 mg 鋅加 3 mg 銅；(B)60 mg 鋅加 2 mg 銅；或 (C)30 mg 鋅加 1 mg 銅。低劑量鋅：每天三次隨餐服用 5 ～ 10 mg。在黏合緊

密連接縫隙（tight junction gaps）上，這會比一次 30 mg 的劑量更有效。

注意 ▶ 服用鋅時，若不加銅，會造成銅不足，確保在每 30 mg 的鋅量上加上 1 mg 的銅。若暴露在壓力或毒素中，會增加鋅的需求。

警告 ▶ 空腹服用鋅會造成反胃（噁心感），請和食物一起服用。

✓ 維生素 A（視黃酸／ A 酸〔retinoic acid〕或視黃醇棕櫚酸酯〔retinyl palmitate〕）

這是修補及維護組織如腸道黏膜，以及調節免疫功能的重要因子。動物來源的維生素 A，像是油性魚和肝，都被認為是最具生物利用度。你可考慮服用鱈魚肝油膠囊，來取得維生素 A 和 D₃加上 Omega-3 脂肪酸。好的品牌包括 Green Pasture、Nordic Natural、Carlson Labs。

劑量 ▶ 偉斯頓・普萊斯基金會（Weston A Price）建議成人及 12 週以上的兒童，每天吃 1 茶匙或 10 顆膠囊一共含有 9,500 IU 的維生素 A 和 1950 IU 的維生素 D 的鱈魚肝油。或是每天服用混合了類胡蘿蔔素與視黃醇棕櫚酸酯的 5,000 ～ 10,000 IU 的維生素 A。

警告 ▶ 所有油類都會因氧化（暴露在空氣中）而有酸敗（變質）的風險。選購高品質的補充品，並盡量減少暴露於空氣、熱和光中的機會。冷藏保存，最好是放在玻璃容器中；如果鱈魚肝油或魚油聞起來或吃起來有魚腥味，就將之丟棄。

✓ Omega-3 必需脂肪酸

它可降低發炎，支援腦部與認知功能，幫助預防癌症、心臟疾病和阿茲海默症。服用 Omega-3 必需脂肪酸補充品，並多吃富含 Omega-3 魚類，像是野生鮭魚和沙丁魚。找高品質冷藏，不含金屬的野生鮭魚油或磷蝦油，像是 OmegaBrite、Nordic Naturals、Green Pasture、Dr. Mercola。

劑量 ▶ 每天和食物及維生素 E（如果所選的補充品不含維生素 E）一同分次服用 2,000 ～ 3000 mg 的 EPA 和 DHA 合併劑量（即一半在

早餐，一半在晚餐）。

注意▸ 要吃到 2,000 ～ 3000 mg 的 EPA 加 DHA 合併劑量，你可能要吃比瓶身建議的更多。

警告▸ 所有油類都會因氧化而有酸敗（變質）風險。選購高品質補充品，並盡量減少暴露在空氣、熱和光中的機會。冷藏保存，最好是放在玻璃容器內；若鱈魚油或魚油聞或嚐來帶魚腥味就丟掉。Omega-3 脂肪酸可能會增加血液稀釋藥物的效果。

✓ 維生素 E（混合生育醇）

它可幫助治癒及減少腸道黏膜的疤痕組織。如果你的多種維生素劑量中不含維生素 E，考慮服用含有全部共八種類型 ⑱ 且比例均衡的單一配方（被稱為「混合生育醇」）的維生素 E 化合物。

劑量▸ 每天和食物一起服用 200 mg 混合生育醇形態的維生素 E。

警告▸ 患有出血性疾病、癌症或心臟問題者，應在使用維生素 E 前請教醫師。

✓ 左旋麩醯胺酸（L-glutamine）

這是血流中最豐富的胺基酸，也是修補及重建腸道黏膜細胞的最佳燃料來源，可增進腸道免疫功能第一道防線的腸道分泌型免疫球蛋白 A（IgA）。[24]

劑量▸ 從每天兩次餐間的 2.5 ～ 5 公克的左旋麩醯胺酸粉開始。

警告▸ 左旋麩醯胺酸是興奮性胺基酸類的麩胺酸鹽（glutamate）和天冬胺酸鹽（asparatate）的前驅物 ⑮，對某些人會造成焦慮情況。有肝臟或腎臟問題者，可考慮使用會轉換成麩醯胺酸的 α 酮戊二酸（alpha-ketoglutarate）形態，做為減少氨的對策。

✓ 槲皮素

這是一種在許多水果和蔬菜中的非柑橘生物類黃酮（noncitrus bio-flavonoid），特別是洋蔥，透過組合及表現重要腸道黏膜守護者——緊

密連接蛋白，增強腸道屏障功能。[25] 槲皮素跟其他多酚類協同時效果更好，像是維生素 C、白藜蘆醇和表沒食子兒茶素沒食子酸酯（兒茶素的一種）；所以可自由混搭使用。

劑量▶ 每天 2000 mg 分次與食物一同服用。

✓ 專業消化優化劑 GI UltraMax Pro

這是由 Mother Earth Labs 出品的粉狀劑，提供了腸道療癒元素的全方位混合，包括之前所提到過的元素：初乳、麩醯胺酸、槲皮素，再加上不少額外的滋補元素，如益生元纖維、藥用蘑菇、適應原（adaptogens）⑯和磷脂（phospholipids）。

劑量▶ 1 杓粉劑對 4 盎司（約 118 毫升）液體，搖動或攪拌到它溶入液體中，喝完後立刻再喝 8 盎司（約 237 毫升）的水，在傍晚或晚上，於餐間飲用。www.motherearthlabs.com/product/gi-ultramax/

❺ 再平衡（rebalance）

一旦開始進行前四個步驟，就該專注在創造滋養和支持性的習慣，以促進最佳且持續發展的腸道健康。放鬆對腸道的復原至關緊要。找到至少一個你每天能做二十分鐘的心身練習，來釋放壓力和培養更多的彈性。促進放鬆的對策可參考第 226 頁的「情緒健康照護方法」。以下是幾個可幫助你開創出長久的腸道健康生活形態及環境的建議。

注意食物的環境

為了最佳的消化和健康，只注意你吃什麼是不夠的。**在哪裡、何時、如何，以及跟誰一起吃，也很重要**。考慮以下訣竅來建立更好的進食環境。

✓ **多在家自煮**，可以對烹調方式及成分有更好的控制。

✓ **咀嚼，咀嚼，咀嚼！**古代中醫的智慧說「飲用食物，進食水」。那是因為消化是從嘴裡開始，而咀嚼時間夠長，就表示胃部可以事先製造正確的酵素。看看自己是否可以在每口吞嚥前咀嚼四十次。

✓ **平靜的進食。**研究顯示，在壓力下的進食會妨礙消化。因此，晚餐時

間不該討論充滿壓力的話題或觀看暴力的電視節目。

✓ **在下午三點前，你最活躍的時候吃完當天最大的一餐。**

✓ **睡前至少三小時停止進食，**當你睡覺的時候，身體就可以專注在休息和修復上，而不是消化。

✓ **試試間歇性斷食**（intermittent fasting）。12～20 個小時不吃進任何熱量，讓消化器官休息，減少發炎，幫助強化腸道屏障，以及幫助你進入有益代謝狀態的脂肪燃燒，而不是燃糖。建議你在下午六或七點時停止進食，然後在早上九或十點時停止斷食，來進行 15 個小時的斷食。在這樣的斷食讓你覺得舒服時，看看是否可以增加斷食時間到 18 個小時或甚至 24 個小時。當後者也是可行時，可試試五天的水禁食，這會提供強力的療癒效果。附錄 F 中提供了斷食的資源。

步驟 4：過得更髒一點

引用整合胃腸科專家庫特坎醫師所說，找個方法過得髒一點，擁抱微生物而不是把它們消除。愈來愈多科學證據暴露出如土壤微生物一般的環境微生物，有助於我們預防自體免疫失調。以下是如何過得髒一點的竅門：

✓ **大幅減少使用消毒洗手液，**除非你所在的地方是病原體微生物盛行處，像是醫院或醫師辦公室。

✓ **種植花園，**即便是廚房內的小盆栽。若你想要自行生產無毒農產品時，可考慮四足農場（4 Foot Farm）。

www.playtheplanet.org/thegreatlibrary/wp-content/up-loads/sites/4/2016/03/The-4-Foot-Farm-Blueprint.pdf

✓ **訂購**由當地農夫所提供的**社區支援農業配送箱**（由當地農夫按時配送的綜合農產品）。

✓ **在農產品上留下一些泥土，**如果是有機種植的農產品的話。

✓ **考慮養寵物，**不需為餐前要洗手而煩惱。

✓ **出門，**打赤腳在大自然中玩耍，曬曬太陽。

✔ **開窗**讓新鮮空氣進到家中。

✔ **少洗澡**，以培養皮膚微生物群。

額外步驟：考慮使用腸道健康「重炮」

如果你已進行過多次的抗生素療程，接受過化學治療，或無法透過標準 5R 計畫來平衡微生物群，你就是以下強效處方工具的最佳候選人：

超強效益生菌

你的微生物群包含了一百萬億個微生物，每天只加 50B CFU 的益生菌，不過就像是桶子裡的一滴水而已。雖說如此，你要確保加入有益的微生物，而無額外的、會傷害微生物群的致敏性成分，如玉米、乳製品、麩質、鏈球菌、填充劑或麥芽糊精。具有高效能菌株和無過敏原成分的品牌包括：

✔ Gut Institute 的 BIFIDO/MAXIMUS：200B CFU 的益生菌，支援有組織胺、D 乳酸（D-lactate）、腸道菌叢不良和念珠菌過度生長問題的人。

✔ General Biotics 的 Equilibrium：延時釋放的處方，含有 115 種相互依持的菌株。

✔ Bio-Botanical Research, Inc. 的 Proflora4R：含有土壤益生菌加輔助因子槲皮素、藥蜀葵根（marshmallow root，俗稱棉花糖）和蘆薈。

✔ Enviromedica 即將推出新配方，請密切注意。

現在我們知道健康的腸道對良好健康極其重要，而微生物群的助益遠高過傷害性，就必須過著滋養和支援它們的生活方式。而正如對食物的選擇一樣，這並不代表我們需要回歸到穴居生活；但意味著我們需要更加意識到現代生活形態的選擇，特別是所吃的食物、所用的藥物（或選擇不去使用）、如何處理壓力，以及要跟多少塵土共存。

微生物群治療希望：糞便微生物移植

　　糞便微生物移植，又稱糞便移植，是將健康捐贈者的糞便移置到另一個人的大腸（結腸）內的處理過程。儘管攝取（或插入）別人的糞便聽來很噁心，但新的研究已展現出糞便微生物移植可能是恢復微生物平衡最有效的治療之一。例如，糞便微生物移植在解決困難梭狀芽胞桿菌感染上，可達到超過 90% 的效果，約 30% ～ 40% 大幅優於抗生素治療的效果。早期的研究也提供了移植優化微生物可使潰瘍性結腸炎臨床緩解的證據。[26, 27, 28]

　　儘管有這些充滿希望的結果，且相關學者在治療其他自體免疫失調上，對糞便微生物移植有日漸增加的興趣，但美國國家食品藥物管理局決議認為糞便微生物是「藥物與生物產品」，現今只有反覆發生困難梭狀芽胞桿菌感染的患者，才能接受此處理。可見此項新興且可能具風險性的治療方式，還需要被更加瞭解和監督。對糞便微生物移植的顧慮，包括肥胖症易感性的移轉，和可能移轉了不良的傳染性微生物及其他環境汙染物。

　　欲瞭解更多糞便微生物移植的資訊和尋找就近的醫師或臨床測試，請參考 www.OpenBiome.org。

總結

五大治癒腸道行動

1. **進行全面糞便檢測**，以大致瞭解自己體內的微生物組成。
2. **將藥物使用量減至最低**，以避免傷害微生物群和腸道黏膜。
3. **考慮使用消化酵素**，幫助消化和吸收養分。
4. **經常外出**，以受益於大自然的微生物
5. **以每天吃 40 ～ 50 公克纖維質（益生元）為目標**，來餵養好的腸道細菌。

譯注

❶ 路易・巴斯德：法國微生物學家，化學家；微生物學奠基人之一。

❷ 病菌說：那些被稱為病原體或病菌（細菌）的微生態，會導致疾病。這些不用顯微鏡放大就看不到的極小生物，在人體或動物宿主體內生長或繁殖時，就會造成疾病。

❸ 克勞德・貝赫納：法國生理學家，被稱為是世界上最偉大的科學家之一，首位使用雙盲實驗並確保科學觀察的客觀性的科學家之一。

❹ 瘧疾：會感染人和動物的寄生蟲傳染疾病，病原的瘧原蟲藉由蚊子傳播，典型症狀有發燒、畏寒、頭痛、嘔吐等，通常在被叮咬的十到十五天內出現。

❺ 風濕熱：又稱急性風濕熱（acute rheumatic fever），是會侵犯心臟、關節、皮膚及腦部的發炎性疾病。

❻ 結核：結核桿菌感染引起的疾病，傳染途徑為飛沫感染，症狀包括咳嗽、咳血、發燒、夜間盜汗及體重減輕等。治療方式為搭配不同的抗生素組合，進行一段時間的治療。

❼ 噬菌體：病毒的一種，專以細菌為宿主。目前正在研究以噬菌體療法替代抗生素治療，以抵抗某些已產生抗生素抗藥性細菌的傳染病。

❽ 大腸激躁症：又稱大腸躁鬱症，是常見的腸道功能性障礙，主要症狀是腹部不適、腹脹、排便問題（便祕與腹瀉）。這可能是腸道感染後遺症，也受情緒壓力等影響造成。

❾ 結腸炎：直腸與結腸慢性發炎性疾病，症狀包括腹痛、腹瀉等，通常在飲食習慣改變後會有改善。

❿ 傳染性單核球增多症：主要致病原是一種疱疹病毒所引起的感染疾病，屬飛沫傳染，又戲稱「接吻病」。主要症狀有疲倦感、持續性的發燒、淋巴結腫大及輕微呼吸道不適等。

⓫ 黑黴菌：霉菌的一種，在居家室內常躲藏於牆壁磁磚縫隙，家具、冰箱、襯墊內等，其孢子會引發鼻塞、眼睛紅腫流淚等過敏現象，侵入腦神經系統造成分生孢子菌症，容易使人產生喉嚨乾燥、眼鼻過敏、易疲倦、咳嗽氣喘等症狀。

⓬ 緊密連接：兩個細胞間緊密相連的區域，由細胞膜構成，為液體無法穿透的屏障。只在脊椎動物中出現。

⑬ 體內平衡：又稱恆定狀態或恆定性，指在一定外部環境範圍內，生物體或生態系統內環境有賴整體器官的協調聯繫，以維持體系內環境相對不變的狀態，保持動態平衡的特性。器官與器官之間必須經由調整和監管機制保持平衡，才能使整個機體正常運作。

⑭ 維生素 E 是八種化學結構類似的生育醇的總稱，分為飽和型和不飽和型。

⑮ 前驅物：又稱前體，指參與化學變化的一種化學物質，其結果是產生另一種化學物質。

⑯ 適應原：1947 年由俄羅斯科學家所提出的名詞，係指能讓身體獲得平衡與修復，減輕心理和生理壓力的食品、草藥等。

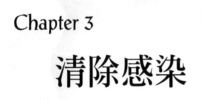

Chapter 3

清除感染

不是蟲子，是領域。

——瑪麗‧馬修森（Marie Matheson）
自然療法醫師慢性疾病及感染專家

許多專家相信，**如果你有自體免疫狀況，幾乎一定也有感染**。愈來愈多的科學證據指出，從細菌、病毒、寄生蟲和真菌而來的慢性感染，是自體免疫狀況發展與惡化的因素。整體醫學醫師說，不管是隱藏或明顯的，他們總是發現至少有一種感染會發生在初始的自體免疫攻擊（例如傳染性單核球增多症，又稱愛潑斯坦—巴爾病毒〔Epstein-Barr virus，以下簡稱 EB 病毒〕、人類皰疹病毒第四型〔HHV-4〕❶），或是當免疫系統衰弱時趁機出現（例如酵母菌〔白色念珠菌〕感染）。無論是哪種情況，感染都會讓壞的狀況更糟，讓原本就過度工作的免疫系統壓力更大，而讓自體免疫狀況惡化或持續下去。

儘管科學家們在一個世紀以前，就辨識出感染與自體免疫疾病之間的關聯，但自體免疫狀況的照護標準，仍未包含檢測或治療感染。這是一個致命的錯誤，原因會在這一章中提到，當感染受到辨識並獲得適當的治療時，最理想的是愈早愈好，那麼自體免疫狀況就比較可能受到改善，有時是從根本改善，甚至完全改善。目前對自體免疫狀況患者的治療方式，就像在傷口上灑鹽般，往往包括免疫抑制藥物，所做的事正如其名：**抑制**免疫系統！雖然這可能是短期治療的合宜處置，卻不是可行的長期對策，而且可能產生額外的伺機性感染（opportunistic infections）❷，使自體免疫狀況更加惡化，並阻礙你治癒的機會。當談到處理感染時，就需要**強壯又聰明**，而不是被減弱的免疫系統。

細想以下感染與自體免疫之間關係緊密的證據：

- 研究發現，70% 的慢性疲勞症候群患者，曾感染活躍的人類皰疹病毒第六型（HHV-6）❸，而健康對照組則只有 20% 曾感染過。[1]
- 在 114 人的檢測中，75% 的類風濕性關節炎患者的腸道中有普雷沃氏

菌（*Prevotella copri*，或稱普氏菌）❹，而健康對照組中只有 21% 有。[2]

- 研究發現，相較於健康對照組，狼瘡患者體內的俗稱傳染性單核球增多症的 EB 病毒量多了 40 倍。[3]

- 一項食物感染型耶辛尼氏腸炎桿菌（*Yersinia enterocolitica*，耶氏菌，腸炎弧菌）❺ 的抗體產生率（暴露的證據）的研究顯示，在患有橋本氏甲狀腺炎者身上是高於對照組的 14 倍。[4]

- 一份縱向研究顯示多發性硬化症最強的已知風險因子是 EB 病毒感染。與對照組相比，在兒童期曾感染 EB 病毒的人，發展出多發性硬化症的風險高出 15 倍，而在青春期或之後感染過 EB 病毒的人，發展出多發性硬化症的風險高出 30 倍。[5]

感染和自體免疫相關的證據不只是愈來愈多，科學家現在也能夠透過利用感染性微生物，以人工方式誘發老鼠身上的自體免疫狀況。更重要的是，科學家已能夠在老鼠實驗中阻止甚至逆轉自體免疫狀況，也就是說，**如果你處理感染，就有可能逆轉自體免疫狀況。**當然，人類跟老鼠不一樣，但這份證據支持了「治療感染」可做為從自體免疫狀況中痊癒的整體對策核心的部分價值。

感染悖論：朋友和敵人

我們的身體終生都經常遭到感染，常常擊退之、與之共生，甚或**受益於**病毒、細菌、真菌及寄生蟲這類的微生物。

多數時候，我們甚至沒有察覺感染性微生物的存在，因為免疫系統自然地抵擋住它們。有時則會經歷急性感染，持續數天或數週自限性❻ 感染，像是尿道感染、咽喉炎、感冒或流行性感冒。其他類型的感染絕對會受到我們的注意，像是口腔（第一型）或生殖器官（第二型）皰疹、水痘（水痘帶狀皰疹病毒）的爆發，或是傳染性單核球增多症（因 EB 病毒所造成）。

儘管我們傾向於認為所有感染都不好，但某些感染性微生物實際上提供

了**有益**的影響，甚至可能對於發展出平衡的免疫系統及微生物群來說，都是必要的。雖然我們尚不清楚這是如何作用的，但年輕時候的病毒感染，會為我們的免疫系統做準備，提供抵抗感染的免疫作用，和預防免疫過度反應，如過敏及後來的自體免疫狀況。

在水痘疫苗出現之前，父母會帶著孩子去參加「水痘宴會」，讓孩子們暴露在會造成紅、癢、起水泡疹子的高傳染性水痘帶狀皰疹病毒中。多數孩子在二十歲之前就得過水痘，這讓他們獲得了免疫力，而不至於在成年時才得，否則情況會更加嚴重。研究證實，感染過其他孩童時代病毒，像是痲疹，就可受到保護，避免遭到可能的過敏，或是乾癬性類風濕性關節炎 [7] 及幼年型類風濕性關節炎 [8] 的自體免疫狀況。

若你能跨越噁心的感覺，那麼科學家已發現被稱為「蠕蟲」的寄生蟲，像是鉤蟲、鞭蟲或是它們的蟲卵，可以是多發性硬化症、發炎性腸道疾病、乳糜瀉、克隆氏症及氣喘等自體免疫狀況的可行治療對策。

根據引人深思的《缺席的流行病》（*An Epidemic of Absence*）作者莫賽斯・瓦拉斯克斯—曼諾夫（Moises Velasquez-Manoff）的看法，過去五十年間在美國爆發自體免疫狀況的主要原因，在於寄生蟲的消失，而很大一部分原因是衛生的改善。瓦拉斯克斯—曼諾夫聲稱，寄生蟲之類的微生物缺乏，讓我們的免疫系統失衡，增加我們對自體免疫或其他發炎性失調上的脆弱性。研究正在證明這個「衛生假說」（hygiene hypothesis）[9]，的確有太過乾淨這一回事。初步研究提供了強力的證據指稱，蠕蟲感染可以改善自體免疫症狀，甚至降低麩質敏感性。

最重要的是：目前仍是我們對細菌、病毒、酵母菌和寄生蟲的各種作用與功能認識的早期階段，因此要對這些微生物夥伴抱持開放的心態。

然而，根據許多治療自體免疫的整體或整合醫師，如果你在處理食物觸發、修正不足的營養和治癒腸道後仍未好轉，就該檢測及治療隱藏的感染。

在本章，我們會探討感染與自體免疫狀況之間的關聯，瞭解發展出自體免疫狀況的人，大多是因為感染，後來都透過強化免疫系統或直接處理感染而治癒。如果你已經有自體免疫狀況且想要優化你的健康，「清除感染照護方法」提供了你可採行的處理感染的步驟。

感染與自體免疫狀況

儘管我們已自然地適應了與許多微生物共生，如細菌、病毒、酵母菌，甚至寄生蟲，但當發生過多微生物、微生物失衡，或受到在身體裡不常找到的微生物群入侵的情況，就是「感染」。感染會因強度、時間長短及生命週期而有所不同。有些來來去去，有些長久停留，其他會重新啟動成為免疫系統的重大負擔。如果你有自體免疫狀況，任何一種感染都會很惱人，但隱藏的那種是最難治療及從中復原的。以下是不同類型感染的快速參考指南：

- **活性**：目前正在產生症狀的感染，例如皰疹病毒第一型是活性時，就出現唇皰疹（cold sores）。
- **急性**：短期，持續數天到數週，如感冒或流行性感冒，很快出現，迅速傳播，然後完全清除。
- **慢性或持續**：長期，持續數週或數月。
- **隱型／隱藏**：許多微生物，特別是細菌，有許多躲過免疫系統攻擊和保護自己免受抗生素治療的對策。黴漿菌（*mycoplasma*）、肺炎披衣菌（*Chlamydia pneumoniae*）和萊姆伯氏疏螺旋體（*Borrelia burgdorferi*）會躲藏在細胞、深層組織和器官內，以及在它們所產生的，名為「生物膜」（biofilm）⑩的厚重黏膜層之下。
- **潛伏性**：感染性的生物體是隱藏、不活躍，或休眠，通常不會造成明顯的損害，或展現出免疫反應的臨床跡象；舉例而言，對多數人來說，皰疹病毒大多是保持安靜地隱藏在潛伏或休眠狀態下。在潛伏狀態下，免疫系統並不會受刺激而產生反應。
- **伺機性**：當免疫系統減弱時，部分潛伏或新感染就會產生或扎根。
- **再活化**：潛伏的病毒會從休眠狀態轉到活性狀態，特別是在充滿壓力的時間內或之後。再活化的病毒（如 EB 病毒），對免疫系統來說會是沉重的負擔。

一般與自體免疫失調相關的感染包括：

- 八種**皰疹病毒**的任何一種或多種，包括 EB 病毒（病毒感染）。
- **黴漿菌**（細菌感染）。
- **肺炎披衣菌**（又稱披衣菌〔Chlamydia〕，細菌感染）。
- **萊姆病**螺旋體門／螺旋菌與合併感染（細菌感染）。
- **胃腸道感染**，包括幽門螺旋桿菌、白念珠菌和小腸細菌過度增生。
- **口腔感染**，像是牙齦炎（牙齦發炎）、牙周炎（牙齦疾病）和空腔（cavitations，拔牙或根管治療後的顎骨感染）。

下面列出了一些與一般自體免疫失調相關的感染。如果你已被診斷出自體免疫狀況，請使用這個列表來積極面對健康。傳統的醫師或許沒意識到感染與自體免疫狀況之間的關係，所以你可能需要鼓勵醫師檢測已知的感染；或是去找一位在此領域較有經驗的醫師合作。如果你的自體免疫狀況並未在表中，可自行上網研究，來找出與你的自體免疫狀況相關的特定感染。

自體免疫失調	通常與之相關的感染
脫毛症	萊姆伯氏疏螺旋菌
肌萎縮側索硬化症	萊姆伯氏疏螺旋菌
阿茲海默症	萊姆伯氏疏螺旋菌、幽門螺旋桿菌、肺炎披衣菌、巨細胞病毒（cytomegalovirs）⑪、人類皰疹病毒第一型（HHV-1）、牙齦卟啉（紫質）單胞菌（*Porphy-romonas gingivalis*），或其他口腔感染
僵直性脊椎炎	克雷伯氏肺炎桿菌（*Klebisella pneumoniae*）
動脈粥狀硬化	肺炎披衣菌、幽門螺旋桿菌、巨細胞病毒及牙周感染
圓形禿	又稱人類皰疹病毒第四型的 EB 病毒、幽門螺旋桿菌
乳糜瀉	腺病毒、腸病毒、C 型肝炎病毒、輪狀病毒、里奧病毒（reovirus，呼腸弧病毒）
克隆氏症	耶辛尼氏腸炎桿菌、曲狀桿菌（*Campylobacter*）、大腸桿菌
發炎性腸道疾病	EB 病毒、克雷伯氏肺炎桿菌、白念珠菌、及小腸細菌過度增生
葛瑞夫茲病	幽門螺旋桿菌、耶辛尼氏腸炎桿菌、人類皰疹病毒第六和七型（HHV-6, 7）、細小病毒 B19、腸桿菌屬（*Enterobacter*）、曲狀桿菌

格林—巴利症候群（Guillain-Barré syndrome）	EB 病毒、巨細胞病毒、曲狀桿菌
橋本氏甲狀腺炎	耶辛尼氏腸炎桿菌、EB 病毒、人類皰疹病毒第六型（HHV-6）、幽門螺旋桿菌、細小病毒 B19、小腸細菌過度增生、C 型肝炎病毒、萊姆伯氏疏螺旋菌、人芽囊原蟲（*Blastocysitis hominis*，寄生性原生蟲）和白念珠菌
狼瘡	解尿支原體（*Ureaplasma urealyticum*）、人類黴漿菌、EB 病毒、巨細胞病毒、細小病毒 B19、C 型肝炎病毒
多發性硬化症	萊姆伯氏疏螺旋菌、EB 病毒、人類皰疹病毒第六型、德國麻疹、流行性感冒病毒、人類乳突病毒、肺炎披衣菌及麻疹病毒
肌痛性腦脊髓炎／慢性疲勞症候群／纖維肌痛症	萊姆伯氏疏螺旋菌、黴漿菌、人類皰疹病毒第六型、EB 病毒、巨細胞病毒
重肌無力症	C 型肝炎病毒、人類皰疹病毒第一型
心肌炎	克沙奇 B3 腸病毒（Coxsackievirus B3）、巨細胞病毒、肺炎披衣菌
風濕性多發性肌痛症	流行性感冒病毒、肺炎披衣菌
乾癬	釀膿鏈球菌（*Streptococcus pyogenes*）、潛伏肺結核感染
類風濕性關節炎	萊姆伯氏疏螺旋菌、EB 病毒、C 型肝炎病毒、大腸桿菌、檸檬酸桿菌屬（*Citrobacter*）、克雷伯氏菌、變形桿菌屬、細小病毒 B19、黴漿菌感染
修格蘭氏症候群（又稱乾燥症候群）	EB 病毒
第一型糖尿病	克沙奇 B4 腸病毒（Coxsackievirus B4）、巨細胞病毒、流行性腮腺炎病毒（mumps virus）和德國麻疹病毒
白斑症	C 型肝炎病毒、巨細胞病毒

　　雖然在我們的一生中，感染是極為普遍的事，但它們只偶然會導致自體免疫失調。例如，90% 以上的美國人帶有某種類型的人類皰疹病毒，但其中只有 20% 的人會發展出自體免疫狀況。美國疾病管制與預防中心報導：

・將近 100% 的美國人在三歲時都感染了人類皰疹病毒第六型（嬰兒玫

瑰疹）。

- 超過 95% 的美國人都感染了水痘帶狀皰疹病毒，在生命中某段時間會造成水痘。
- 美國的成年人中，95% 曾感染過 EB 病毒（人類皰疹病毒第四型）。
- 美國半數以上成年人都曾感染過巨細胞病毒。
- 50 歲以下三分之二的成年人都有人類皰疹病毒第一型。[6]

如果感染的情況很普遍，但自體免疫狀況則不然，那麼為何有些人受到嚴重的影響，其他人則毫髮無傷？

鮮為人知的萊姆病知識

根據美國國家疾病管制與預防中心，萊姆病是美國成長最快的病媒感染／蟲媒傳染（昆蟲叮咬）疾病。美國國家疾病管制與預防中心指稱，這種疾病每年在美國發展出超過 30 萬個新病例，比乳癌多 1.5 倍，也比人類免疫缺乏病毒／後天免疫缺乏症候群（AIDS）多 6 倍。如果你在大型關節，如膝蓋、手肘或肩膀感到疼痛或腫脹，虛弱疲勞、短期記憶減退、頭昏、顏面神經麻痺（單邊下垂）、突發性劇痛、麻木及刺痛、嚴重頭痛，或有自體免疫狀況，就可考慮進行萊姆病及合併感染的檢測。

★萊姆病在 1975 年首度被發現於美國康乃迪克州的萊姆鎮（Lyme），發現者是威爾翰・貝多福爾（Wilhelm Burgdorfer）。
★發展出萊姆病的人，不到 50% 記得自己曾被蜱蟲叮咬，而僅有 20% 的人發展出被稱為「游走性紅斑」（erythema migrans）的指標性萊姆皮疹。
★萊姆病不只是由蜱蟲帶病。若你被蚊子、鹿蠅及馬蠅叮咬，也可能會感染萊姆病；證據也建議，萊姆病會透過性交傳染，或透過胎盤從母親傳染給胎兒。[7]
★急性萊姆病症狀，看起來像是流行性感冒，包括了發燒、不適、疲勞及全身性疼痛。

★據估計，40% 被診斷出萊姆病且接受早期治療的人仍舊患病，這種狀況被稱為「慢性或持續性萊姆病」或「治療後萊姆病症候群」，是一種自體免疫狀況。[8]

★萊姆病有「偉大的模仿者」之稱，因為它模仿了超過三百種其他疾病，包括會影響關節的疾病，如狼瘡、骨關節炎及類風濕性關節炎；會影響心臟的疾病，像是萊姆心臟炎（Lyme carditis）及心臟傳導阻滯（heart block）；以及會造成神經退化的疾病，如脊萎縮側索硬化症、阿茲海默症、多發性硬化症和帕金森氏症。

失常的免疫系統

免疫系統是我們的武裝力量，負責保護我們遠離具傷害性的入侵者。當它功能正常時，可以抵禦一般感冒甚或萊姆病的感染。但若是有致發炎性的生活形態，如單一碳水化合物飲食、糖和精製穀物，不良的睡眠、極少的活動、過度壓力和環境毒素等，我們的免疫系統就會疲憊不堪，無法良好運作。簡言之，現代生活形態施加重壓於免疫系統，讓免疫系統更容易功能異常、受感染和產生自體免疫狀況。

功能異常的免疫系統，是感染的沃土。或許你已注意到，壓力特別大時，會是感染進駐或重啟並肆虐你身體的完美時機。而當你的免疫系統對感染產生反應，就會製造出大量的發炎，我們已經知道這是造成自體免疫狀況出現或惡化的最佳環境。

就像我在前文所說的（在「減少毒素」篇章會完整描述），我們都帶著全身負擔（body burden）。你能承受較多或較少的額外毒物攻擊，都在於你的「毒素桶」裝得有多滿。若有兩個人的毒素桶都處於中度滿的狀態，帶著基因排毒弱點的那個人，會比能迅速處理和排除毒素的另一人，更接近於引爆

點。而桶子全滿的人，離發展出自體免疫問題，或許就只差再一次感染的距離。

　　女性比男性更容易受到感染的後果影響。因為女性的身體安裝了更快、更強的免疫系統攻擊，以清除感染，而所造成的發炎會於系統內泛濫，增加自體免疫問題的風險。除了性別以外，以下的因素會使免疫性衰弱，增加感染和自體免疫狀況的風險：

- **發炎**：發炎的來源包括環境毒素、標準美式飲食、營養不足、睡眠不良、缺乏運動、慢性壓力，當然還有感染。
- **胰島素阻抗**：有胰島素阻抗、糖尿病前期或糖尿病的人更容易遭感染。
- **荷爾蒙不平衡**：荷爾蒙事件，如青春期、懷孕、停經過渡期、更年期、甲狀腺功能異常、雌激素占優勢（estrogen dominance），以及胰島素阻抗，都會增加身體的負擔。
- **代謝不足**：老化、不夠活躍的甲狀腺，或重度毒素負荷會造成緩慢的（低）新陳代謝、減弱免疫反應、降低核心體溫（core body temperature）[12]，讓你更容易受到各種感染。
- **功能失常的免疫系統，是感染性微生物的工讀生**：隱藏或休眠的感染，像是黴漿菌、皰疹病毒，或受到隔離的萊姆螺旋菌，往往在免疫系統衰弱時重新啟動。當我們的毒素桶裝滿了的時候，任何對系統的大壓力源或衝擊，都會是引發自體免疫狀況傾瀉而出的最後一根稻草。

促成慢性疾病的流行性感冒：雅各布・泰特邦博士的故事

　　有時，一個尋常的急性感染，像是流行性感冒病毒或傳染性單核球增多症，會是最後一根稻草。雅各布・泰特邦（Jacob Teitelbaum）博士的故事提醒了我們，情緒壓力對免疫系統上的衝擊，如何為具毀滅性的感染鋪路。泰特邦博士數十年來都是一位好好先生，造成了慢性壓力累積的沉重全身負擔。慢性壓力設下病毒感染肆虐的理想環境，使得雅各布的毒素桶終於滿溢，觸發了一連串的慢性疾病。

　　雅各布是奧許維茲（Auschwitz）集中營倖存者的孩子，其家庭在希特勒（Hitler）統治期間遭受莫大的損失。戰後，雅各布的父母移民到美國，在俄亥俄州克立夫蘭市（Cleveland）落腳，雅各布在母親的創傷陰影下成長。雖然家中有愛，但雅各布感受到母親對完美期望的重擔。雅各布的母親希望打敗試圖鏟除猶太人的希特勒，以及補充被殺害的六百萬猶太人，要求雅各布成為一位有道德高成就的猶太孩子。但雅各布的身分並未總是與母親對孩子的期望一致。每當極具同理心的雅各布未能達到母親的希望時，他就深深感受到母親對恐怖的集中營經驗的憤怒情緒。因此，當他在兩年之內自費讀完大學及完成課業後，就迫不及待地進入醫學院，期望成為醫師。

　　雅各布在就讀醫學院時，健康狀況急轉直下，不是因為課業要求，而是因為持續的家庭壓力造成了這個無法克服的代價。在醫學院二年級時，雅各布的兩位表親決定與天主教徒結婚，這對他母親和叔叔來說是不可原諒的罪，堅持孫兒們必須以猶太方式扶養。由於雅各布是家族裡的調解人，親戚們懇求他去說服那些表親取消婚禮。

　　壓力和責任把雅各布逼到崩潰，得了他所謂的「暴斃流感」（drop-dead flu），實際上，這可能是非常嚴重的傳染性單核球增生症。他掙扎著完成學業，但疲勞和腦霧使他變得虛弱，最後終於聽從關心他的教授的建議。教授告訴他，人生有時要向前衝，但有時也要停下來重整。這場激烈的「流感」逗留了數個月，觸發了一連串令人痛苦的神祕症狀，這

些症狀後來被確定是慢性疲勞症候群、纖維肌痛症及肌痛性腦脊髓炎。雅各布在無法工作之下，被迫休學，最終無家可歸。

雖然大多人會認為無家可歸又沒有工作，是一種高度壓力的情況；但事實上，雅各布終於可以減輕壓力而得到深切的治療效益。在這段時間裡，雅各布感受到探索各式各樣療癒方式的自由。他形容說，就好像宇宙在他的公園椅子上蓋了「無家可歸的整體醫學院」的印章，許多不同背景的治療者來教導他需要學習恢復健康和幸福的點點滴滴。

療癒旅程的中心，是處理他的主要觸發：**慢性壓力**。雅各布發現，減輕壓力的關鍵，是單純地多做他享受的事，而少做不享受的事。在發現並跟隨自己的喜悅後，他的健康與幸福狀態都改善了。隨著他接受自然療法的新熱情後，過度工作的腎上腺被治癒了，免疫系統也終於復原。至此，他的許多症狀減弱或消失，而雅各布帶著全新的活力和個人任務回到醫學院，要幫助世界上受到同樣狀況影響的六百萬人。

感染如何引起自體免疫攻擊？

尼可拉斯・黑博格（Nikolas Hedberg）醫師是受過認證的脊骨神經內科醫師，專精感染與自體免疫疾病的關係，他形容造成免疫系統錯誤攻擊自體組織的最常見感染方式是：

最常見的橋本氏甲狀腺炎的觸發之一，是耶辛尼氏腸炎桿菌感染，這些細菌通常是在被汙染的食物或水中找到。多數感染耶辛尼氏菌的人，可能會有像是食物中毒或腹瀉的胃腸道不適，然後感染很快就會清除。但在某些人身上，耶辛尼氏菌會駐足在腸道中並增生。這時，免疫系統會起作用，標記耶辛尼氏菌蛋白表面序列，並開始製作抗體攻擊這

些序列。但是，耶辛尼氏菌和甲狀腺組織有著相同的蛋白分子序列，所以當免疫系統追擊耶辛尼氏菌時，也同時攻擊了甲狀腺。這樣的分子相似性，意味免疫系統不只製作抗體抵抗感染，同時也製作出抗體來攻擊和感染看來相似的自體組織。

每當如感染、毒素或甚至食物等的外來蛋白分子，與人類組織有著類似或相同的結構時，分子相似性就有可能發生。麩質的分子結構看起來恰巧像是髓鞘蛋白，而髓鞘正是多發性硬化症的標靶組織；造成相當常見的咽喉炎感染的化膿性鏈球菌，其分子結構看來像是心臟組織肌球蛋白，而且會導致自體免疫心臟疾病；而許多病毒，包括克沙奇病毒 B 群（腸病毒）、德國痲疹和人類皰疹病毒，都類似胰島細胞 ⑮，會造成第一型糖尿病。

有時候，一般的感染會成為多年甚至數十年後產生的自體免疫問題觸發事件。很久以來，我們就知道不良的口腔健康像是牙齦炎（牙齦的細菌感染），與心臟疾病風險的增加相關，但在嘴裡的感染，也會導致類風濕性關節炎的自體免疫狀況，對你來說就可能是個新聞。

口腔感染導致類風濕性關節炎：阿利斯托・維達尼母親的故事

自體免疫學家阿利斯托・維達尼（Aristo Vojdani）博士描述了可能是觸發其母親罹患類風濕性關節炎的事件，她受到此疾病之苦超過四十七年。回顧過往，維達尼博士憶起當他還是青少年時，母親常因復發的牙痛和由牙齦炎造成的牙齦腫脹去看牙醫。歷經數次的拔牙和補牙後，母親開始因嚴重的關節問題所苦。

看到母親在牙科處理後急轉直下的健康狀況，維達尼博士詢問醫師關於此問題的成因。他直覺認為母親漸增的關節炎症狀與口腔感染相關，但她的醫師們「不知道」或歸罪於「壞基因」。維達尼在博士課程中，開始研究感染與自體免疫疾病之間的因果關係，最後終於揭露出母親罹患類風濕性關節炎的可能來源。

他敘述可能發生過的事：

我母親一直沒有好好照顧牙齒，到她四十歲的時候，必須要拔牙和安裝假牙。在她接受牙科治療時，也罹患了牙齦炎，受到牙齦卟啉（紫質）單胞菌或血鏈球菌（Streptococcus sanguinis）之類的活性細菌感染。這兩種細菌菌株都會釋放毒素。當牙醫拔牙後，屏障就受到破壞，細菌毒素立刻進到她的血液中。身體開始製作抗體來抵抗毒素，但由於毒素和關節分子的相似性，免疫細胞開始攻擊關節。五年內，她開始因骨關節炎而關節疼痛。之後數年內，她必須接受膝關節替換手術，然後十年內得了類風濕性關節炎，讓她的手非常疼痛且變形。

回想起母親的經驗，維達尼博士相信，如果母親的牙醫能在任何手術前，先以當時的抗生素首選：盤尼西林，治療母親的牙齦感染，那麼母親一連串的不良健康問題應該可以受到預防。不幸的是，維達尼夫人未曾從類風濕性關節炎中恢復。看著母親健康惡化的痛苦經驗，促成維達尼博士研究免疫學，終於發展出實驗室檢測，可及早發現免疫系統的異常狀況，可幫助情況類似其母親的其他人預防自體免疫狀況。

惡性循環：感染➡抵抗力降低➡更多的感染

感染和自體免疫之間的關係，常被形容是「多面和多向」的，牽涉到體內很多複雜的行為和反應。雖然感染可能觸發疾病，但許多感染或許是因疾病本身而發生及持續，設下了發炎、感染、免疫力降低和更多疾病的惡性循環。再加上感染是伺機性且通常結伴而行，很多患有自體免疫狀況者，經常發現自己有著多重的細菌、病毒、寄生蟲或真菌感染。雪上加霜的是，受到多重感染的人，更容易罹患真菌病或慢性發炎反應症候群，這是一種全身性發炎狀態，因暴露在被水損壞的建築物所產生的有毒生物中，並因暴露在過多的電磁波之下而放大所造成。

你可能帶著成堆的慢性感染，如多重人類皰疹病毒、念珠菌和萊姆病，多年來或數十年來都活得好好的且功能良好。但只需要一擊或一次具壓力的事件，就會讓桶子傾倒，觸發出症狀或疾病的爆發。

橋本氏甲狀腺炎的根本慢性感染：多蕾亞・羅德理格茲的故事

身為一位成功的忙碌經理人、長程自行車騎士和專業飛行員，多蕾亞・羅德理格茲（Toréa Rodriques）多年來窩藏了許多感染，直到三個極具壓力的連串事件，才讓她被診斷出罹患了橋本氏甲狀腺炎。

多蕾亞在悠閒的科羅拉多州中，被單親「嬉皮媽媽」撫養長大，她的性格和對科學的喜愛，幫助她在生物化學上取得了學士學位，並在畢業之後於矽谷擔任經理人的職務。但隨著時間過去，多蕾亞愈來愈討厭「隔間人生」。當一位來自阿拉斯加的女性友人帶她去飛行時，多蕾亞愛上飛行並當場報名參加飛行課程。多蕾亞在確定了新道路後，便撕掉證書，快速辭去她的科技業工作。之後，她不是在飛包機的航班，就是騎著公路自行車，一週騎約 150 英里（約 241 公里）。生命遨翔高飛，直到充滿壓力的接二連三事件將她打回人間。

多蕾亞三十八歲時，被迫在飛行途中進行快速緊急下降。雖然這是常態且最終成功的事件，但這個強烈的經驗縈繞不去，是該年數個創傷事件的首例：數個月後，她母親毫無預期地過世了，而在不久之後，多蕾亞發生了嚴重的自行車意外，帶給她極度疼痛的傷勢，包括肩膀脫臼、脾臟挫傷及多處疼痛的血腫。

在身體痊癒之後，多蕾亞還是覺得非常疲累。即使她睡了十四個小時，醒來後還是很沒精神。她的頭髮稀疏，多數時候覺得冷，體重也增加了。相關檢測顯示她罹患了橋本氏甲狀腺炎，內分泌科醫師開給她合成的甲狀腺藥物。服藥期間，多蕾亞會從甲狀腺機能低下到亢進，然後再回復，從來不會停留在「最佳點」上。她也從未感覺更好。這對需要通過定期體檢的飛行員來說是一段不穩定的時期。當她詢問內分泌科醫師，是否可以幫助她通過體檢，他建議放射線治療和切除甲狀腺。但對

多蕾亞來說，這樣的處理太過度了，她決定尋求更好的方法。

　　她的研究帶她找到了克里斯·凱利斯爾（Chris Kresser）這位持照針灸師、功能醫學、祖先營養學（ancestral nutrition）專家及健康教育者，來當她的個人醫師。多蕾亞同意嘗試原始人範本飲食，以更多的蔬菜，和一些肉類、魚肉、雞肉來取代她重穀物的素食飲食。一個月之內，她對身體狀況好多了而感到驚訝，不僅疲勞消失了，掉髮減少了，她還減輕了一些體重，但檢驗結果仍指出她離痊癒還很遙遠。

　　進一步的檢測揭露出多蕾亞還有腎上腺機能不全，這是身上有毒素和慢性壓力的清楚跡象；她的可體松量很低，克里斯擔心她只差幾步之遙就會被診斷出另一種自體免疫疾病：造成腎上腺分泌太少可體松的愛迪生氏病（Addison's disease）①。但是，就算多蕾亞與治療師合作，並放棄她最愛的刺激腎上腺的活動：騎車和飛行，她還是覺得提不起勁。她和凱利斯爾繼續挖掘可能的根本原因。

　　糞便檢查結果顯示，多蕾亞面對了三重腸道感染：幽門螺旋桿菌、困難梭狀芽胞桿菌和梨形鞭毛蟲（giardia），可能已在她體內系統裡多年了。多蕾亞需要多回合及輪替的使用藥草抗生素，包括牛至油、黃連素（berberine）、乳香脂、單月桂酸甘油酯，和廣效植物抗微生物劑美芬丁胺（Biocidin），才讓她終於擺脫腸道感染。情況再一次大幅改善，但多蕾亞仍舊為令人虛弱的頭痛所苦。

　　多蕾亞下定決心要回到過去的活力，繼續檢測並發現了最後兩種她必須與之作戰的感染：慢性鼻竇感染和復發的 EB 病毒，後者或許就是她罹患橋本氏甲狀腺炎的隱藏根本原因。多蕾亞從艾維亞·羅姆（Aviva Romm）博士的書《女性健康植物用藥》（*Botanical Medicine for Women's Health*），學到皰疹病毒通常會對檸檬香蜂草、紫錐花（echinacea）和聖約翰草（貫葉連翹／金絲桃）的組合起反應。她的鼻竇感染，源自一種多重抗藥性凝固酶陰性葡萄球菌（multiple antibiotic resistant coagulase negative staphylococci, MARCoNS），這是一種具抗藥性的葡萄球菌，通常因暴露在黴菌中、

持續的萊姆病或生物毒素疾病所造成，她以美芬丁胺生理食鹽水鼻腔噴劑治療。

這兩種治療方式都起作用了，她的鼻竇感染已被清除，頭痛消失，然後在 2014 年，她開始踏上自體免疫旅程的五年後，多蕾亞回到學校取得功能醫學診斷營養醫師證書。現今她的腎上腺刺激來自於「當一位生物化學怪胎」，以及幫助自體免疫狀況患者像她一樣回歸活力充沛的健康。

為了維護健康，多蕾亞管理她的壓力程度，並持續服用少量的 T3 和 T4 複合甲狀腺藥物來支援甲狀腺功能，以及使用檸檬香蜂草、紫錐花和聖約翰草組合來保持 EB 病毒的平靜。

如果你跟多蕾亞一樣，在處理食物觸發、修正營養不足，以及治癒腸道後，仍然受到自體免疫狀況的症狀所苦，就該挖掘更深，並處理隱藏的感染。有時正如多蕾亞所發現的，要回復良好健康需要堅定不移的決心、頑強的偵探工作和耐心，來讓自然療法發揮作用。在照護方法中，我們會考量感染的根本原因，審視經證實的對策和治療方式，並討論與具經驗的醫師合作的重要性。

 ## 清除感染照護方法

我們通常都認為，清除了感染，就會解決自體免疫狀況，但是光攻擊感染本身，並沒有處理到免疫系統一開始無法抵禦感染的根本原因。想想泰特邦博士和多蕾亞‧羅德里格茲的例子。假若他們只使用消除微生物的對策，而不處理一開始讓他們生病的根本原因，就不會開創出完全的治癒條件。癌症的診斷提供了良好的比喻。若你選擇了化學治療來殺死癌症細胞，而不處理一開始**為何**得癌症的根本原因，癌症很有可能復發，而且往往更加猛烈。

認證心臟科醫師、整合健康教育者暨治療萊姆病的科登醫療方案

（Cowden Protocol）創辦人李‧科登醫學博士認為，**從感染復原的關鍵，在於強化宿主的抵抗力**。強化抵抗力的意思，是指使你的免疫系統處於良好的戰鬥狀態。這就牽涉到了 F.I.G.H.T 的各項，盡可能吃最佳的食物、治癒腸道、將毒素與壓力減至最低、平衡荷爾蒙和處理感染。這套完整的「心—身—靈」對策可以減少發炎，加速新陳代謝，並優化免疫系統，讓你的身體不適合感染，成為最佳健康的理想環境。以健康的生活習慣來改善你的防禦，就會讓清除感染變得簡單又更有效。

重要概念 ✛ 清除感染的主要目標，不在於殺蟲和菌，而在於優化免疫系統，讓免疫系統能遏制感染。

你不需要按照順序進行這些步驟；如果你急著進行，可以從步驟 1 進行到步驟 4，同時尋找並開始與一位有經驗的醫師合作。要減低感染的負擔，請進行所有五個步驟，若需要額外的幫助，就考量額外步驟。

步驟 1：進行感染自我評估
步驟 2：取得資料
步驟 3：提高新陳代謝
步驟 4：卸下免疫系統的負擔
步驟 5：考慮藥草抗微生物劑
額外步驟：探索清除頑強感染的「重炮」

步驟 1：進行感染自我評估

如果你有自體免疫狀況，極可能也有一或多種感染，無論它們是否為自體免疫狀況的觸發，還是為日後埋下危機。進行感染自我評估的目的，在於幫助你去覺知過去和現在可能為免疫系統造成負擔的感染。若你不知道答案，就跳過該題。

以0或1評分，0表示「無」或「從未」，1表示「是」，「至少1次」或「有時候」：

0 1 我曾被蜱蟲叮咬過。

0 1 我曾得過腮腺炎、麻疹、水痘或傳染性單核球增多症。

0 1 我得了或曾得過酵母菌感染。

0 1 我得了或曾得過口腔感染，包括牙齦炎、牙周病，或根管治療／裝置假牙的感染。

0 1 刷牙時牙齦流血。

0 1 我得了或曾得過慢性鼻竇感染／鼻竇炎。

0 1 我曾服用過多回合或延長療程（四週或以上）的抗生素。

0 1 我有性行為傳染疾病，像是皰疹。

0 1 我得了或曾得過唇皰疹。

0 1 我曾得過旅行者腹瀉（traveler's diarrhea）。

0 1 我得了或曾得過其他胃腸感染：細菌、真菌、寄生蟲。

0 1 每年我會感冒三次以上。

0 1 我的淋巴節疼痛或腫脹。

0 1 我常發燒。

0 1 我有一或多個自體免疫狀況。

請列出其他相關徵兆或症狀：

1 _____

1 _____

分數加總： _____

步驟 2：取得資料

　　感染是一個複雜的領域，尤其你處理的是重疊問題，像是重金屬、萊姆病和真菌病。我敦促你去找一位有經驗的整合醫學、自然療法或功能醫學醫師，並與他合作，他能幫你訂購正確的檢測，設計並設定完整治療計畫的優先順序，也會在過程中支持你。

　　若你懷疑自己有萊姆病和其他相關合併感染，請到 LymeDisease.org 或國際萊姆病和相關疾病協會（International Lyme and Associated Diseases Society）的網站，找一位懂萊姆病的醫師。不幸的是，萊姆病是個具爭議的領域，許多用心良善的醫師根本不相信有持續性萊姆病的存在。若你要確保自己得到最正確的檢測結果，可考慮 DNA Connexions、IGeneX、Fry Laboratories 或 Immunosciences Lab 的進階萊姆病測試。

　　許多醫師提供免費的十五分鐘電話諮詢，看看雙方是否互相適合。你可考慮詢問以下的問題：

- 你曾幫助他人逆轉自體免疫狀況嗎？
- 若我有「○○○（自體免疫狀況名稱）」，你通常會查看哪種感染？
- 你使用哪類型的實驗室檢測？
- 你如何治療感染和自體免疫狀況？
- 通常你要花多久的時間幫人處理感染和逆轉自體免疫狀況？

在考慮醫師時，要記得這些示警訊號：

- 如果醫師沒有幫助他人逆轉自體免疫狀況的經驗，或根本不相信其可能性，建議避開他。
- 如果醫師通常不去看感染的根本原因，或與自體免疫失調一起考量，這就是他可能不會深掘病因的跡象。
- 如果醫師只使用 LabCorp 和 Quest 之類的標準實驗室，或許無法幫你取得最佳資料。感染檢測離完美還有一大段距離，而且尚有許多偽陰性和偽陽性。
- 如果醫師只使用抗生素來去除感染，不管感染已經持續多久了，他的照護方法可能不夠完整。
- 如果醫師宣稱通常他花一到兩個月處理感染和解決自體免疫狀況，這聽來根本不切實際。

步驟 3：提高新陳代謝

患有自體免疫狀況的人，新陳代謝速度通常比較慢，這是一種能量耗盡的狀態，被稱為「低代謝」。這就好像是身體裡生產能量的粒線體和甲狀腺（油門腺體）都罷工了一樣，你覺得累、冷，而且好像無法減輕體重。當你處在低代謝狀態時，不只會降低活力，還會降低免疫系統的強度，讓你更容易受到感染。為了清除感染，你可協助身體加速生產天然的能量。

要知道你是否有低代謝狀況，可在接下來的五天量體溫。在床頭擺放一支老式的水銀體溫計，睡前先將之甩降，然後一醒來就放到舌下 5 分鐘或腋下 10 分鐘。寫下你的體溫，如果連續幾個早上的體溫都低於攝氏 37 度，你可能就是低代謝者。你的目標是要將體溫在醒來時提升到接近攝氏 37 度。

若要加速新陳代謝，可試試這些對策：

一天數次刻意地深而緩慢的呼吸

有意識的呼吸是最容易和看似最簡單的方法之一，可提高新陳代謝，同時放鬆。

試試▶ 以 1—4—2 的比例進行有意識的呼吸。例如，吸氣 4 秒，屏氣 16 秒，呼氣 8 秒。你可找提示來提醒自己記得做此呼吸練習：例如醒來時、行走時或睡覺前。每天做數次三回合的十次呼吸。若要知道更多透過呼吸提升新陳代謝的資訊，請參考潘・葛蘿特（Pam Grout）的《啟動你的新陳代謝：如何以改變呼吸方法來減輕體重》（*Jumpstart Your Metabolism: How To Lose Weight By Changing The Way You Breathe*）。

從日落到醒來之間使用紅色光線

標準的人造光線會發散藍色波譜，如果你在晚間及清晨暴露其中，會抑制褪黑激素（melatonin），傷害你的晝夜節律，讓你停留在低代謝的狀態中。[9]

試試▶ 將床邊的檯燈換成紅色 LED 燈泡，在浴室使用紅色夜燈；在電子設備上安裝免費的調光軟體 F.lux，晚上在家配戴「隔絕藍光」的眼鏡，養成在醒來後曬曬早晨的太陽的習慣。

定期進行生酮飲食

生酮飲食是一種高脂肪、適量蛋白質、低碳水化合物的飲食法（大約是 70% 脂肪、25% 蛋白質、5% 碳水化合物），有助於降低發炎，逆轉胰島素阻抗，改善大腦功能和能量程度，甚至去除重金屬毒素。

當你嚴格限制自己的碳水化合物攝取量，像是每天攝取大約 25 ～ 50 公克的淨碳水化合物（碳水化合物扣除纖維質），並從健康的油脂，像是椰子油、MCT 油、澄清奶油、酪梨、堅果和種子取得大部分的熱量時，很快就會失去對碳水化合物的渴望，並在很多方面改善健康。

試試▶ 參考 CharlieFoundation.org、KetoDietApp.com，以及馬克・席森（Mark Sisson）所寫的《生酮重設飲食：21 天重啟新陳代謝和永遠燃燒脂肪》（*The Keto Reset Diet: Reboot Your Metabolism in 21 Days and Burn Fat Forever*）來幫助你採取從原始人飲食法轉到生酮飲食的步驟。利用從藥局購得的尿酮生酮試紙來查驗你的生酮狀態，酮數值的目標在 0.5 ～ 3.0 mmol/L。在進行生酮飲食以前，請先讀第 88 頁考慮生酮飲食時的警告事項。

演練間歇性斷食

研究證實，定期不吃食物有許多健康效益，像是改善胰島素敏感性、增強新陳代謝和能量程度，以及降低罹病風險甚至幫助逆轉糖尿病、心血管疾病、癌症、自體免疫狀況和阿茲海默症。[10]

試試▶ 要慢慢的進入斷食，每週數次在晚餐和早餐之間間隔 15 個小時（意指零卡路里）。或試試一週數次不吃晚餐，只吃早餐和午餐。在習慣之後，試試更長時間的斷食，如 18、20 或 24 個小時，或甚至定期五天的水斷食來獲得更好的效益。

運動

尤其是以下這三種類型的運動，對新陳代謝有著短期和長期的效果：1. 阻力訓練和重量訓練，可產生活躍的肌肉組織，使代謝比脂肪活躍，即使在休息時都能幫助你燃燒更多卡路里。2. 高強度間歇訓練和高強度間歇阻力訓練，例如在健身房內的快速循環訓練，都是有效加快新陳代謝的方式。3. 空腹時的中度有氧運動，例如在早上起床後就先做，比進食後再運動，有著更優越的新陳代謝效果。[11]

試試▶ 如果可以的話，做做田畑泉極有效的四分鐘高強度間歇性訓練：20 秒全力運動（如短跑、高抬腿、開合跳），然後休息 10 秒。重覆八次就完成了！你可以在 YouTube 上找到 4 分鐘及 12 分鐘的田畑訓練（Tabata workouts）。

常洗冷水澡

這麼做會幫助加速新陳代謝。就如同斷食，人體浸泡在冷水中，具有毒物興奮效應[15]，也就是輕微的壓力會帶來有益的影響。冷水不只會強迫身體更加努力工作以保持溫暖，進而燃燒卡路里；也會啟動健康的棕色脂肪[16]，幫助消除有害的白色脂肪[17]。

試試▶ 淋浴時，在數分鐘內交替 20 秒熱水和 20 秒冷水。若是你能接觸冷水水源，像是未加熱的泳池，或冷水河流、海洋或湖水，就每天跳進冷水中吧。

生物化學家史帝夫・福克斯指出，如果身體溫度沒有低於正常值（約攝氏 37 度），就很有可能是低度慢性發燒 [15]，因為發炎和感染狀況會掩飾低體溫。因此在清除感染和發炎的過程中，定期重新評估體溫會是個好主意。

步驟 4：卸下免疫系統的負擔

免疫系統在正常工作時，是最有力的治療系統。功能良好的免疫系統是平衡且恢復力強的，在需要時抵擋感染，不會對食物或其他有害環境因素（像是花粉）起過度反應，或在自體免疫反應中攻擊自己的身體。不活躍或功能不良的免疫系統，會增加你對疾病的易感性，如感冒、真菌感染和癌症；過度活躍的免疫系統，則在體內產生太多發炎，而且傾向於過敏和自體免疫狀況之類的過度活躍反應。

常年因不良飲食、持續壓力、欠缺（或過度）運動，以及重度環境毒素所造成的慢性低度發炎，會使免疫系統失衡，造成其反應不足或過度反應。好消息是，身體具有先天的再生能力，透過移除發炎的來源和採行滋養的生活形態習慣，你的免疫系統會在數天或數週內被推向平衡：

移除加工食品、糖和澱粉類碳水化合物

微生物愛糖，你的免疫系統則不愛。研究顯示，任何類型的糖（葡萄糖、果糖和蔗糖）都會在你吃下後抑制免疫功能達五個小時。[12] 若要讓自己不適合感染性微生物居住及改善免疫功能，就要停止吃糖和餵養微生物。在食物篇章中談到的原始人範本飲食，就非常適合滋養你，而不是感染性微生物。

加入增強免疫的食物

大量的科學證據顯示，大蒜和薑具強力的抗發炎及抗微生物屬性，甚至可抵禦具抗藥性的病原體。椰子油已經被證明可控制真菌病原體白色念珠菌。薑黃素是薑黃根的橘黃色色素，它可調節免疫系統和改善自體免疫狀況，而像德國酸菜和韓式泡菜之類的發酵食物，則可以抗微生物和增強免疫力。你可以大量攝取這類食物來抵抗感染和支援免疫系統。[13, 14, 15, 16]

策略性的補充營養品

超過 148 個研究顯示維生素 C（又稱抗壞血酸）會減輕或預防病毒、細菌和原蟲（protozoa）所造成的感染。每天與食物一同或分開服用，分次服用共 2000 ～ 5000 mg 的維生素 C（最好是不含玉米成分）。

維生素 D_3 可調節免疫系統和防範自體免疫狀況；而體內的維生素 D 量低則與感染和自體免疫失調的增加相關。檢測你的維生素 D 量，以早上服用 5000 ～ 10,000 IU 的維生素 D_3 的方式，將體內的維生素 D 量調至 70 ～ 100 ng/ml，以預防並從自體免疫狀況中痊癒。維生素 D_3 和維生素 K_2 在同一天服用時好處最多，可幫助鈣到達正確地方，像是到骨骼中；而不是去到錯誤的位置，像是動脈（細節可參考第 77 頁療癒食物照護方法的補充營養品段落。）六個月內再次檢測你的維生素 D 量。

鋅是一種支援免疫系統和抵抗感染的必要元素，而修正鋅的不足，可以改善自體免疫症狀和其他疾病。每天和食物一起一次或分次服用共 30 mg 的鋅，並服用 2 mg 的銅來平衡。此外，包括乳酸菌、雙歧桿菌和酵母菌種的益生菌，已被發現對免疫系統具有有益的調節效果。益生菌細節請參考「治癒腸道」篇章。

取得恢復性睡眠

每晚少於六個小時的睡眠，會抑制免疫功能、啟動致發炎性基因，以及提高肥胖、第二型糖尿病和心血管疾病的風險。免疫系統在你有足夠的睡眠時運作得最好。對帶有慢性健康狀況的人，八個小時以上的睡眠是最理想的。

多動一動

大家說「坐著等於是在吸菸」，而科學也支持此說法。一份包含了十八個研究的文章發現，長時間坐著的人，比起不常坐著的人，加倍容易罹患糖尿病或心臟疾病，並有更高的死亡風險。[17] 適度的每日運動，如每天 40 分鐘的步行，可以降低全身性發炎和上呼吸道疾病的發生機率。坐兩個小時就抵消了運動 20 分鐘的好處，要確保自己一天站著和行動的時間，可使用如 Time Out、Stand Up! 或 Awareness 這類的提醒應用程式。

將壓力減至最低

慢性疾病、照護失智者或失業等的慢性壓力，幾乎對所有的免疫系統功能評量都具有負面影響。盡可能消除不必要的壓力源，並找出健康的方法來放鬆，像是以浴鹽泡熱水澡、大笑，以及被證明可減輕壓力及降低發炎的緩慢且有意識的呼吸。可在第 226 頁的「情緒健康照護方法」探索更多放鬆對策。

步驟 5：考慮藥草抗微生物劑

一旦你取得了潛藏感染的資料，就踏上了療癒之路。藥草抗微生物劑和椰子基底複合物，對任何種類的感染都安全有效，而且可與抗生素結合使用。藥草療法不像抗生素，它不會破壞腸道微生物群，而微生物也幾乎不會對藥草藥物產生抵抗性。帶有廣效抗微生物效果的天然藥物包括：

單月桂酸酯

這是椰子油中的天然複合物，具有抗病毒、抗菌、抗寄生蟲和抗真菌的屬性。有一篇對單月桂酸酯的研究指出，單月桂酸酯可對抗脂質包覆細菌（lipid-coated），包括幽門螺旋桿菌、流行性感冒、金黃色葡萄球菌、B 型（乙型）鏈球菌，以及脂質包覆病毒，包括皰疹病毒、流行性感冒、人類免疫缺乏病毒和痲疹病毒。[19]

牛至萃取物

地中海的牛至油具有抗發炎、抗病毒、抗細菌、抗寄生蟲和抗真菌的效果。它在對抗寄生性阿米巴原蟲和梨形鞭毛蟲上，比藥物替硝唑（tinidazole）[20]更有效，也比一般處方用來抗真菌的藥物泰復肯（Diflucan）[21]，在對抗酵母菌感染時更為有效。

橄欖葉

橄欖葉萃取物在動物與體外研究上，已顯示其對抗無數微生物的效果，包括上呼吸道感染、克沙奇和流行性感冒等病毒；白念珠菌等真菌；以及細菌，

如大腸桿菌、曲狀桿菌、幽門螺旋桿菌、金黃色葡萄球菌，和抗甲氧苯青黴素金黃色葡萄球菌（抗藥性金黃色葡萄球菌）。[22]

苦艾

苦艾是植物中最苦的一種，具有抗寄生蟲屬性，而且常被與丁香和黑核桃萃取物結合，用來消除腸道蠕蟲，尤其是蟯蟲和迴蟲。苦艾同時也具抗瘧疾、抗細菌和抗真菌的特性。研究顯示，苦艾在治療小腸細菌過度增生問題上，可能和處方藥物一樣或更有效。[23]

黃連素

黃連素是一種可在數種植物中發現的黃色複合物，包括金印草（goldenseal）、奧勒岡葡萄根（Oregon grape root）、刺檗（barberry）和中國黃連，可抗菌、抗病毒、抗寄生蟲和抗真菌。常被用來治療胃腸道感染，如細菌、病毒、寄生蟲和白色念珠菌之類的酵母菌。黃連在實驗室和人體上，已在流行性感冒上展現出抗病毒效果。[24]

銀

希波克拉底斯在西元前四百年首次描述銀在治療傷口上的抗微生物特性。今日，銀本身已可被用來安全地治療感染，或者，如果你使用了抗生素，銀則可加強抗生素對抗被稱為「超級細菌」的革蘭氏陰性菌（gram-negative bacteria，通常具抗藥性）的功效。[25] 銀的種類很多，而據專精診斷及治療寄生蟲，目前已退休的整體醫學醫師拉菲爾・安吉羅（Raphael d'Angelo）醫學博士表示，清除寄生蟲、酵母菌、病毒、細菌和螺旋體的首要種類有銀 500（Silver 500），可透過 www.HealthMasters.com 在網路上購買，以及 Results RNA's ACS 200 Extra Strength（ES）的強效膠體銀（colloidal silver），它標榜「達到 99.9999%（完全）消除伯氏疏螺旋菌（萊姆病之病原體）、韓瑟勒巴通氏菌（*Bartonella henselae*，貓抓病 [19] 之病原體）和合併感染微生物波瓦森病毒（Powassan virus，腦炎）、抗藥性黃金色葡萄球菌等，不會傷害健康菌群或破壞人類組織。」

額外步驟：探索清除頑強感染的「重炮」

如果你已調整好飲食，治癒了腸道，並在具經驗的醫師幫助下處理感染，但仍未有所進展，或許要考慮以下的輔助性療法。開始之前，請務必與你的醫師或合格的相關主題專家討論這些治療。

探究蠕蟲療法

若是你罹患氣喘、自體免疫肝臟疾病、乳糜瀉、克隆氏、多發性硬化症、第一型糖尿病或潰瘍性結腸炎，或許會想要探索蠕蟲療法這個具希望的療法，利用數量受控制的良性腸道蠕蟲（腸蟲）或其蟲蛋（卵），幫助重建耗竭的微生物群。儘管吞下蠕蟲或蟲卵聽起來令人反感，但使用過蠕蟲療法的人都獲得出色的結果。

自 2000 年起，小型研究已證明以蠕蟲成功治療自體免疫狀況，包括達到多發性硬化症的緩解，以及逆轉克隆氏症、潰瘍性結腸炎和乳糜瀉的症狀。蠕蟲治療的新興科學與傳聞證據儘管有限，仍使人信服。公民科學（citizen science）[20] 已就蠕蟲治療實驗超過十年以上，並在數個網站及論壇分享他們的歷程，包括：

helminthictherapywiki.org/wiki/index.php/Helminthic_Therapy_Wiki
www.helminthictherapy.com

處理口腔感染

萊姆病專家大衛・明克夫（David Minkoff）醫學博士認為，口腔健康是第一優先，如果免疫系統正在處理口腔的問題，像是牙齦疾病、根管治療牙齒或空腔（可能受到感染的下顎骨上的洞或孔），就無法適當地擊敗其他感染。他和許多其他整體醫學醫師主張，除非人們先清除口腔感染，否則無法被治癒，就算該感染毫無症狀也一樣。

你可以到美國國家生物牙科與醫藥學院（International Academy of Biological Dentistry and Medicine）、iabdm.org，透過郵遞區號找一位生物牙醫（又稱整體醫學牙醫）詢問為你的牙齒進行錐狀斷層掃瞄（cone beam computerized tomography scan）的相關細節。錐狀掃瞄能提供詳細的立體 3D 圖像，讓合

格的牙科專家清楚看到發炎、感染、膿腫、骨質流失、牙齒腐敗或壞死的情況。

考慮以高壓氧治療慢性萊姆病

高壓氧治療是一種醫學治療方式，通常在 60 ～ 90 分鐘內，使用壓力受控制的 100% 氧氣，像是在海面下 60 英呎（約 18 公尺）深度的壓力進行治療。美國食品藥物管理局（FDA）已針對特定的醫學用途核准高壓氧治療，包括又稱「潛水夫病」的減壓病、持久的傷口和燒燙傷口。然而，還有其他狀況尚未受到核可，但會受益於利用高壓氧治療來做為輔助治療，包括持續性萊姆病（慢性萊姆病）。

萊姆細菌伯氏疏螺旋菌是一種厭氧性生物，它會在無氧氣之下茁壯，反過來說，它無法在氧氣豐富的環境下生存。萊姆螺旋菌常隱藏在生物膜中，使得此感染對抗生素和藥草藥品格外具抗藥性。高壓氧治療能穿透生物膜，尤其是當它與生物膜突破藥物，如 Alinia（硝唑尼特〔nitazoxanide〕）合併使用時；Alinia 通常被用來治療原蟲（單細胞生物）感染。研究顯示了具說服力的發現：66 名患有慢性萊姆病的病患中，85% 在經過一連串大約 24 個小時長的高壓氧治療療程，體驗到部分或是完全消除了萊姆病病徵。[27]

隨著改善新陳代謝和採行健康的生活形態習慣後，你的狀況會更佳，免疫系統通常就能自行消除持續性感染（慢性感染），或至少減弱其嚴重性。藉著積極清除感染，你就對逆轉和預防自體免疫狀況，採取了決定性的步驟。

五大處理感染行動

1. **停止吃糖和加工碳水化合物**，以減輕免疫系統的負擔。
2. **每天至少服用 3 公克的維生素 C（抗壞血酸）**，來強化免疫系統。
3. **提高體內維生素 D 量到 70 ～ 100 ng/ml 之間**，最好是透過曬太陽。
   當你無法得到充足日曬時，可再加上服用補充品維生素 D$_3$ 和維生素 K$_2$。別忘了每年檢測自己的維生素 D 量數次。
4. **與整合醫學醫師合作，取得**可能罹患的感染**資料**。
5. **考慮以藥草抗微生物劑治療**，取代會傷害腸道的抗生素治療。

譯注

❶ 皰疹病毒：是一種 DNA 病毒，會感染人及動物，其中會造成人類疾病的八種病毒，被稱為「人類皰疹病毒」。其中第一及第二型皆為單純皰疹病毒，第三型為帶狀皰疹病毒，會引發水痘或帶狀皰疹，第四型為淋巴細胞病毒。

❷ 伺機性感染：指病原體利用原本健康的宿主出現免疫缺陷時發生的感染。

❸ 人類皰疹病毒第六型：全名為「玫瑰疹病毒」（Roseolovirus），嬰兒玫瑰疹是良性疾病，會造成發燒，但無後遺症。

❹ 普雷沃氏菌：普氏菌，腸道細菌的一種，會干擾免疫系統，導致自體免疫系統攻擊關節，誘發類風濕性關節炎。

❺ 耶辛尼氏腸炎桿菌：腸科桿菌，常存在於哺乳動物腸道中，但並非正常菌群。

❻ 自限性：疾病方面的自限性，是指疾病發展到一定程度後，靠機體調節就能夠控制病情並逐漸恢復痊癒。在沒有併發症的情況下，通常只需對症治療或不治療，靠自身免疫就可以痊癒。

❼ 乾癬性類風濕性關節炎：自體免疫所引發的關節炎，與乾癬相關，表現出的症狀包括皮疹、僵硬、運動障礙和關節腫痛。任何年齡皆可能發生，多見於三十到

五十歲；可能與感染、外傷和細胞免疫功能異常有關。

⑧ 幼年型類風濕性關節炎：兒童中最常見的慢性持續性關節炎，發作年齡小於十六歲。女性多於男性，三到四歲及十歲是兩個發病高峰期。

⑨ 衛生假說：認為童年時缺少接觸傳染源、微生物與寄生蟲等，導致免疫系統未能正常發展，增加了罹患過敏性疾病的機會。

⑩ 生物膜：又稱菌膜，是微生物分泌的黏液，會附著在生物或非生物表面，成分以多醣體為主。

⑪ 巨細胞病毒：人類皰疹病毒第五型（HHV-5），最常見的病毒感染。

⑫ 核心體溫：通常指直腸溫度，正常維持在攝氏 37 度以內。

⑬ 胰島：胰臟分為內外分泌腺，外分泌腺為複合式管泡腺，內分泌腺稱為胰島或蘭氏小島。胰島大小不一，分布於胰臟內，調節血糖的胰島素、升糖素及體制素的分泌。

⑭ 愛迪生氏病：原發性腎上腺功能不足，腎上腺無法分泌足夠的可體松所造成的疾病。症狀小，不易診斷，大部分患者有高色素沉澱狀況（曬黑），包括不常曬到太陽的部位。常見症狀有疲倦、直立時頭暈、發燒、體重減輕等。

⑮ 毒物興奮效應：為毒物學用來描述毒物劑量效應的術語，高劑量毒物對生物體有害，反之，低劑量則對生物體有益。特徵是低劑量具刺激效應，高劑量則具抑制效應。

⑯ 棕色脂肪：動物體內儲存中小型脂肪油滴的脂肪組織，可產生身體熱能，過去相信在人體上僅於嬰兒時期存在，但近年發現成年人體內亦有棕色脂肪，一般分布在頸部及肩膀部位。

⑰ 白色脂肪：動物體內儲存大型脂肪油滴的脂肪組織，即一般所稱的脂肪組織，用來儲存能量，也用於延緩散熱、保持體溫。

⑱ 低度慢性發燒：體溫略微升高，約在攝氏 37.5 ～ 38.3 度間，持續超過十到十四天。由於發燒通常是對感染的正常反應，原則上不需過於擔心。

⑲ 貓抓病：一種亞急性（介於慢性與急性之間），由韓瑟勒巴通氏菌引起的細菌性疾病，1950 年代發現此病多經貓抓傷或咬傷而造成感染，主要傳播媒介是家貓，主要病發在小孩及年輕人身上。貓抓病是幼兒及青少年慢性淋巴結病的最常見病因之一。

⑳ 公民科學：由一般公民、業餘科學家及志願參與者所參與的科學研究活動。

Chapter 4

減少毒素

慢性疾病基本上代表著我們控制體內毒物湯的失敗。

——蒂爾崔吉・科林哈特（Dietrich Klinghardt），醫學博士、博士

我們的健康是自身與環境之間關係的總和，包括我們所吃、喝、吸收、思考、呼吸、放在皮膚上，以及在哪裡和如何居住，還有身體的天然排毒系統運作得如何。不幸的是，環境變得愈來愈毒，年復一年，我們體內的毒素也逐漸飽和，而我們也病得更重、更早。接下來，我們將會學到，愈來愈多的證據指出環境中逐漸增加的毒素負荷，對我們的健康起了巨大的負面影響。更甚者，暴露於環境毒素中的情況日益增多，顯然為爆增的自體免疫狀況火上加油。

毒物攻擊我們的情況，在上個世紀中大幅增強了。在 1930 年，世界上還沒有開始大規模製造，環境中也幾乎沒有人造化學物。專家估計，今日在美國商業上存在超過十萬種合成化學物，而在環境中則可能有百萬種。[1]

你可能會很驚訝，**在美國，使用於日常消費用品上的化學物，不到 5% 曾在販售前接受過人體安全測試**。相形之下，歐洲通常依循「預防原則」（precautionary principle）❶，要求化學物在售出做商業使用前要進行測試。不像美國，歐盟同時也限制生產、進口及在境內銷售多數的基因改造作物，以及禁止進口來自被施用荷爾蒙的牛隻之牛肉和乳製品。

無人知道如此鬆散的環境規範如何衝擊到我們健康的全貌，但有強力的指標指出我們集體的健康和安適感都下降了。有些人估計，美國成年人平均都帶有 700 種受汙染物[2]，更令人震驚的是，兩家主要實驗室的研究者在十名新生兒的臍帶血中，找到了平均 200 種的有毒化學物，包括阻燃劑（flame retardants）、汞，和從燃燒的煤、汽油及垃圾而來的廢棄物。這真是個不公平的開始！

如果你是個家長，就不會太訝異於知道，超過半數從零歲到十七歲的孩子至少有一種慢性健康狀況。一長串的疾病名單包括了過敏、注意力缺失症（ADD）、注意力不足及過動症（ADHD）、氣喘、自閉症類群障礙 ❷、自體

免疫狀況、學習障礙 ❸、智能障礙、肥胖症，還有現在的糖尿病。問任何一位小學老師，要他指出一班內都沒有食物過敏、學習障礙或注意力問題的，他會很難回答。

讓我們看看幾個特例。過去的「成人發病型糖尿病」，現在被稱為「第二型糖尿病」，因為孩子們也開始罹患此病症。五歲大的孩子就得了類風濕性關節炎，我們現在為此取了新名字：幼年型類風濕性關節炎，又稱「幼年特發性」（idiopathic），意思是不明原因的關節炎。

同樣令人困擾的是在女孩及青少年間日益常見的甲狀腺低能症。美國費城兒童醫院小兒甲狀腺中心醫療主任暨小兒內分泌醫師安德魯·包爾（Andrew J. Bauer）醫學博士就觀察到這個令人憂心的情況：「過去我們總認為，一百名兒童和少年中會有一或二位罹患甲狀腺低能症，但現在看來是一百名中會有二到三位患病。」這等於是在單一一位醫師的事業上就看到了甲狀腺疾病的倍增。

自閉症類群障礙呈現更驚人的統計數字。在 1980 年代，兩千名孩童中只有一位會被診斷出此問題。到了 2000 年，此數字從「一」躍升到「一百五十」。2008 年，此數字再度加倍到每 88 名中就有一位；今日又再度加倍到每 45 名中就有一位。照每年 13% 的成長率計算，到了 2033 年，每四名孩童中就有一位可能患有自閉類群障礙。美國麻省理工學院（Massachusetts Institute of Technology）資深研究科學家史蒂芬妮·史內夫（Stephanie Seneff）博士認為此數值是低估了。她相信，到了 2025 年時，每兩名孩童中就有一位患有自閉類群障礙，而這主要拜世界史上最受重用的農業化學物質，無處不在的除草劑草甘膦所賜。[5,6]

環境毒素與罹病率的關係

這些數字令人震驚，我可以理解你受到驚嚇。但與其慌亂，我們需要做的是問幾個棘手的問題。畢竟，我們愈瞭解自己的困境，就愈容易做出任何必須的改變。把頭鑽進沙裡，當然不會解決任何問題。所以讓我們從幾個大

哉問開始:「這一切為何會發生?」以及「我們能做什麼?」

前者最好的答案是,我們住在一鍋身體從未面對過的毒物湯中。這鍋難以下嚥的燉煮物,是我們一生裡每天暴露於其中的所有東西的累積:空氣汙染、存在或添加進水和食物中的化學物質、經常使用塑膠,以及常用的充滿化學物質的居家和身體保養產品。每一種東西都是一根稻草,最終會壓斷駱駝的背。而我們也會看到,有些東西遠遠超過稻草。

我們身體的建構是可以承受一些毒物的攻擊,像是蔬菜中的植物性化合物(植化素),或是少量的壓力;但我們天然的排毒系統因從未見過的東西而變得不知所措。這些毒素是自體免疫失調的首要觸發因素,有鑑於我們每天暴露於其中的大量且日益增多的化學物質,它們根本就是名單之首了。如果你有自體免疫狀況,在基因上具容易罹患自體免疫狀況的體質,或如同將近半數的人口那樣,基因上的排毒代謝能力比較弱,那麼或許在受毒素傷害方面就有著較高的風險。

在你舉雙手投降前,要知道你對環境的控制,遠超過你以前所認為的可能性。就算你正承受著沉重的全身負擔,還是一樣可以回復健康。許多帶有自體免疫狀況的人,透過清理個人環境而獲得療癒。你也可以!一切都從產生覺知開始,再加上簡單的購物改變。

最重要的是,要從疾病中復原或預防疾病,你必須將暴露於毒素中的機會降到最低,減輕毒素負荷,以及優化身體天然的排毒系統。我會幫你瞭解從內到外可能暴露在哪些毒素中,以讓你限制接觸量,減輕可能已超過負荷的全身負擔,增進身體的排毒能力,強化受到不利影響的身體系統,以及幫助你讓身體承受度變得更好。

認識環境及體內的毒素

一想到「毒物」,你會馬上想到什麼?也許是有毒的化學物,如老鼠藥或從煙囪冒出的工業汙染物質。我敢打賭,你一定沒想過口紅或最喜歡的香水,或是那杯裝了早晨咖啡的紙杯,也包含了毒物,但請想一想。

定義毒素

毒素（toxin）：用以總稱所有有害或有毒的物質。嚴格來說，它指的是任何生物自然產生的有害蛋白質，像是蛇毒、細菌廢物，或其他內在生產的化學物。

毒物／毒劑（toxicant）：任何有害或有毒的，人工製造或天然生成的物質，像是化學物、金屬、黴菌或放射線。

有毒的（toxic）：能夠產生傷害性或毒性的效果。

新生抗原（neoantigen）：新化合物，通常是會與人體組織結合的毒物（例如雙酚 A〔bisphenol A ／ BPA，又稱酚甲烷〕❹ 會結合人類的蛋白質），免疫系統視之為有害並以自體免疫反應攻擊。

環境暴露（exposome）：影響健康的所有環境中的暴露。

你知不知道很多口紅的成分裡含有鉛？或大多數的香水含有鄰苯二甲酸酯（phthalates，塑化劑）這種用來製作塑膠的化學物？或是拋棄式紙杯裡往往襯有聚乙烯（polyethylene）這種塑膠？雖然一管口紅、數滴香水，或幾個紙杯的咖啡，都不會觸發自體免疫狀況，但經常性暴露在此類滲透入皮膚、吸進鼻內，或流入腸道的低劑量毒物中，會隨著時間演進而與人類組織結合，導致發炎和腸漏，誘發超大型免疫系統反應，然後轉入一連串的自體免疫中。

在定義毒素時，我們必須包括任何有害或有毒的物質，也就是任何會傷害生物體，且會誘發抗體形成的物質，意即會造成免疫系統發動防禦反應的物質。我們很容易認為毒素是外在環境中的傷害性元素，但在這個更廣泛的定義之下，就必須考慮任何物質都有可能傷害我們，包括那些在我們體內生產出來的。那些會觸發自體免疫狀況的毒素，既「在外」，也「在內」。讓我們來仔細看看：

♦ 外毒素（exotoxins，外在的毒物）

包括了在空氣、水和食物中的化學物質：

- 使用在工業製造和農業、水處理、乾洗、家庭清潔和個人保養產品中的**化學物質**。
- **金屬**，包括在水、魚、土壤和所呼吸的空氣中，發現的汞、鉛、鋁、砷和鎘。
- **藥物**，包括許多處方藥、抗生素和疫苗。
- 許多**食品添加劑**、防腐劑和甘味劑，如麩胺酸鈉鹽，以及工人甘味劑。
- 多種基因改造生物含有內建的農藥或除草劑。
- 許多**引起過敏的食物**，包括麩質、乳製品、大豆等，對易發生自體免疫問題的人而言特別有毒。
- **空氣汙染**，包括二手菸和汽車廢氣。
- **黴菌**，會產生有毒的黴菌毒素（如黃麴毒素和赭麴毒素 A）。
- **異環胺類**（heterocyclic amines, HCAs）**和多環芳香烴碳氫化合物**（polycyclic aromatic hydrocarbons, PAHs），當使用高溫烹煮或碳烤各種肉類時所形成的化學物質。
- 慢性或重度暴露於**電磁頻率和「髒電」**（dirty electricity，在電線上的高頻電壓變化／尖峰），可能與許多慢性健康失調相關，包括自閉症、不孕症、心臟疾病和腦癌。[7]

♦ 內毒素（內在的毒素）

又稱生物毒素（biotoxins），是由身體或住在體內的生物所製造的副產品：
- 腸道中的**細菌、真菌和酵母菌**的量過多，或有害種類會具有毒性。
- 由**酵母菌和念珠菌**所產生的，與甲醛（formaldehyde，用於防腐液中）相關的有毒化學物質，稱為乙醛（acetaldehyde）。
- **脂多醣（LPS）**，這種細菌毒素會滲入你的血流中，甚至通過血腦屏障，在身體和腦中造成特大型的免疫系統反應。與控制組相比，在遲發性阿茲海默症患者腦部被偵測到有較高量的脂多醣。[8]
- **排毒荷爾蒙不足，使得雌激素或環境雌激素**（xenoe-strogens，與雌激素競爭的有毒化學物質[5]）**會再循環，並與雌激素受體（receptor）[6]位置結合，阻礙正常荷爾蒙的功能。**

- 慢性壓力與負面思考會破壞神經內分泌系統和微生物群的平衡，排擠有益的細菌，並為有害微生物的接管奠下基礎。
- 持續、未解決或未表達的負面情緒，如憤怒、悲傷或怨恨，會被存放在我們的神經系統內。你或許聽過「問題就在組織裡」。多位整合醫學癌症專家可證明，未解決的情緒痛苦大幅促進了癌症的發展。

你個人的環境暴露是什麼？

你是否聽說過「環境暴露」？這個詞是科學家用來描述會影響我們健康的各種環境上的暴露。每個人取決於每天所接觸的化學物質數量，都有各自不同規模的環境暴露。你認為自己在今天接觸到多少化學物質？數以百計，還是數以千計？它們在空氣、水、個人保養用品、食物、衣服裡，在我們的家具、車輛、智慧型手機和電腦裡。有些就是無可避免，但許多項目是當你擁有資訊時就可以選擇排除的。

儘管美國政府並未要求事先的檢驗，也僅鬆散地管理多種毒素，不過，環境工作組織（Environmental Working Group, EWG）填補了重要的空缺。EWG.org 是一個非營利無黨派機構，致力於教導並使民眾瞭解關於環境中隱藏的毒素。2004 年，環境工作組織的研究發現，女性平均每天使用 12 種個人保養用品，其中包含了 168 種不同的合成化學物質。雖然男性使用的保養品較少，但仍每天暴露在大約 85 種不同的人造化學物質中，而這只是個人保養用品，像是牙膏、洗髮精、刮鬍膏、除臭劑、古龍水和美髮產品。[9] 還有你用來淋浴的水，如果未經過濾，就含有氯、氯胺或氟化物，這幾種會致癌的化合物。[10] 而我們還未離開浴室呢！

如果你決定吃一杯水果口味的優格，裡面可能含有 20 公克的糖（根據我們的定義，糖是毒物），會促成肥胖症、糖尿病和免疫功能失常。若是無糖，則含有具神經毒素（對腦部有毒）的人工甘味劑，再加上多種人工口味、防腐劑、膠質和色素，每一種都是自體免疫的觸發物。簡單、無糖、有機優格——最好是取自椰子並存放在玻璃瓶中——在任何時候聽起來都好多了。

　　你買了新車？那種「新車的味道」其實是超過兩百種以上，尚未排完氣或消散到周遭環境中的化合物化學雞尾酒。如果你通勤，很可能接觸到其他車輛或卡車所排放的危險廢氣，其中最糟的是柴油。要吃養殖鮭魚當晚餐的話，就可能接觸到化學物質多氯聯苯（polychlorinated biphenyl, PCBs）這種持久性有機汙染物，它與癌症和自體免疫疾病有關；而如果你將鮭魚加以碳烤，還會接觸到致癌的異環胺類和多環芳香烴碳氫化合物，這類在高溫烹煮肉類時所形成的化學物質。

　　我可以聽到你的嘆氣聲。你可能很想把這本書丟到房間另一頭，心想，「何苦呢？反正我們都死定了！」請耐心聽我說，我知道要吸收的資訊很多。與其認命，不如利用這些資訊給你力量，讓你採取行動保護自己和家人。

　　我們很快就會談到排毒照護方法，但先來看看我們在對抗什麼。我們會看沉重的毒素負荷衝擊健康的方式，包括兩則描繪出重度毒素負荷導致自體免疫狀況的小故事。然後來聽三位專家對「毒物是慢性疾病主要驅力」的見解，以及與自體免疫狀況相連的首要毒物簡介。最後要見見一位被全身負擔壓垮，後來藉著排毒生活形態而獲得療癒的女性。

 ## 當你的毒素桶滿溢時

　　在正常情況下，我們的身體被設計成會自我排毒，主要是透過肝臟。若未受到過度負擔，肝臟會將可能具傷害性的毒素轉化成無害的生物產品，透過大腸（結腸）和腎臟排出體外到廁所裡。但當毒素負荷過大時，肝臟就跟不上進度。此外，許多人有基因上的小瑕疵，阻礙了排毒的能力，放大了發炎和增加疾病的風險。未經處理的毒素積聚在體內，會被儲存在脂肪細胞和其他組織中，為發炎和疾病設好舞臺。

科學家使用「毒素負荷總和」（total toxic load）或「全身負擔總和」來談任何時候加諸在你系統上的外在和內在壓力總量。如果我們累計的毒素暴露高，而排毒系統基於環境因素或基因傾向性，或在兩者上都受到破壞，我們的全身負擔總和就會很高。

想一想我在分享自己的故事時，要你們想像的那個桶子。年復一年，毒素、感染、情緒創傷和其他現代生活的壓力全裝入桶子內，直到有一天桶子滿溢。滿溢的桶子比喻的是過度負擔的排毒系統。一旦主要的排毒器官肝臟無法跟上進入的毒物的腳步，症狀就開始產生的。隨著桶子搖搖欲墜，你的身體會以許多方式反應。不同的毒素會因為量、時機、持續時間和暴露的模式而有不同的效果。

當毒素負荷總和愈大，傷害身體的風險就愈高。當毒素負荷增加時，身體會被壓垮；免疫系統更受到損害，且更無法製作保護性的抗體和產生抗氧化劑大師：麩胱甘肽（GSH）。體內的穀胱甘肽愈少，就愈容易遭受毒素的傷害所影響，在惡性循環下，你就更無法把毒素排出系統外。

當毒素負荷壓垮包括皮膚、肺、肝、腎和結腸等排毒器官時，一連串健康問題會接踵而來，包括慢性發炎、腸漏、DNA損傷、自體免疫反應性、發展成熟的自體免疫疾病，甚至癌症和阿茲海默症。

化學物質透過不同的機制，甚至在很低的劑量，都會產生有毒的效果。它們會：

- 傷害腸道，破壞微生物群平衡和造成腸漏。
- 損害免疫系統。
- 傷害粒線體，這是細胞的內部能量來源。
- 傷害細胞的DNA和細胞膜，所造成的改變甚至會遺傳到下一代。
- 擾亂荷爾蒙的平衡，阻塞甲狀腺功能或雌激素量。
- 造成氧化壓力，這代表身體的崩潰速度比修復速度更快。
- 堵塞胰島素受體位置，促成肥胖症、糖尿病和癌症。
- 藉著有毒的酵素系統阻礙排毒。
- 阻礙身體製造和循環抗氧化劑大師穀胱甘肽的能力；身體需要穀胱甘

肽來排毒。

- 與你的組織結合，形成新的外來分子（即新生抗原）；免疫系統視其具危險性，並以自體免疫反應攻擊。

在足夠的時間和累積之下，這些問題的任何一個都會造成症狀。當最後一滴毒素造成桶子滿溢時，往往就會顯現健康不良的第一個主要跡象。

更糟的是，有些人和我一樣解毒代謝基因較弱，我們的桶子比較小。這表示不需要太多或太久就會裝滿桶子，或許可以解釋為何在我十九歲時就出現多發性硬化症。我個人的全身負擔包括了沉重的慢性壓力，或許從在子宮內就開始（我的生母當時只有十五歲，很可能非常不知所措）；為了國際旅遊所施打的額外疫苗；多虧了我愛吃甜食所造成的多次汞填牙，和對麩質及酪蛋白的敏感。

毒物如何觸發自體免疫狀況：兩個小故事

現在我們已經知道，身體的天然排毒系統會因負荷過度而不再適當地運作。我們也知道毒物傷害身體的許多方式。接下來的真實故事生動地描寫出，慢性暴露於毒素中，最終會導致自體免疫和其他的發炎性疾病。

泰瑞・渥斯醫學博士以採用食物漸進地療癒了自己的多發性硬化症而聞名，在她的著作《渥斯方案：以原始人飲食原則治療所有慢性自體免疫狀況的激進新方法》（*The Wahls Protocol: A Radical New Way to Treat All Chronic Autoimmune Conditions Using Paleo Principles*）記錄了此段過程。或許沒那麼知名的是，她懷疑有毒的化學物質是她發展出多發性硬化症的最大元凶。

泰瑞在美國愛荷華州的家庭農場上長大。為了因應逐漸增加的作物需求，泰瑞的父親開始使用農藥和除草劑，像是美國境內第二受廣泛使用的除草劑草脫淨（Atrazine）❼ 來控制雜草。草脫淨是一種強效內分

泌（荷爾蒙）干擾物，已被證明在低劑量時會化學閹割 ⑧ 公蛙。[11] 在她離開農場後，經歷了更多化學物質暴露：在醫學院時，泰瑞經常接觸高濃度的甲醛。到了大學二年級時，她開始經驗到奇怪的症狀，包括聽力問題、難以保持平衡和臉部疼痛的增加。回顧過去，泰瑞毫不懷疑是因孩童及青年期長期暴露在有毒化學物質中，造成沉重的全身負擔，大幅促成多發性硬化症的發展。

有時只是長期暴露在毒物中就會填滿普通尺寸的毒物桶，而有時是桶子本身比較小，或對毒物的傷害性比較敏感，只要幾次的刺激就會讓惱人的症狀浮現。

功能醫學先鋒馬克・海曼醫學博士因為可能在體內累積超過二十年的低量汞中毒，而得了使人虛弱的慢性疲勞症候群。小時候，馬克吃「無限量」的鮪魚三明治（鮪魚是最常見和最大的飲食中汞來源），而且嘴裡滿滿都是銀填料。馬克在三十多歲時，花了一年在中國北京開發醫學中心，該處的住家是燒碳取暖，夏天時則常見天空一片漆黑。當他在中國呼吸著受污染的空氣和大吃生魚片時，並不知道汞正慢慢但肯定地在體內累積。那時馬克還不知道，他和美國將近半數的人口一樣，欠缺了一個關鍵基因：麩胱甘肽轉移酵素 M1（glutathione S-transferase M1, GSTM1），這個基因控制了可用來排除汞和許多其他毒素的酵素之生產。

馬克回到美國以後，開始出現數個複雜且看來毫不相干的症狀。他感覺虛弱、精疲力盡、思考困難，也發展出肌肉疼痛和抽搐、失眠、消化問題、食物過敏、焦慮和憂鬱。對一個過去充滿精力且自信的醫師來說，這是一段格外令人沮喪和困惑的時期。馬克無法找到可以為他做出適當診斷和進行治療的醫師，開始自行研究，尋找這一堆症狀的線索，最後終於發現是慢性疲勞症候群。一位同事告訴他，許多患有慢性疲勞症候群的人的重金屬負擔很大，所以馬克做了尿液檢測，被結果嚇了一大跳。正常的汞量是少於 3 mcg/L，任何超過 50 mcg/L 都算是汞中毒了，而馬克的量是將近 200 mcg/L！

馬克向許多專家請益後，展開了小心而刻意的排毒過程，包括治癒腸道，加入排毒食物、補充營養品，靜脈注射麩胱甘肽和維生素 C，口服螯合劑（chelators，可結合金屬的化合物，幫助將金屬送出體外）和做蒸氣浴。雖然馬克在數週內就開始感覺好多了，但花了超過一年才清除掉體內的汞，治癒受傷害的粒線體，並回復到正常的高能量程度。

重度全身負擔的跡象

重度全身負擔的跡象和症狀，與患有自體免疫失調者的症狀一樣；你可能不知道這些也是毒素超載的警告跡象：

★精力問題：極度的虛弱，嗜睡，精神萎靡。

★睡眠問題。

★消化問題：腹脹、便祕、腹瀉、糞便味臭、脹氣、胃灼熱。

★疼痛：頭痛、肌肉疼痛、關節疼痛。

★鼻竇問題：慢性鼻涕倒流、鼻塞。

★精神問題：憂鬱、腦霧、注意力集中困難。

★神經問題：眩暈、顫抖

★體重問題：不明原因的體重增加或減重阻抗。

★皮膚問題：皮疹、濕疹、白癬、青春痘。

★荷爾蒙問題。

★高血壓或低血壓。

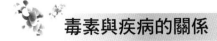

與毒素超載有關的疾病名單很長,包括:關節炎、慢性疲勞症候群、消化失調、纖維肌痛症、心臟疾病、月經問題、帕金森氏症和第二型糖尿病等,但讓我們來看看幾個揭露出毒素與慢性疾病之間明顯關係的特別例子。

約瑟夫·皮佐諾(Joseph Pizzorno)、華特·克林諾(Walter Crinnion)和阿利斯托·維達尼(Aristo Vojdani)醫師已見證慢性疾病流行的成長超過四十餘年。今日他們都提出毒物與不良健康之間令人信服的相關性。

約瑟夫·皮佐諾自然療法醫師是在討論毒素上的獨特代言人,因為在他執業超過半個世紀以來,就見證了疾病驅動因素上的大幅改變。1975年,當他開始行醫看病時,人們生病的原因主要是由於營養不足或生活習慣不良。在他行醫的第一年,只有一位糖尿病患者,而那差不多跟全國的平均值相關。

六十年前,美國總人口中大約只有1%患有第二型糖尿病。今日這個數值已成長到大約10%。有些推測表示,2050年時,將會有超過三分之一的人口罹患糖尿病,而這只是被診斷出的人數。如果包括未診斷出的糖尿病、胰島素阻抗或糖尿病前期,2050年時患病的將可能是大多數的人口!

皮佐諾醫師擔心糖尿病患者大爆發,便深入鑽研中。他愈研究,就愈發現大多數的慢性疾病,包括糖尿病,都是因為環境毒素。為了測試他的假說,他比較了特定毒素最高量與最低量的人,結果發現了強力的相關性。例如,身上帶有最高量的、通常噴灑在傳統種植的水果和蔬菜(尤其是羽衣甘藍)的有機氯農藥的人,糖尿病發病率是體內無此類化學物質者的12倍。[12] 隨著他鑽研得更深入,他發現有毒的化學物質,像是農藥、砷和塑膠,會附著在胰島素受體的位置,防止胰島素進入細胞中,並傷害腸道微生物群和新陳代謝。現在,皮佐諾醫師相信,在過去五十年間,糖尿病發病率的增加大多要歸咎於毒素。

另一位近距離看見毒素衝擊的醫師是華特·克林諾醫學博士,他是作家、毒素專家,以及從1980年代早期開始執業的環境醫學醫師。當時,他的許多病患是想要有小孩卻無法受孕的年輕女性。克林諾醫師只是調整她們的飲食,

開給她們多種維生素，成功率就高達 90%，患者最後都在六到十二個月之內懷孕。今日，他聲稱因為環境毒素負荷大且惡化，已經無法用這個方式辦到了。現在，克林諾醫師看到二十到三十多歲的男性，帶著六十多歲男性的睪丸素量——年輕男性患有臨床上的性腺功能低下，只是因為呼吸空氣！

研究指出，在工業國家中，男性不孕症的發病率已從 1960 年的 7% ～ 8%，逐漸增加至今日的 20% ～ 35% [13]；而 2017 年的一項整合分析證實，空氣汙染物的確降低了動物和人類的生殖能力。[14]

毒物暴露觸發了多種化學物敏感性：阿利斯托・維達尼的故事

自體免疫學家阿利斯托・維達尼（Aristo Vojdani）博士除了在專業上對免疫系統受到環境毒素影響有興趣外，個人也為此所苦。在 1980 年代早期，維達尼醫師在美國加州大學洛杉磯分校進行博士後研究：小鼠受有毒化學物質的影響。透過注射微量的化學物質到三種不同品系的小鼠體內；一種是對化學物質敏感的，一種是能阻抗化學物質影響的，和一種介於中間的；他觀察到敏感的小鼠發展出大的腫瘤，介於中間的發展出小腫瘤，而阻抗小鼠則完全未發展出癌症。維達尼醫師說，人類就跟小鼠一樣，具有不同的弱點。他繼續說道，20% 的人口暴露於化學物質中時，會發展出多種化學物質敏感性（multiple chemical sensitivities, MCS），其他的人口或許有 20% 具阻抗力，而 60% 則約莫介於中間地帶。

維達尼醫師本人和敏感性小鼠一樣。在實驗室工作約五年後，他開始發展出嚴重的頭痛和全身類纖維肌痛症。醫師們說，他是壓力過大，只需要去度個假；所以他就休息了兩週，感覺真的好多了。但他說，這不是因為自己更放鬆，而是因為暫時遠離了實驗室的化學物質！最後他去看了神經毒理學家（neurotoxicologist）甘納・休瑟（Gunnar Heuser）醫學博士，被診斷出罹患多種化學物質敏感性，並被告知如果他真的想幫助他人，就應該開辦一家實驗室來為像他一樣

的人進行檢測。維達尼醫師開始開發化學物質抗體檢測，後來發展為 Immunosciences Laboratories 和 Cyrex Laboratories 這兩家專注在檢測那些牽涉到自體免疫失調問題之環境因素的公司，如化學物質、病毒、萊姆感染、食物和飲食成分。

維達尼醫師在訪問中告訴我，化學物質如何改變了我們的身體組織，以及觸發自體免疫反應：

> 化學物質進入體內，與組織結合，改變身體部位的基本結構，不管是甲狀腺、腎上腺或髓鞘等，這些結構都無法被免疫系統認出。新結構成了新生抗原，它是與人體組織結合的新異物或敵人，會受到免疫系統的攻擊。免疫系統為了進行工作，生產出「自體抗體」（autoantibodies，摧毀自己細胞的士兵們）來攻擊新的抗原——也就是自己體內新的、看來像是外來的那些組織。

維達尼醫師和同事達帝斯‧卡拉贊（Datis Kharrazian，健康科學醫師、整脊療法醫師、理學碩士），解釋了為何有些人會發展出自體免疫狀況而其他人則不會。差別在於「免疫耐受性」（immune tolerance）❾ 的概念，這直接與免疫系統相關聯，決定出哪些元素可以忍受和哪些要受攻擊。卡拉贊醫師說，透過尿液檢測，可以發現每個人都暴露在從塑膠和汞而來的高量化學物質中，但檢測結果並不會告訴你誰會發展出自體免疫狀況，或是塑膠或金屬是某人自體免疫狀況背後的原因。卡拉贊醫師強調，主要的問題是他們是否對化學物質失去了免疫耐受性；一旦失去了免疫耐受性，免疫系統就會開始對毒物產生抗體。

所以，人體內任何特定毒物的量，在疾病等式上來說，並不是像「對毒物的抗體量」那麼顯著的因素。血流中愈高量的毒物抗體流竄，自體免疫攻擊所造成可能的傷害就愈大。反過來說，毒物抗體量愈低，自體免疫攻擊所造成的傷害就愈少。好消息是，現在已經可以檢測出對一般化學物質和金屬的

抗體程度。至於恢復免疫耐受性？那是在解決所有 F.I.G.H.T.S. 時自然產生的副產品。我們移除壞東西，就減低了發炎程度；當我們擁抱滋養的習慣時，就增強了對廣泛壓力源的恢復力。

毒物與自體免疫狀況的科學面

儘管還有很多環境毒素涉及或經證實會觸發自體免疫狀況，包括石棉、戴奧辛（dioxin）、鉛、三氯乙烯（trichloroethylene, TCE）和矽膠隆乳，不過，為了實際起見，我列出一些最常見的，在科學上與自體免疫失調相關聯的毒物：

◆ 農藥：DDT、草脫淨

主要暴露來源 ▶ 水和傳統養殖（非有機）的食物

相關狀況 ▶ 注意力不足及過動症、阿茲海默症、第二型糖尿病、更年期提早、帕金森氏症、類風濕性關節炎、狼瘡和癌症。

許多不同種類的合成（人造）農藥被用於農業中除蟲，或是在居家、學校、公園和花園中使用的產品。有機磷農藥原本在 1940 年代是發展用來做為高毒性生物戰劑，目前在美國是使用量居首位的殺蟲劑。環境工作組織提供了年度的「十二大骯髒蔬果」列出了農藥殘留量最多的農作物。有些水果，如傳統種植的草莓和葡萄，就可能有多達十五種的農藥殘留！

DDT 是一種有機氯農藥，美國在 1970 年代因其與癌症和生殖傷害相關而禁止使用，但 DDT 是持久性有機汙染物，意思是指要從環境和我們的身體中移除是極度困難的。DDT 在人體內的半衰期（也稱半生期，指化學物質降解一半所花的時間）是十年。皮佐諾醫師懷疑，將近 45% 的阿茲海默症只與 DDT 相關聯。

有一項研究專注在十四年間美國二十六個州內的三十萬張死亡證明，研究人員審查了職業與因自體免疫疾病死亡之間的關聯性。他們發現，在使用

農藥的農場上工作的工人，最有可能死於一種自體免疫疾病，包括類風濕性關節炎、狼瘡和全身性硬化症（systemic sclerosis）。但不只是農場工人受影響。針對七萬七千位停經後女性所做的長期研究顯示，在居家或工作場所使用或暴露於農藥的女性，發展出狼瘡、類風濕性關節炎和其他自體免疫狀況的風險較高。[15]

◆ 雙酚 A

主要暴露來源▶ 飲料的塑膠瓶、罐裝食物、售貨收據／發票

相關狀況▶ 多重自體免疫狀況、心血管疾病、第二型糖尿病和神經退化性疾病。

雙酚 A 是一種內分泌干擾物，可用來硬化塑膠。它於消費商品中無處不在，一長串的名單包括了塑膠水瓶、食物容器和罐裝食品（尤其是罐頭湯）、烹飪用具和玩具。同時也在我們體內。一項研究發現，超過 90% 以上的美國人，尿液中帶有可檢測出的雙酚 A。雙酚 A 會瀝出到液體和食物中，特別是當容器被加熱時。研究顯示，雙酚 A 會造成許多牽涉到自體免疫疾病表現和進展的免疫反應。不要被「不含雙酚 A」（BPA-free）的標籤給騙了。有些東西不含雙酚 A，但含有較新的版本，如雙酚 AF（BPAF）、雙酚 B（BPB）、雙酚 F（BPF）和雙酚 S（BPS），可能都跟雙酚 A 一樣具傷害性，或更具傷害性。[17]當然就更讓人想自己煮湯了！

◆ 汞（水銀）

主要暴露來源▶ 海鮮（特別是大型掠食性魚種，如鯊魚、馬林魚、旗魚、大西洋馬鮫、馬頭魚和鮪魚），牙科汞合金填料和空氣中的煤塵。

相關狀況▶ 慢性疲勞症候群、頭痛、憂鬱、自閉症、心血管疾病、阿茲海默症、肌萎縮側索硬化症、多發性硬化症、帕金森氏症、癌症。

汞是自然產生的元素，以及從燃燒煤和化石燃料所釋放出的常見環境汙

染物，還有礦業和工業化學生產汙染了湖水、河水和海洋，生物累積於位在食物鏈頂端的大型魚類中。過去五十年間的科學文獻發表，持續指出從魚類和牙科汞合金而來的汞暴露，以及從其他慢性低度的汞暴露，是發展出多發性硬化症的促成因素。[18] 頂尖的多發性硬化症專家，派屈克·金斯利（Patrick Kingsley）醫學博士描述，在他看過的將近四千名帶有多發性硬化症的患者中，**只有五位不是因汞中毒所引起的**。[19]

♦ 多氯聯苯（PCBs）

使用在電器設備中，如電晶體和電容器。

主要暴露來源▸養殖（如大西洋或蘇格蘭）鮭魚

相關狀況▸自體免疫狀況，尤其是甲狀腺炎和類風濕性關節炎、第二型糖尿病、慢性感染、癌症、智商降低。

多氯聯苯是持久性有機汙染物，因為與人類的癌症有關，在美國已不再生產；但仍可在環境中找到它們，因為多氯聯苯類的半衰期高達二十五年。隨著多氯聯苯在食物鏈中向上移動，生物累積（濃度增加）在魚類和動物中的量，比在水中或土壤中所發現的還要高上百萬倍。研究證實，多氯聯苯會傷害「緊密連接」組織，造成腸漏和促成許多疾病的到來及進展，包括糖尿病、過敏、氣喘和自體免疫失調。[20, 21]

♦ 藥物

包含許多非處方和處方藥物。

主要暴露來源▸抗生素、抗真菌藥、降壓藥、消炎藥、降膽固醇藥、合成雌激素、口服避孕藥、生物製劑（如腫瘤壞死因子阻斷劑）和化學療法。

相關狀況▸腸漏、狼瘡、帕金森氏症、類風濕性關節炎和癌症等自體免疫狀況。

我們知道藥物通常帶有副作用，但有時那些副作用格外不受歡迎，像是自體免疫狀況，特別是所用的藥物就是在治療現有的自體免疫狀況或癌

症！有些一般的非處方藥（如非類固醇消炎藥）會造成腸漏，打開一連串自體免疫性的大門。有超過九十種藥物，包括治療心臟疾病、甲狀腺和神經精神失調的藥物，已被指出會造成藥物誘發的紅斑性狼瘡。用來降膽固醇的他汀類藥物（stains）[⑩] 會觸發自體免疫肌肉病變，而口服避孕藥則會促成類風濕性關節炎。[22, 23, 24, 25]

♦ 鋁

主要暴露來源 · 制汗劑（antiperspirants）、鋁製家庭用品和疫苗。

相關狀況 · 失智、阿茲海默症、自閉症、帕金森氏症、佐劑類群（adjuvants spectrum）誘發的自體免疫症候群、多發／多重自體免疫狀況。

鋁鹽是最受廣泛使用的疫苗添加劑，會觸發注射疫苗後症候群，這被稱為「佐劑類群誘發自體免疫症候群」或以發現此問題的自體免疫學家之名而稱「史恩菲氏症候」（Shoenfeld's syndrome）。初始的症狀可能包括慢性疲勞、疼痛、衰弱和認知障礙；最後可能導致任何一種自體免疫疾病，包括多發性硬化症、全身性紅斑狼瘡和類風濕性關節炎。

♦ 鄰苯二甲酸酯（塑化劑）

主要暴露來源 · 軟質塑膠（如浴簾），食物包裝（尤其是放在塑膠中的微波食物），個人保養用品，包括乳液、指甲油、髮膠、除臭劑、化妝品和香水。

相關狀況 · 肥胖症、不孕、男嬰先天缺陷、氣喘、子宮內膜異位症、肌瘤、第二型糖尿病、狼瘡；癌症，特別是生殖器官：攝護腺、子宮、卵巢和胸部。

鄰苯二甲酸酯是一種化學物質，可用來讓塑膠軟化，保持家用及個人保養產品、化妝品和香水的顏色與香味。它們藉著干擾荷爾蒙，阻斷胰島素和甲狀腺受體，來傷害人類生理。一項針對年輕男性體內鄰苯二甲酸酯的研究發現，只要使用包含了此種化學物質的個人保養品，包括乳液、古龍水、除

臭劑和漱口水，就會提高鄰苯二甲酸酯的身體負擔達 300 倍，而不是只有300%。[26]

♦ 食品添加劑

添加的葡萄糖（糖）、鈉（鹽）、乳化劑（emulsifiers，讓食物像奶油一般或更穩定的化學物質）、麩質、轉麩醯胺酸酶（transglutaminase，被當成食物蛋白質「膠水」的一種酵素）、奈米粒子（nanoparticles）、人工甘味劑、麩胺酸鈉鹽和大豆萃取物。

主要暴露來源▸ 加工食品、包裝食品、速食和飲料。

相關狀況▸ 腸漏、自體免疫狀況、代謝症候群（肥胖症、胰島素阻抗、高膽固醇、心臟疾病風險等）、癌症。

關於用以加強品質（像是味道、氣味、口感和保存期限）的工業用食品添加劑，近期的研究發現，加工食品使用度的增加與腸漏的出現，以及自體免疫疾病發病的增加之間，有著顯著的關聯性。有些食品添加劑，如麩胺酸鈉鹽和阿斯巴甜（人工甘味劑），是刺激毒素（excitotoxins），其刺激性的神經毒素會過度刺激神經元受體，可能觸發自體免疫疾病。[27, 28]

♦ 砷

主要暴露來源▸ 水、雞、糙米、礦業、木頭防腐劑、農藥。

相關狀況▸ 自體免疫狀況、糖尿病、心血管疾病、痛風，以及肺癌、攝護腺癌、肝癌。

砷是地殼的天然成分，廣泛分布在空氣、水和土地的整個環境中。在無機形態時具高度的毒性，此類型可在土壤和地下水中發現，是從風化的岩石中溶解出的礦物質所造成的。（注意：此處的「有機」與「無機」是化學名詞，不可與販賣的有機食品混淆。）人會暴露於高量的無機砷中，是透過飲用被汙染的水（尤其是井水）；使用被汙染的水準備食物及灌溉糧食作物；吃受到被汙染的食物，特別是傳統養殖的雞和種植的糙米，在受汙染的糙米中，砷的含量比白米高；以及吸菸。雖然美國目前定有飲用水國家標準，但在

2015 年時，美國三分之二的州份的水中砷含量都高過法定限制。[29]

♦ 黴菌和黴菌毒素

分枝孢子菌屬（*Cladosporium*）、青黴菌屬（*Penicillium*）、鏈隔孢菌屬（*Alternaria*）、麴菌屬（*Aspergillus*）和葡萄穗黴菌（*Stachybotrys chartarum*，有時被稱為「有毒的黑黴菌」）。

主要暴露來源・被水損壞的建築物。

相關狀況・過敏、氣喘、黴菌疾病、俗稱的慢性發炎反應症候群、自體免疫狀況。

每當想到空氣汙染，就會想到室外空氣，像是塵霾、煙霧和汽車廢氣，但專家說，室內空氣的品質可能是更大的健康風險。據估計，室內空氣汙染，包括黴菌和黴菌毒素，或許促成了超過 50% 的疾病。一項大型調查中，歸因於經確認是暴露在混合黴菌感染而有多個健康問題的患者證實，暴露在遭水損壞的建築物中的黴菌，以及與它們相關的黴菌毒素，會導致涉及中樞神經系統和免疫系統的多重健康問題，包括增加自體免疫性的風險。[30, 31]

增加傷害風險的因素

許多因素會讓你更容易受到毒物的傷害效果所影響。或許你要考慮這張清單，做為判斷自己是否更容易或比較不受影響：

- 暴露的增加或持續
- 營養不足（維生素 B 群、抗氧化劑、鎂、硒等）
- 高碳水化合物，低蛋白質飲食
- 重金屬
- 慢性壓力或情緒創傷
- 腸道菌叢不良

- 單一核苷酸多型性（single nucleotide polymorphisms, SNPs），在排毒基因酵素中常見的基因變形，代表著受損的排毒能力。

面對看似無法克服的毒物，以及其他讓你更容易受傷害所影響的因素時，你能做什麼？請實行預防原則並採取積極的行動，來防衛自己的健康。儘管你現在可能覺得資訊飽合，但我希望你覺得自己是被給予力量的，透過他人已經成功的做法來獲得新程度的自由。接下來的故事，提供給關心自己毒素桶狀態的任何人。

排毒療癒：艾咪・瓦爾波的故事

艾咪・瓦爾波（Amie Valpone）是功能醫學營養和健康專家，以及暢銷料理書《吃得乾淨，21 天排毒計畫，擊敗發炎並重新設定身體》（*Eating Clean, The 21-Day Plan to Detox, Fight Inflammation and Reset Your Body*）的作者，她曾經歷這個過程後並復原。艾咪病重長達十年，直到她發現自己帶著大約三分之一的人都有的基因弱點：甲烯基四氫葉酸還原酵素（methylenetetrahydrofolate reductase, MTHFR）基因缺陷，使人更容易受環境毒素影響，而她盡力修正這個問題。艾咪的故事驗證了每日排毒以清空毒素桶並回歸精力充沛的健康的力量。

十年來，艾咪經歷了多重慢性疾病和重度毒素負荷，包括萊姆病、全身性念珠菌、多囊性卵巢症候群、甲狀腺功能低下、慢性疲勞症候群，以及小腸細菌過度增生，大量的重金屬、寄生蟲和黴菌毒性。就如她在訪談中所解釋的，讓她深感莫名其妙的是，她向來是一個「生活得乾乾淨淨的好女孩」。她避開了明顯的毒素，像是藥物、酒精、加工食品和速食，除了乳糖不耐症外，她並未察覺到任何敏感性。

有事出錯的第一個跡象，出現在她二十多歲初期，她的腿因為 40 磅（約 18 公斤）的水，而腫脹到「除了彈性衣物外什麼都不能穿」。首先她被誤診為血癌，然後得了致命感染（困難梭狀桿菌感染），被宣告只

剩下二十四小時的性命。她很勉強地活了下來。接著，她處於殘障狀態一年，看遍全國的醫師，包括梅約診所（Mayo Clinic），累計了將近五十萬美元的自付醫療費用，一切都只為了找出一開始自己為何生病的原因。直到艾咪遇見了整合與功能醫學，才發現自己排毒基因中的缺陷：她帶著「甲烯基四氫葉酸還原酵素」基因突變。

艾咪說，帶著這個基因突變的人，無法有效的排毒，因此，毒素會累積並導致許多自體免疫狀況，甚至癌症。調查估計，人口的 40% 可能都有「甲烯基四氫葉酸還原酵素」突變，意思是這些人更容易受到除草劑、農藥、抗生素和重金屬等環境毒素的傷害。「甲烯基四氫葉酸還原酵素」突變會阻礙「甲基化」這個涉及排毒、DNA 修復和調節發炎的複雜過程。簡單來說，你必須要能甲基化以維持健康，而艾咪並未甲基化。

為了給自己一個戰鬥的機會，艾咪教育自己並展開終生的排毒。她審視生活中的每樣東西，並選擇穿戴在身上或進入體內的任何東西。她從食物開始，移除麩質、乳製品、大豆、精製糖、玉米、蛋、加工食物和食品添加劑，然後治癒腸道。她移除所有充滿化學物質的居家和個人保養產品，只使用無毒的代替品。她停喝自來水，並開始過濾飲用水及洗澡水。

簡單的說，艾咪回歸到基本，吃真正的食物及喝真正的水，未添加化學物質。為了幫助移除體內的金屬，艾咪與一位排毒專家合作，進行了兩年的靜脈注射螯合劑治療法。她也讓整合醫學牙醫安全地移除了牙齒中的汞填料，這位牙醫確保艾咪在過程中並未吸入任何有害的汞蒸氣。

隨著慢慢地排毒，她開始覺得比較好，血液檢查結果也改善了，而且她在四年內回到學校正式研讀營養學。2009 年，艾咪離開大公司並開始經營 The Healthy Apple 公司，為客戶烹飪，並幫助他們像她一樣從似乎無法克服的健康狀況中復原。

艾咪證明了排毒生活形態可以幫助我們超越症狀和診斷。額外的好處是你不需要花上十年和五十萬美元來恢復健康，可以更簡單。盡你所能的把壞東西摒除在外，迎進好東西。

排毒照護方法

你無法回到過去或完全避開毒物，但可以學會更多關於個人暴露的事，在生活形態上做出改變，減少更進一步的暴露並強化身體的防禦力。在處理重度全身負擔的負面結果後，仍有無盡的希望可以恢復健康。

專家同意，移除毒素最好的方法是積極、溫和並持續的排毒，而不是每年幾次強烈而迅速的清洗。的確，細胞的排毒要花時間。你不是一晚就累積出重度全身負擔，因此也不該期望一次就卸除所有負擔。排毒專家丹·彭巴（Dan Pompa）博士後理學博士、克理斯·夏得（Chris Shade）博士和溫蒂·梅爾斯（Wendy Myers，功能醫學營養診斷醫師、營養教練、整體健康認證顧問）都謹慎地與客戶設定期望，有時可能要花上數年才能顯著的減輕黴菌、金屬和化學物質的重度負擔。雖然排毒會花一些時間，過程則是相當直截了當，就像艾咪·瓦爾波、海曼醫師及其他人證明的一樣，努力是絕對值得的。

你自己就可以做很多事來減輕全身負擔，但有些領域需要專家的指導。克林諾醫師說，我們體內大約 80% 的化學毒物都是非持久性，只要清理我們的住家和飲食，可在三週內減少 84%。[32]

要將毒物的傷害降到最低並恢復或保護健康，可依循以下的五個步驟。而且強烈警告：如果你正在處理大型毒素負荷，如金屬、黴菌、萊姆病及合併感染的連發出擊，請與合格醫師合作來調查毒素暴露、營養不足和基因排毒狀態。在腸道和排毒器官準備好之前，就將金屬逐出到血流中的風險，會導致慘重的後果，像是汞被儲存到你的腦中。

步驟 1：進行全身負擔自我評估
步驟 2：取得資料
步驟 3：關掉長期毒素源頭
步驟 4：優化排泄器官
步驟 5：減輕全身負擔
額外步驟：考慮排毒「重炮」

步驟 1：進行全身負擔自我評估

想想以下的說明。如果你不知道答案就跳過。
以 0 或 1 評分，0 代表「沒有」或「從不」，1 代表「是」或至少是「有時候」：

0 1　我有自體免疫狀況、第二型糖尿病或代謝症候群。

0 1　我的家族病史中有阿茲海默症、肌萎縮性側索硬化症（漸凍人）、帕金森氏症或多發性硬化症。

0 1　我有以下一個或多個症狀：極度疲勞、肌肉疼痛、頭痛、注意力或記憶力問題。

0 1　我有汞合金填料。

0 1　化學氣味讓我困擾，像是汽油味、香水味、清潔用品氣味等。

0 1　我飲用未經過濾的自來水。

0 1　我使用塑膠水瓶或罐裝食物（例如罐頭湯、罐頭蔬菜、罐頭水果）。

0 1　多數時候，我吃傳統種植的農產品和養殖的動物產品。

0 1　我一週一次或多次吃大型或養殖魚類（例如大西洋或蘇格蘭鮭魚）。

0 1　我吃米。

0 1　我將食物存放在塑膠容器中，或在塑膠容器中微波食物或飲料。

0 1　我住在 1978 年以前蓋好的房子或建築物中。

0 1　我住在離農場或果園 5 英里（約 8 公里）以內的距離，或住在農業耕種區域。

0 1　我住在市區或工業區。

0 1　我在已知有黴菌或之前曾被水損壞的建築物中居住或工作。

0 1　我使用或正暴露在化學家用清潔產品或草坪花園化學物。

0 1　我會乾洗衣物。

0	**1**	我吸菸或經常暴露在二手菸中。
0	**1**	我經常服用非類固醇類消炎止痛藥、酸抑制劑、合成的荷爾蒙補充品（口服避孕藥、雌激素、攝護腺藥物），或類固醇之類的藥物。
0	**1**	我正處於慢性壓力中，或曾經歷尚未受到解決的創傷壓力。
0	**1**	我體重過重。
0	**1**	我不容易流汗。
0	**1**	我知道自己的排毒基因有缺點（例如：甲烯基四氫葉酸還原酵素、麩胺甘肽轉移酵素 M1、兒茶酚-O-甲基轉移酵素）。

任何你要加註的項目？

1 ＿＿＿＿＿＿

1 ＿＿＿＿＿＿

分數加總：＿＿＿＿＿＿

毒素評估解答

0~1 太傑出了！你是一個活在排毒生活形態的模範。繼續努力！

2~5 還不錯！看來你的生活形態相當乾淨，可能只面對相對少量的毒素。實施預防原則對你會有幫助，繼續減少暴露並減輕可能已有的負擔，以預防未來的健康問題。

6~9 排毒是你的首要工作。你可能已有自體免疫症狀，或由於暴露在毒物中而有發展出自體免疫症狀的較高風險。現在是最佳時機，透過將暴露減至最少及減輕全身負擔，以超前於未來的健康問題。考慮與合格的醫師合作來協助你。

10+ 排毒是你非常首要的工作。振作精神，要知道你並不孤單。許多人都藉著將排毒置於優先並長期與之抗戰，從慢性疾病中獲得部分或完全的療癒。請與合格的醫師在過程中合作，致力於此過程，而且要有耐心。

步驟 2：取得資料

不幸的是，目前（撰寫此書時）尚未有單一的實驗室檢測能評估你的金屬、化學物質、黴菌和（細菌細胞）內毒素的全身負擔。不過有數個檢測可以讓你對體內個別毒物的負荷，有相當好的瞭解。要記得，儘管檢測可以提供你的暴露程度，甚至免疫系統對該暴露的反應概況，但不會指出任何負荷的影響會是什麼。這也是為什麼和專家合作會極有幫助的原因。

◆ 排毒遺傳學

常見的基因突變是單一核苷酸多型性（SNPs），與排毒功能障礙風險的增加相關，包括：細胞色素 P450（與藥物新陳代謝有關）、甲烯基四氫葉酸還原酵素（與甲基化有關）、麩胱甘肽轉移酵素 M1（與麩胱甘肽有關）、兒茶酚-O-甲基轉移酵素（與神經傳導物質處理有關）、超氧化物歧化酵素（SOD，與氧化保護有關）和維生素 D 受體。要知道自己是否有排毒單一核苷酸多型性，可考慮以下檢測，但要記得你的基因不是你的命運。它們是受你的營養和生活形態選擇的表觀遺傳學所控制。

· www.23andMe.com 的基因檢驗——使用唾液

此檢驗提供原始資料。因此，你必須將原始資料上傳到解讀單一核苷酸多型性的應用軟體中。有許多應用軟體提供解讀，而我發現 NutraHacker 是最有幫助的，因為它提供了有用的鼓勵和避免的提示。

· Genova Diagnostics 的排毒基因組概況——使用唾液

直接提供你的基因排毒概況。

· LabCorp 的聚合酵素連鎖反應——使用血液

此檢驗能提供你的人類白血球抗原相關抗原 D（HLA-DR）狀態，揭露你是否在基因上較易感染黴菌、萊姆病或多重生物毒素的指標。

◆ 化學物質

· Cyrex Array 11 化學物質免疫反應性篩檢——使用血液

檢測你對黴菌、化學物質和重金屬所產生的抗體，提供可能正在挑戰你的免疫系統並促成自體免疫過程的相關見解。

·Great Plains Laboratory 的 GPL-TOX──使用尿液

篩檢是否有 172 種不同的有毒化學物質的存在。

◆ 金屬

·Doctor's Data 的有毒金屬套組──使用誘發為主的尿液檢測

使用口服螯合劑，以將金屬從組織中抽出，並在二十四小時內集結到尿液中。

·Quicksilver Scientific（QS）的汞三項測試──使用血液、頭髮、尿液

檢測排泄能力，以及無機汞和甲基汞（methyl mercury）的暴露。血中金屬套組篩檢廣大範圍的可能有毒和營養金屬，來顯示對有毒金屬和營養元素的暴露狀況。

◆ 黴菌

· 視覺對比敏感性

網路眼睛測試是一個生物毒素篩檢工具，可以捐款 10 美元給 www.vsctest.com 來進行。

·Great Plains Laboratory 的黴菌毒素套組（MycoTOX Profile）──使用尿液

從 4 種黴菌品種偵測 7 種不同的黴菌毒素。

·Realtime Laboratories──使用尿液

從 4 種黴菌品種偵測 15 種不同的黴菌毒素。在美國許多州提供直接給消費者的檢測。

步驟 3：關掉長期毒素源頭

你可以透過減少毒物暴露，在減輕自己的毒素負荷上得到很大的進展。

與其一次做完所有事，不如從你可以做到的開始，並使用以下的指南來減少最普遍或最有問題的毒物。

隨著你開始替換經常使用的產品和選項，改用較安全的替代品時，就會發現整個過程變得愈來愈簡單。或許你還會注意到自己更有精神，症狀更少，而這會成為你繼續下去的動力。

♦ 食物

皮佐諾醫師說，**你的毒素負荷有 70% 來自食物**，尤其是標準美式飲食和食物添加劑，以及我們如何烹煮、儲存和加熱食物。研究顯示，從傳統作物改成使用有機水果和蔬菜，就算只有幾天，就可減少孩童體內高達 50% 的農藥量。[33, 34]

✓ 吃有機食物

在降低全身負擔上，所能採行的最重要步驟就是吃有機食物。而最重要的購買食物是肉類，這意味著肉類是從 100% 草飼和終身草飼的動物而來。根據醫學博士、認證心臟病專科醫師暨整合醫學專家李・科登表示，傳統養殖肉類中的農藥量，比在傳統種植水果和蔬菜中的超出 5 ～ 20 倍。

如果全部吃有機食品的花費是你難以負擔的，至少購買 100% 草飼肉類、100% 放牧雞和蛋，以及被環境工作組織稱為十二大骯髒蔬果的有機品項：草莓、菠菜、油桃、蘋果、桃子、芹菜、葡萄、梨、櫻桃、番茄、甜椒和馬鈴薯。

✓ 過濾所喝的水

自來水（水龍頭水）含有毒物和汙染物，包括氟化物、氯、鋁、砷、除草劑，甚至處方藥。考慮以固體碳棒濾水器做為料理檯上的設備，或是整個房子的濾水裝置。買一個價格合理的淋浴濾水器，像是 AquaBliss、Homspal、Starbung。要注意，不是每種濾水器或濾水壺都會去除氟化物這種惡性毒素，記得購買之前要仔細閱讀標籤。

✔ 以低溫烹煮

高溫烹煮或燒烤會傷害油和蛋白質，導致「糖化終產物」（advanced glycation end products, AGEs），此物質會讓你提早老化。建議你採烘焙、燉、略微的炒，或蒸煮食物，並在食物裝盤後才添加油品。

✔ 使用不鏽鋼、鑄鐵或陶瓷烹飪用具

鐵氟龍（Teflon）之類的不沾鍋含有全氟辛酸（perflurooctanoic acid, PFOA）這種已知會傷害免疫系統、肝臟和甲狀腺的化學物。[35]

✔ 使用玻璃容器保存食物

塑膠中的化學物質會溶出到食物中，尤其是加熱時。

♦ 身體

✔ 使用無化學物質的身體保養產品和化妝品

一個大原則是：如果你不認得成分，就不要使用。再進一步是：如果你不會去吃，就不要用在身上。例如，椰子油是很好的保濕用品！參考環境工作組織的 Skin Deep 檔案庫，查看超過七萬種個人保養產品的資訊。下載 Think Dirty 這個免費的行動裝置應用軟體，掃瞄個人保養產品和皮膚保養產品的條碼，取得產品從 1 到 10 分的可能傷害評分。

✔ 流汗

一份整合了五十項研究的論述發現，因蒸氣浴或運動而流汗，可以幫助清除身體的毒物，包括鉛、鎘、砷、汞和雙酚 A。紅外線蒸氣浴有助於安全的排毒，也沒有一般蒸氣浴的高溫。低電磁波蒸氣浴，包括了 Relax Sauna、Clearlight、Sunlighten；而 SaunaSpace 提供了無電磁波的選項。

✔ 縮減藥物的使用

在體驗到轉變為健康生活形態的有益效果後，與醫師合作逐漸減少藥物的劑量和數量。

✓ 考慮移除汞合金填料

以無毒的材料取代。專家同意，在處理汞毒性之前，你必須先移除暴露源，包括銀汞合金填料和魚類。可上 iabdm.org/location/ 尋找受過訓練的牙醫進行適當的移除處理。

◆ 居家

根據美國環保署表示，室內空氣汙染物的程度，可能比室外空氣汙染物高上 2～5 倍，有時甚至會高過 100 倍。由於一般人平均花將近 90% 的時間待在室內，因此室內空氣汙染是人們環境化學物質暴露的主要來源。室內空氣汙染的來源，包括：排氣不良、化學清潔產品、沙發和地毯的發泡體、空氣清新劑、香氛蠟燭、氡（radon）⑩，和揮發性有機物（VOCs），像是黴菌。

✓ 為地板吸塵

減輕全身負擔所能做的最好方法之一，就是保持地板無塵、土和黴菌孢子。環境諮詢師約翰・班達（John Banta）建議客戶，購買並使用具高效空氣過濾網（high efficiency particulate air, HEPA）的吸塵器，並「禁止使用掃帚」，以避免再度將粒子散布到空氣中。別忘了在室外清空吸塵器的集塵桶。

✓ 濾清室內空氣

另一個有助減輕全身負擔的工具，是在你最常使用的房間裡使用高效空氣過濾網，像是臥房、廚房及辦公室。高效空氣過濾網可以濾除極細的粒子（小於 0.1 微米），這代表了你所呼吸的空氣傳播汙染中的九成，包括黴菌、灰塵、甲醛、寵物皮屑、揮發性有機物，甚至空氣中的病毒。可考慮 Intellipure、Air Oasis、IQAir、Austin Air、Blueair 空氣濾網。

✓ 使用無毒清潔產品

環境工作組織測試了 2500 種產品，發現超過三分之二的產品在人類與環境毒性上獲得 D 或 F 的評分。考慮自行製作便宜有效的多功能家

用清潔劑：以 4 份水，加 1 份白醋和 10 ～ 20 滴的精油，如薰衣草、肉桂或檸檬。保存在玻璃瓶中，避免油的品質在塑膠中降低。

✔ 檢查並消除黴菌的來源

如果你在曾經遭水入侵、潮濕的地下室，或帶發黴氣味的建築物中居住或工作，很可能就有黴菌所產生的黴菌毒素和揮發性有機物。功能醫學博士暨自體免疫專家吉兒・卡納漢，就有從因黴菌暴露而罹患的慢性發炎反應症候群恢復的經驗，建議你透過 mycometrics.com 取得環保署核可的環境相關黴性指標（ERMI (SM)）檢測，該單位量測了更多黴菌的種類。名為「矯治」（remediation）的黴菌安全移除作業，可能會令人畏縮且費用昂貴，但在幫助健康復原上是勢在必行的。儘管聽來嚴苛，但除非你移除黴菌或搬到別的地方，否則就不會治癒。

✔ 在大門口脫鞋

這不只是禪的概念，而是一個非常實際的方式，保持家中無除草劑、肥料、煤渣粉塵，和從狗排泄物而來的有害細菌和寄生蟲等。

✔ 減少電磁場暴露

科學家已發現暴露在從手機和 Wi-Fi 網路的人工或非本地電磁場，與心臟疾病、肥胖症和發炎性腸道疾病等慢性疾病相關聯。當我們的住家因為使用 Wi-Fi 的設備而更智慧化時，健康風險的增加也隨著便利性而來。將你的電子設備在不使用的時候設定在飛航模式，考慮在晚間關掉Wi-Fi的路由器，在手機上使用有線耳機，讓手機遠離你的身體。

步驟 4：優化排泄器官

透過支援主要的排泄器官，啟動身體固有的排毒能力：

✔ 肝臟／膽囊

肝臟是身體的化學物處理工廠，負責將你吃下的多數食物轉變成身體可使用的成分，以及去除對身體無用或有毒的東西。膽囊儲存並調節膽汁流，以幫助你消化脂肪。若要協助這兩個器官，可以用一杯溫檸

檬水開啟一天，將咖啡與酒精量減至最低，以純水和少量有機無糖蔓越莓果汁，來增加水分補充。

吃有機、營養豐富的食物，如綠葉蔬菜、苦味蔬菜（芝麻菜、甜菜和羽衣甘藍葉）、十字花科蔬菜（羽衣甘藍、綠花椰、白花椰和高麗菜）、含有硫的食物（大蒜、洋蔥和蛋），以及富含胺基酸，可支援肝臟排毒兩階段（結合與排除）的食物（骨湯、明膠或膠原蛋白、肉類、魚類、菠菜和南瓜籽）。

✓ 腎臟

負責過濾血液中的東西，以便將之從尿液排出。將酒精、咖啡和過多蛋白質的食用量減至最少，來幫助腎臟。補充足量的水分是優化腎臟排泄的關鍵。多吃滋養腎臟的食物，包含了顏色非常深的食物，如黑莓，特別是 100% 不加糖的蔓越莓果汁（可加甜菊做為甜味劑）、甜菜、海藻、黑芝麻籽、黑核桃。

✓ 大腸（結腸）

負責吸收水分讓糞便更結實，然後透過腸道活動將糞便排出，最好是每天一到三次。重點是每天讓腸道內的東西保持移動。支援大腸的三個關鍵，包括增加水分、吃更多的纖維質，以及整天保持身體的行動。

✓ 皮膚

皮膚是最大的排泄器官，有時被稱為「第三個腎臟」。每天盡可能地流流汗，如果可能的話，每週做幾次蒸氣浴來促進排汗。保持水分充足，排汗後立刻以涼水或冷水沖洗，以防止毒素再被吸收。

✓ 肺部

室內空氣汙染可能比室外空氣汙染更惡化，所以在你花最多時間的房間內使用高效空氣過濾網（HEPA），像是 Intellipure、Air Oasis、IQAir、Austin Air、Blueair。練習屏氣（止息）：以 1—4—2 的比例做十次有意識的呼吸。舉例來說，吸氣 4 秒，屏氣 16 秒，然後呼氣 8 秒。經常進行中強度運動，使用藥草和精油來緩解鼻塞及改善肺部循環，如薑、牛至草和尤加利。

✓ 淋巴系統／神經膠細胞系統（類淋巴系統）

淋巴系統是身體內部排水系統，由淋巴結、腺體、器官和血管組成的網絡，將廢棄物運出組織進入血流中，然後到脾臟進行淨化。腦部有自己的淋巴系統「神經膠細胞系統」來移除廢棄物。支援淋巴系統最好的方式，是吃抗發炎的原始人範本飲食，增加水分，以任何你可以也願意的方式進行每日運動，朝心臟方向乾刷皮膚，以浴鹽泡澡。支援腦部神經膠細胞系統的最好方式，是充足的修復性睡眠，因為那是此系統清理垃圾的時間。

除了以上的食物、藥草和生活形態建議以外，考慮加上一或多種順勢療法（homeopathic）⑫ 和藥草排水治療劑，放到你的排毒照護方法中。我推薦以下的品牌，自己也輪替使用這些酊劑 ⑬：BIORAY NDF、Liver Life；Energetix 的順勢療法配方 Drainage-Tone、Lymph-Tone III。有些配方只能透過醫師取得：Apex Energetics ANTITOX 的肝、腎、淋巴排水配方；PEKANA 順勢療法三大排毒和排水套組；Beyond Balance, Inc. 的 TOX-EASE GL。

步驟 5：減輕全身負擔

你可以自己採行許多簡單的習慣，來減少大多數循環中的非持久性毒素，如鄰苯二甲酸酯、雙酚 A 和其他化學物質。

♦ 以補充品幫助排毒

皮佐諾醫師曾被引述說，如果我們今日活著只是在呼吸，即便像艾咪‧瓦爾波一樣做「對」每一件事，還是可能在體內帶有毒素。這也就是為何將主動的排毒策略整合到你的日常健康常規中，是如此重要。藉著支援身體天然的排毒途徑，並加入排毒「黏結劑」（可結合毒素並幫助排除，而不會再被身體吸收的元素），就能幫助身體卸除持續暴露於化學物質、黴菌和金屬的負擔。

◆ 和緩地推出毒素

除了吃排毒食物、補充水分和支援排泄器官外，特定的養分可以協助身體成功地將毒素推出去：

✓ 麩胱甘肽

身體最重要的抗氧化劑，幫助強化肝臟及免疫系統功能，中和自由基，黏附及排出毒素。如果你的健康狀況相當良好，要增強麩胱甘肽量的好選擇，是服用麩胱甘肽前驅物：N- 乙醯半胱氨酸。若你正在處理健康問題、早衰（過早老化）或慢性疾病，可能缺乏麩胱甘肽，且較可受益於服用微脂體麩胱甘肽，這是比口服麩胱甘肽膠囊更具生物利用度的形態。當我覺得肝臟需要額外的疼愛照顧時，就會同時服用 N-乙醯半胱氨酸和微脂體麩胱甘肽。

N- 乙醯半胱氨酸劑量 ▸ 一天兩次空腹服用 200 ～ 600 mg。

微脂體麩胱甘肽劑量 ▸ 一天兩次空腹服用按壓 2 幫浦或一茶匙的 100 mg 量。在口中含 30 秒，以從舌下的微血管開始吸收。找玻璃瓶裝的高品質品牌，如 Quicksilver Scientific、Designs for Health。

注意 ▸ 將微脂體麩胱甘肽冷藏保存，並和維生素 C 及維生素 E 一起服用（如果配方中沒有包含這兩者），讓麩胱甘肽維持在最佳濃度。

✓ Omega-3 必需脂肪酸（EPA+DHA）

在魚油中含有此成分，對肝臟的所有功能都是必要的，包括排毒、支持細胞膜，以及神經和腦部組織修復。服用 Omega-3 必需脂肪酸補充品，並多吃富含 Omega-3 的魚類，如野生鮭魚和沙丁魚。

劑量 ▸ 每日與食物和維生素 E 一同分次服用 2000 ～ 4000mg 的 EPA 和 DHA。找高品質，取自野生鮭魚或磷蝦，已被檢測過不含金屬的冷凍油，像是 OmegaBrite、Nordic Naturals、Green Pasture、Dr. Mercola。

注意 所有油品都會因氧化而具酸敗（變質）風險。購買高品質補充品，減少暴露於空氣、熱和光中。保持冷藏，最好是在玻璃容器內，如果鱈魚油或魚油聞來或嚐來有魚味（腥臭）就將之丟棄。

警告 Omega-3 脂肪酸會增加血液稀釋藥劑的功效。

✓ 鎂

以溫和不上癮的方式促進健康的腸道運動（排便）。

劑量 從大約 100 mg 的鎂（一顆膠囊），與食物一同或分開服用開始，最好是在睡前，然後每天增加一顆膠囊，到一天分次服用達 2000 mg 的劑量。首選類型包括蘋果酸鎂、甘氨酸鎂、抗壞血酸鎂和（左旋）羥丁氨酸鎂（蘇糖酸鎂）。Natural Calm 是一種廣泛使用的檸檬酸鎂粉，含有有機甜菊。

注意 如果你服用過多鎂或身體已飽含鎂，可能會有稀便或腹瀉的情況。此時只要減少劑量即可，不需完全停止。

警告 最常見的副作用是暫時性胃腸道症狀，包括腹瀉、腹痙攣和腫脹。檸檬酸鎂可能會減少一些抗生素的吸收，如果同時服用，還會降低甲狀腺荷爾蒙。

◆ 溫和地抽出毒素

黏合劑是有效排毒治療方式的重要成分。當肝臟處理毒素時，毒素會透過膽汁被排出到小腸。如果毒素未與任何東西黏附，就會再被吸收到循環中，造成更多的破壞。黏合劑的工作，是抓住並安全地將毒素護送出身體外，避免具傷害性的再中毒。

✓ 吃更多纖維質

幫助身體清理毒素最重要的方式之一，是增加纖維質的攝取。如「治癒腸道」篇章所提的，纖維質不只可以餵養有益的腸道細菌，還會黏附廢棄產物，並幫助將廢棄物從大腸（結腸）護送到馬桶裡。良好的

纖維質來源，包括落葉松阿拉伯半乳聚糖粉、有機洋車前子殼、有機現磨奇亞籽或亞麻仁籽，和有機水果及蔬菜，如酪梨、朝鮮薊、椰子和覆盆子。如果你的身體可以耐受，將目標定在每日 40 ～ 50 公克的纖維質。還有，記得要慢慢增加。

✓ 使用溫和的「雞尾酒」黏合劑

排毒專家建議服用安全而溫和的黏合劑，來處理胃腸道的多種毒素。理想上來說，你要使用混合的活性碳、綠藻、香菜和食品級的黏土，以處理所有項目：金屬、黴菌、化學物質、揮發性有機化合物，以及其他生物毒素。確保至少在服用黏合劑的前後兩小時，才服用營養補充品和藥物，以免它們也被黏附排出體外。

考慮至少每天一次在餐前三十分鐘服用以下的黏合劑雞尾酒：將 1 茶匙的粉末和數滴香菜酊劑放到一個有蓋子的小玻璃瓶中，加入約 4 盎司（約 118 毫升）的純水和幾滴甜菊（想要的話）。密封後，徹底搖約 30 秒至均勻，然後立即飲用。服用後三十分鐘再吃東西。黏合劑需要服用多久並無法則可言，所以聆聽你的身體，並向醫師尋求額外的指導。

- **活性碳**：以椰子或硬木製成，是一種富含碳的廣效黏合劑，可黏附內毒素（細菌廢棄物）、黴菌毒素（除了黃麴毒素）、雙酚 A 和農藥。碳同時也會黏附維生素和礦物質，所以與營養補充品至少要間隔兩小時服用。我偏好 Takesumi Supreme、Viva Doria 和 Zen Charcoal 粉末形態。

  劑量▶ 每天三次，餐前三十分鐘空腹服用 600 mg。

  注意▶ 碳會造成便祕，而且會將糞便染成黑色。多喝水並額外服用鎂（不要和黏合劑一起服用）。

- **綠藻**：富含葉綠素的綠色海菜，是一種有效的重金屬、揮發性有機化合物、農藥、除草劑和黴菌毒素的螯合劑。考慮以下可適度混合成黏合劑雞尾酒的粉末形態：Micro Ingredients Pure Organic Chlorella

Powder、Sun Potion Transformational Foods、Organic Clean Chlorella SL powder。

劑量 每天1～3次，餐前三十分鐘服用500 mg的有機破壁 ® 綠藻片（吸收最佳）粉末。

- **香菜（cilantro）**：是香菜葉的西班牙文，看起來像巴西里，帶有香氣的草本植物。藉著黏附重金屬，如汞、鉛和鋁，可幫助身體排毒，並協助將之排除。三種高品質的有機酊劑包括 Bioray's NDF Gentle Heavy Metal Detox Tonic、BioPure cilantro、Planetary Herbals' Cilantro Heavy Metal Detox。

劑量 從數滴開始，觀察自己的反應，然後再慢慢增加到建議劑量。

- **黏土**（食品級膨土〔bentonite〕、沸石〔zeolite〕或葉臘石〔pyro-phyllite〕）：可黏附黴菌毒素，尤其是黃麴毒素，以及其他生物毒素。我交替使用廣效性的 BioPure's ZeoBind，以及粉末較細，比多數黏土更容易溶解的 Living Clay's Detox Clay。

劑量 在 1 茶匙純食品級黏土中，加入 2 盎司（約 59ml）水，搖勻後立刻飲用。

黏合劑相關警告 服用黏合劑時要多喝水，並考慮額外服用鎂和維生素 C 以避免便祕。確認在餐前三十分鐘服用；藥物或其他營養補充品，要在服用黏合劑前後至少兩小時服用。

額外步驟：考慮排毒「重炮」

如果你已遵照前述步驟進行，但發覺自己仍在面對頑強的毒素負擔，或許與一位在排毒技術上極有經驗的整合醫學醫師合作，會對你大有好處。

◆ 重型「推」對策

營養品靜脈注射常受到整合醫學和自然療法醫師使用，因為這可以將非常需要的維生素、胺基酸、礦物質和其他營養品直接「推」入血流中，繞過自體免疫狀況者身上常受損害的消化道。可支援排毒的推入靜脈注射，包括麩胱甘肽、磷脂醯膽鹼（phosphatidylcholine）、維生素 C 和梅爾斯雞尾酒（Myers cocktail，含維生素 C、鎂、礦物質和維生素 B 群）。

◆ 重型「抽」對策

對某些人來說，溫和的黏合劑雞尾酒並不足夠。排毒專家會建議中度的抽取對策，像是口服螯合劑或特強的抽取對策，如靜脈注射螯合劑。不管是哪種方式，在開始進行任何螯合劑治療方式前，將解毒代謝準備好是至關緊要的，必須確保代謝開放，且能適當地排除金屬。這也就為何與訓練良好的排毒專家合作是極為重要的。

螯合劑牽涉到吞嚥膠囊（口服），或注射（靜脈注射）強力的黏附媒介，如乙二胺四乙酸（ethylenediaminetetraacetic acid, EDTA）、二巰基丁二酸（dimercaptosuccinic acid, DMSA），或 2,3- 二巰基丙磺酸鈉（2,3-Dimercapto-1-1propanesulfonic acid, DMPS）到身體內，以從組織中抓取任何金屬，包括鋁、鉛和汞，並幫助將之透過尿液和糞便排出體外。不同的螯合媒介在移除金屬的成功率上有所不同。例如，對於兔子腎臟組織的汞，2,3- 二巰基丙磺酸鈉（DMPS）可移除 86%、二巰基丁二酸（DMSA）可移除 60%，而乙二胺四乙酸（EDTA）只移除了 26%。[38]

近期研究顯示，乙二胺四乙酸（EDTA）螯合劑是在與有毒金屬相關的多種疾病上，耐受度良好且有效的治療方式，包括阿茲海默症、心血管疾病、糖尿病和多發性硬化症。事實上，在一項多發性硬化症實驗模型小鼠的研究中，顯示乙二胺四乙酸（EDTA）減少了脫髓鞘斑塊，減緩了疾病的進展，且顯著地降低了疾病的嚴重性。[39,40]

消減腹部脂肪來排毒

　　身體處在一個保持身體重要器官安全的聰明對策中，將脂溶性的毒素像是農藥、重金屬和塑膠，隔離於你的脂肪細胞中。許多毒物被貼切地稱為「肥胖因子」（obesogens），因為它們會製造出脂肪細胞促成肥胖，尤其是在你的腹部。減輕體重，特別是腹部脂肪，有助於降低你的毒素負荷。問題是，若你沒有專注在增進「脂肪分解－分解脂肪細胞－細胞自噬」這個健康細胞的清理過程，先把功能失常的細胞清理掉，再讓位給新細胞的排毒對策，那麼腹部脂肪（和儲存在內的毒素）將格外頑強而難以減除。要如何引起脂肪分解和細胞自噬，消除頑強腹部脂肪和儲存於內的毒素呢？簡單的答案是，破除你對碳水化合物的癮，成為有效的身體脂肪燃燒者。

　　要增進脂肪分解和細胞自噬及減輕你的毒素負荷，要依照三個步驟：

1. **定期進行生酮飲食**：每週數天或每年數週，降低純澱粉量（碳水化合物扣除纖維）到每天 20 ～ 50 公克（見 88 頁考慮生酮飲食的說明）。
2. **實施間歇性斷食**：只在 6 ～ 8 小時的時段內進食，如從早上 11 點到下午 7 點。定期延長斷食時間到 17、20 或 24 個小時，或甚至五天，以獲得額外的健康益處，像是降低胰島素、增進脂肪分解和細胞自噬。
3. 如果可以的話，每週兩天或三天**進行高強度間歇式訓練**或高強度間歇式阻力訓練。

　　要加強這些對策，可飲用綠茶增加脂肪分解和細胞自噬，以減少發炎和縮減脂肪量；服用 Omega-3 脂肪酸，以減少脂肪量和增加淨體重（lean body mass）⓯；考慮服用胺基酸左旋肉鹼（amino acid L-carnitine），幫助將脂肪酸運送進細胞的粒線體中當作燃料使用。

　　最後，要幫助身體清理毒素和細胞碎片，隨著你瘦下來，確保每天喝體重磅數一半以盎司計量的純水（參見 61 頁），並一天至少服用一次黏合劑雞尾酒來抓住並將釋出的毒素送出體外。

我知道這是一個格外令人望之怯步的主題，我要恭喜你走到這麼遠！如果你還是覺得不知所措或是不願做其他任何事，請考慮從五大排毒行動中的一項開始，並記得撰寫了《排毒或死亡》（*Detoxify or Die*）一書的雪莉‧羅傑斯（Sherry Rogers）醫學博士所說的智慧之語：「*每晚上床時，你會知道自己累積的負荷是更好、一樣或更糟。你每天所做的選擇都會加到總數內。你真的是自己這艘船的船長。*」

總結

五大排毒行動

1. **吃有機食物**（特別是動物產品），以減少農藥、抗生素和生長激素類的暴露。
2. **吃更多纖維質**來黏附並從身體移除毒物。當你增加纖維質攝取量時，別忘了喝更多的水，保持體內食物的移動。
3. **使用過濾水**做為飲用和洗澡用水，以避免氟化物、氯和其他化學物質。
4. **使用高效空氣過濾網吸塵器**，來移除地毯和地板上極細的有毒微粒。
5. **使用不含化學物質的居家和身體保養產品**，以避免塑化劑和其他荷爾蒙干擾物。

譯注

❶ 預防原則：指活動或政策對公眾或環境有不可回復的損害威脅時，不得以缺乏充分的科學證據為由，推遲符合成本效益的預防措施。旨在防止環境惡化，而非回復或減輕災害。

❷ 自閉症類群障礙：自閉症屬於廣泛性發展障礙問題，目前將自閉症、亞斯伯格症與未明示之廣泛性發展障礙，合併稱為自閉症類群障礙。

❸ 學習障礙：又稱特殊學習需要，是指智商沒有問題，也沒有發展遲緩，但是在聽力、會話、閱讀、書寫、計算、推理和推論這些特定領域，學習或使用上卻出現明顯問題而引致學習困難。

❹ 雙酚 A：又稱酚甲烷，是化工原料，常做為聚碳酸酯塑膠（polycarbonate）材質的原料，以及罐頭內壁塗層。高溫加熱或刮損，會導致雙酚 A 釋出，並隨著食物或飲料進入人體，在人體內會干擾性荷爾蒙，造成功能混亂。由於其結構與雌激素類似，因此被視為是一種環境荷爾蒙。

❺ 環境雌激素：又稱仿雌激素、外源性雌激素，指進入人體後可產生具有模擬雌激素作用的環境毒素，會對生物有生殖方面的影響，使得幼體發育延遲等。

❻ 受體：又稱受器，是一種蛋白質分子，通常存在酵素分子的表面，可以和神經傳導物質、荷爾蒙、藥物或是毒物等配體結合。每種受體只能結合某些特定形狀的配體分子，受體與配體結合之後，會帶來構形的改變，因而影響蛋白質活動，並進一步引起各種細胞反應。

❼ 草脫淨：在多國廣泛使用的持久性有機汙染物，已被歐盟禁止使用，中國則以「莠去津」為產品名。

❽ 化學閹割：又稱化學去勢，是一種藥物控制法，注射藥物，以減少男性荷爾蒙，抑制性衝動。

❾ 免疫耐受性：免疫系統對特定抗原的特異性無反應狀態。特異性是指只對特定抗原無反應，但對其他抗原仍產生正常免疫反應。

❿ 他汀類藥物：還原酶抑制劑，可有效降低血脂，預防心血管疾病。

⓫ 氡：通常的形態是氣體，是具放射性的無色、無臭、無味惰性氣體。由於具放射性，吸入人體後會產生變化，對呼吸系統造成幅射損傷，形成肺癌。建材是室內氡的主要來源，如花崗岩、磚砂、水泥和石膏等。特別是具放射線元素的天然石材最易釋出氡。

⑫ 順勢療法：又稱同種療法，理論是如果某種物質會導致病症，那麼將此物稀釋震盪處理後（成較小的分子）就可以治療該病症。是另類醫學的一種。

⑬ 酊劑：以乙醇為溶劑浸泡後提取的澄清液體藥劑。

⑭ 破壁：使細胞壁破裂，增強營養物吸收率。

⑮ 淨體重：去除脂肪後的淨體重。

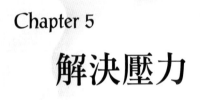

Chapter 5

解決壓力

無論周遭發生任何事，你都能保持內在平靜時，
就能避免壓力損害你的健康。

──傑洛德・科恩（Gerald S. Cohen），認證順勢療法醫師、
整脊療法醫師，佛羅里達健康創新研究所（Florida Institute for Health
Innovation）、療癒過程中心（Center for the Healing Process）創辦人

　　每當有自體免疫失調者回想起身體狀況發生前的人生發生了什麼事，
他們都歷經不尋常的情緒壓力或令人震驚的事件。對雅各布・泰特邦來說，
迅速且連續的家庭瓦解和暴斃流感，觸發了他的慢性疲勞和纖維肌痛症。多
蕾亞・羅德理格茲在被診斷出橋本氏甲狀腺炎前，則是駕駛飛機、失去母親
和遭遇嚴重自行車意外，在一年內發生三重創傷經驗。唐娜・伊登（Donna
Eden）這位能量醫學的先驅，曾是一位活潑的青少年，在難以想像的背叛後
蒙受了痛苦的情緒驚嚇。數個月內，她體會到多發性硬化症的第一個症狀。
儘管這些經驗都很獨特，但壓力並不是。

　　沒有人能逃過充滿壓力的事件。我們共享了一般的人類疾病負擔、生命
的破壞或失去所愛。感恩的是，我們的身體被建構成足以經歷這些風暴，多
數時候我們全身而退。不管壓力是何種形態，生理的、精神的、情緒的或創
傷的，我們都被設計來承受，甚至從少量壓力中茁壯或成長。

　　不幸的是，多數人太常經歷更長久和更具破壞效果的壓力。無論是創傷
或驚嚇事件（像是天然災害或性侵），重覆發生的急性壓力（如持續的虐待、
財務壓力或社會隔離），這些有毒的壓力會改變身體的化學，傷害你的免疫
力，促成發炎、早衰和慢性疾病，甚至提早死亡。[1,2]

　　你或許會問：「真的嗎？」你剛讀完「減少毒素」與「清除感染」篇章，
這本身就會帶來壓力，那現在還會有更多壓力？是的。這樣說吧，多數的醫
師，不管是功能醫學或傳統醫學都一樣，都會避免或很少處理壓力這個主題，
因為處理食物或毒素這種直截了當的話題，通常比較容易也不含糊。但不充
分處理壓力，對任何急著想要療癒的人都會造成損害；而正如我自己的經驗，

還有從客戶以及曾與上千位自體免疫狀況客戶合作的專家身上學到的，忽略壓力或情緒的痛苦，都會為在下游浮現的健康問題奠下基礎。不管你多努力壓抑或埋藏負面情緒，你的身體不會說謊，就像你嘗試將軟木塞放進水裡一樣，當手一放開，軟木塞就會浮回水面。

　　也許你直覺地知道我的意思？也許你有盡可能避免面對情緒痛苦的經驗。或許你已發展出一些不健康的對付策略，像是吃太多糖或喝太多酒；或是你壓抑自己的憤怒變成了一個討好他人的人，因為短程的緩解和避免衝突，遠比處理不快樂的婚姻、不得志的工作，或孩童時期的創傷記憶，容易多了。那些策略會有用一陣子，直到不再有用為止。

　　以下是令人吃驚的真相：科學發現三種類型的壓力，包括持續性的現代生活日常壓力源、重大的壓力事件，以及孩童時期而來的情緒創傷，都與自體免疫失調的出現與持續緊密相關，甚至是在**數十年**之後。你的醫師或許不會問到你生活中的壓力，或教你關於壓力與自體免疫問題之間緊密的關聯，而這正是現代醫學的漏洞。就算我們再怎麼忽略它，足夠的證據都顯示身心是密不可分的關係。借用唐娜・傑克森－中澤著作《中斷的童年》的標題：你的傳記真的成了你的生物學。

　　所以，現在我邀請你舒舒服服地帶杯茶，做幾次慢慢的深層腹式呼吸，跟著我走過壓力如何導致並使自體免疫狀況惡化的科學證據與故事。我承諾在另一頭提供希望與資源，好讓你輕鬆落腳於放鬆之中，於此開始療癒。

什麼是壓力？

　　讓我們從基本開始，例如：什麼是壓力？當我們感覺到它時，都知道那是什麼，但要有明確的共識定義則很難。為了尋求幫助，我找了《壓力成癮：五大步驟轉化你與壓力的關係》（Stressaholic: 5 Steps to Transform Your Relationship with Stress）的作者暨美國壓力機構（American Institute of Stress）執行長海蒂・哈納博士。美國壓力機構是由「壓力研究之父」──在 1936 年創造了「壓力」（stress）一詞的漢斯・謝耶（Hans Selye）──所創辦的。謝

耶是一位奧地利—匈牙利醫學研究人員，帶領了許多在老鼠身上測試各種荷爾蒙和安慰劑的實驗。他發現，老鼠不只會對他的測試做出反應，也會對實驗的壓力起反應。謝耶觀察到，就是壓力造成老鼠生病及死亡。他在 1936 年的報告中介紹了一般適應症候群（general adaptation syndrome）❶，器官如何對壓力起反應的三個階段：第一個是警告（alarm）階段，身體準備戰鬥、逃跑或靜止不動；第二個是抗拒（resistance）階段，生物體嘗試處理，慢慢地耗盡儲備能量；然後第三個是疲憊（exhaustion）階段，如果生物體無法集結資源以克服威脅時所發生的事。

當我們談論時，海帝・哈納為我做出如此的總結：「壓力發生在你接收到超過自身能力的要求時。」

壓力不是發生在你身上的什麼事，而是你如何回應，或更正確的說，你如何對壓力源**做出反應**，也就是說，一個情況或事件被你**視為**威脅。你的反應將啟動一個流程來改變身體化學，其種類和時間長短則決定壓力會幫助或是傷害你。

馴服的壓力（Tame stress），又稱為好的壓力或優壓（eustress），是對壓力的正常、必要且最終的正面反應。它是那種在成功應付困難局面時，所感受到的緊張的緊繃感或興奮感，如考試、發表會，或最後鼓起勇氣追求舒適圈外的事物。你的心跳加速、壓力荷爾蒙微微上揚、免疫系統受到增強；你為此努力，但事件過去後，一點都不疲憊。事實上，你可能還覺得由此狀況獲得了力量。這就產生了個人的成長。

可忍受的壓力（Tolerable stress）沒那麼舒服，但你還是能集聚資源來恢復力量。相關例子包括因離婚、親人死亡或得知嚇人的診斷時所感受到的壓力。在這種情況下，身體的警告系統受到較大程度的觸發，但只要該事件有時間限制，而你有足夠的情緒支持，身體就會在你把事件處理完成後恢復。甚至你還會學到生命中的重要課題。

有毒的壓力（Toxic stress）就是字面上的意思：不健康且非常具傷害性。身體的壓力反應卡在開啟的位置過久而成了慢性，而且具壓力的事件遠超出一個人因應的能力。相關例子包括持續的身體或情緒虐待、孩童時期創傷，或承受財務困難。當一個人困在有毒的壓力反應中太久，結果就包括了延長

的戰鬥－逃跑機制的啟動，受損的免疫功能，發展出憂鬱症、心臟病、自體免疫失調，甚至提早死亡的更高可能性。

重要概念 ✚ 這無關乎壓力的大小，而在於我們是否能夠適應。

常見的壓力名詞

壓力源（stressor）： 讓你緊張的事物或事件。這可以是真實的、感受到的，或想像出來的。

急性壓力（acute stress）： 令人情緒苦惱、有壓迫感和興奮的事，持續達一個月，通常不會造成持續性的傷害，除非是經常性的重複。這有可能是重大的最後期限、公開演說事件、親人間未受解決的爭議，或從國稅局收到查帳的通知信函。

動態平衡（allostasis）： 對於肉體的、社會心理的和環境的挑戰或壓力的適應過程。你的身體調適負荷（allostatic load）代表了對身體造成破壞的慢性壓力磨損程度。身體調適超載（allostatic overload）是有害的，而且會導致疾病的過程。相關例子包括過多的腹部脂肪、受抑制的免疫系統或心臟疾病的加速。

慢性壓力（chronic stress）： 屬於折磨類型的壓力，時間超過一個月，導致心理、情緒和身體的崩潰，以及慢性疾病。慢性壓力可能來自毫不留情的日常要求、患有慢性疾病或照護慢性疾病患者、持續的無望與無助感、被剝奪的睡眠，或未受解決的孩童時期創傷經驗。

因應（coping）： 人們用以管理、處理或減少壓力事件影響的許多策略。這些可能是健康、有效、不健康或無效的處理壓力方式。

體內平衡（homeostasis）： 當處理外在改變時，身體尋求和保持平靜或平衡的能力。體內平衡的一個例子是，不管外在溫度為何，身體保持內在溫度於攝氏 37 度的能力。

復原力（resilience）： 儘管在負面經驗下，仍有成功的動態平衡或適應、調適，或甚至成長茁狀的能力。

我們比過往承受更多壓力，也病得更重

集體說來，有毒的壓力反應使得我們病得比以前更重。據估計，看醫師總數的 75% ～ 90%，都是因為與壓力相關的症狀，而一些研究也認為，大約一半的生病總日數都是因為壓力。[3] 這些壓力的幕後真相是什麼呢？為了要瞭解根本原因（那些超過我們能力的要求），我請教了美國心理學會（American Psychological Association, APA）。在過去十年間，美國心理學會委託了一項年度調查，來檢視美國境內壓力的狀態和其所造成的健康衝擊。美國境內壓力調查報告了六大壓力源為：

1. 金錢
2. 工作
3. 家庭責任
4. 對個人健康的關注
5. 影響家庭成員的健康問題
6. 經濟

哈納補充說，「感覺時間不夠用」可能是今日第一名的壓力源。

近期的調查結果也顯示出，壓力與美國人惡化的健康之間有著愈來愈緊密的關係：

- 2017 年間，80% 的美國人描述在前一個月至少體驗到一種壓力症狀，比 2016 年的 71% 還高。
- 相較於 2014 年的 60%，2017 年有 67% 的人至少帶有一種被診斷出的慢性疾病。
- 23% 的人說自己的健康只是「尚可」或「不良」，高出了 2012 年的 19%。[4]

這些發現已被歐巴馬總統時代的前美國衛生局長密維克・莫帝（Vivek Murthy）醫學博士所證實。莫帝醫師以不尋常的策略來開啟任期：他在國內進行「聆聽之旅」，以瞭解他能如何進行幫助。跨越了世代、地理位置和收入層級，他聽到了一再重複的共通的話：美國人都感受到高程度的情緒痛苦。

痛苦的成因會因特定情況而有所不同，但概括來說，包括了疾病、經濟不確定性、上癮性或孤立。不管壓力源為何，所造成的情緒痛苦都一樣。莫帝醫形容一個足以代表「到處」都看到的情況之單一事件。在美國德州大學，莫帝醫師在禮堂向五百名學生致詞。他問有多少人在過去一個月曾體驗到「無法忍受的壓力」。大約 95% 的學生舉了手。他接著問舉手的學生，有多少人覺得自己具備可健康地處理壓力的方法。只有 5% 的人肯定地回答。

莫帝醫師警告說，如果我們再不積極的解決壓力和情緒健康，就可能會錯失了對個人健康和安適感，以及對國家健康有重要貢獻的重要因素。[5]

壓力如何造成身體的疾病？

若要理解這些壓力對我們做了什麼，先瞭解壓力如何在體內工作會有幫助。《當身體說不的時候：過度壓抑情緒、長期承受壓力，身體會代替你反抗》（*When the Body Says No: Exploring the Stress-Disease Connections*）的作者嘉柏・麥特（Gabor Maté）醫學博士，在 Youtube 一個相同標題的影片中，形容了壓力經驗有三個組成。第一是觸發事件，身體或情緒的壓力源被我們解讀成威脅。第二是腦部的處理和對壓力源意義的解讀。第三是壓力反應，我們在生理和行為上所做的調整，以對感受到的威脅做出反應。我們如何或是否恢復，就要看回復到休息狀態的能力。以下是我所做的視覺化解說：

健康的壓力反應
壓力源→意義→壓力反應→解決→放鬆反應→休息、消化和療癒

不健康的壓力反應
壓力源→意義→壓力反應→未解決→卡在戰鬥─逃跑模式
→自體免疫疾病風險增加，或會增加疾病風險的不健康因應行為

生理上來說，我們的身體以「戰鬥、逃跑或靜止不動」反應來回應壓

力源，這一系列的化學反應涉及一連串的荷爾蒙改變。腎上腺釋出壓力荷爾蒙可體松、腎上腺素（epinephrine，又寫做 adrenaline）和正腎上腺素（norepinephrine）到血流中，讓你的身體準備作戰或逃跑。交感神經啟動，造成心跳速率和血壓上升，肌肉緊繃和消化停止，這些都是為了增進你生存的機會。如果此事件是短暫的，你跑贏了熊，或避免了意外，或知道房子裡的怪聲是來自你的貓而不是小偷，你的壓力反應就會消退，而且理想上來說就回歸到放鬆反應，這個身體的「休息和整理」（rset and digest）模式是由副交感神經系統所控制。

但如果你不回到放鬆反應呢？萬一壓力反應卡在一直是開啟的位置呢？

未受緩解的壓力導致痛苦（distress），而延長的痛苦造成生理的崩潰。研究已顯示慢性壓力（長期有毒的壓力反應），會對體內絕大部分的系統和器官帶來負面衝擊，包括：擾亂腸道功能和排毒、使血壓升高、增加膽固醇、改變大腦化學、攪亂荷爾蒙和血糖平衡、中斷深度睡眠和危害免疫功能。當免疫系統受到抑制，你就更容易受到感染，傷口需要比較長的時間才會癒合。由於延長的壓力，身體的組織，包括免疫細胞對可體松的調節效果，會變得沒那麼敏感，減弱了可體松在管理發炎反應上的能力。這會導致不受控的，與自體免疫失調開始及進展相關的發炎。[6]

若不解決這個問題，不間斷的壓力幾乎會造成這世上的任何疾病，從惱人症狀到威脅生命的疾病，包括：

- 青春痘
- 阿茲海默氏症
- 自體免疫狀況
- 癌症
- 失智
- 憂鬱
- 頭痛和偏頭痛

- 心臟疾病和突發性心臟病（壓力心肌症）
- 肥胖
- 帕金森氏症
- 中風
- 體重增加或減輕
- 減重阻抗

壓力與自體免疫的關係

　　證據就在壓力於自體免疫狀況的發展和延續上，扮演了主要角色。研究顯示，80% 的人在自體免疫疾病發病前曾有不尋常的情緒壓力；**壓力不只會造成疾病，疾病本身也會造成顯著的壓力，形成惡性循環。**[7]

　　以下是科學研究將壓力與自體免疫失調的開始及擴大之間連結的概況：

- 在二十五年間針對 4,000 名女性的縱向研究顯示，暴露在任何種創傷（從車禍到性侵）的女性，比未受任何創傷的女性，發展出狼瘡的可能性高出三倍之多。[8]
- 一項針對 2,490 位越南退伍軍人的研究發現，帶有慢性創傷後壓力症候群（post-traumatic stress disorder, PTSD）比無此症候群者的自體免疫疾病風險增加了 174%，包括類風濕性關節炎、乾癬、第一型糖尿病和自體免疫甲狀腺疾病。[9]
- 過去幾年間，經歷了更多負面生命事件的人，發展出葛瑞夫茲病（甲狀腺機能亢進）的可能性，比控制組高出 6.3 倍。[10]
- 罹患類風濕性關節炎的人，常注意到在疾病開始或爆發前曾發生具壓力或帶創傷的生命事件。[11]
- 相較於一般人口，情緒失調的發生率，在克隆氏症和潰瘍性結腸炎患者身上較高。此外，憂鬱與焦慮會影響潛在腸道疾病的進程和嚴重程度。[12]
- 家庭衝突和工作相關問題，對於多發性硬化症患者在三週後發展出新的腦部病灶有著強烈的關聯性。[13]

當談到自體免疫狀況時，有三種壓力一再出現於文獻中，包括：

1. **慢性壓力**：持續超過一個月以上並將你耗盡的持續類型，像是持續的感情或工作問題、財務壓力，或沉重的家庭責任，如照護患有嚴重疾病的家人。

2. **重大壓力或衝擊**：一次令你難以從中恢復的事件，像是一場意外、親人的死亡、天然災害，或失去重要工作或感情關係。

最後但並非最不重要的是，

3. **孩童時期的創傷**：這或許是最危險的壓力種類，因為它發生在孩童尚無資源可有效因應的成長期中。不管你是否記得孩童時期的創傷事件，它們的衝擊顯示出毀滅性的後果，包括改變了腦部發展、對一生健康和行為的影響，除非或直到出現干預來解決情緒上的痛苦。你可能很難相信發生在數十年前的事，會衝擊到今日的身體健康，但重要的是了解這個關係會改善你的健康。你還在懷疑？讓我們來仔細看看。

負面童年經驗與自體免疫狀況

或許你尚未將童年所發生的事和現今的健康之間建立起關聯性，但研究揭露出這兩者間不容忽視的有力連結。在 1990 年代中期，美國疾病管制與預防中心和聖地牙哥凱薩永久健康維護組織（Kaiser-Permanente Health Maintenance Organization）著手檢視孩童時期身體、情緒和心理創傷經驗，與往後發展出慢性疾病的潛在關聯。有超過一萬七千名男性和女性，多數是白種人，受過教育，屬於中等或中上階級，參與了這項為期兩年的研究，以及十五年的後續研究。參與者被問及約十種孩童時期的創傷，包括：

· 身體、情緒和性虐待

- 身體與情緒的忽視
- 一名家庭成員患有憂鬱症或被診斷出其他精神疾病；對酒精或其他物質上癮；坐牢服刑
- 目睹母親或繼母遭受暴力對待
- 雙親分居或離婚

當結果開始湧入時，美國疾病管制與預防中心的研究共同創辦人和醫學流行病學家羅勃特·安達（Robert Anda），對於有多少人遭受這些問題而感到震驚。安達醫師所知道的是，64% 的成年人曾經歷至少一次的負面童年經驗，其中有 87% 曾經歷兩次或多次的負面童年經驗。這表示，舉例來說，曾看過母親遭受口語或身體虐待的孩童，很可能自己也親身經歷過同一種或另一種的虐待經驗。如果父親酗酒且虐待母親和孩子，那就算是三種負面童年經驗了。每一種負面童年經驗算一分。如果參與者無負面童年經驗，分數就是零。

分數愈高，往後的健康與行為問題風險愈大。負面童年經驗分數愈高，無論個人的行為如何，自體免疫狀況、癌症、阿茲海默症，甚至提早死亡的風險就愈大。換句話說，無論是否吸菸，高負面童年經驗分數，都是發展出肺癌的高風險因子：

- 有兩種以上負面童年經驗者：
  多發性硬化症、第一型糖尿病、橋本氏甲狀腺炎的風險增加 70%。
  狼瘡、濕疹、大腸激躁症、氣喘的風險增加 80%。
  風濕性疾病的風險增加 100%。
- 有四種以上負面童年經驗者：
  發展出癌症的可能性高出 2.5 倍。
  發展出阿茲海默症的可能性高出 4.22 倍。
- 有六種負面童年經驗者：壽命縮短 20 年。
- 有七種負面童年經驗者：心臟疾病風險增加 360%。
- 有八種負面童年經驗者：三倍的肺癌風險。[14]

負面童年經驗研究也提供了對於人們用以逃避情緒痛苦之因應方式的深刻理解。有四種以上負面童年經驗的人，相較於無此經驗的人來說，有多4～12倍的酗酒、濫用藥物、憂鬱和試圖自殺的健康風險；吸菸、自我評估處在「健康不良」狀態，有五十位或更多性伴侶的情況高出2～4倍；還有增加1.4～1.6倍的身體不活躍和嚴重肥胖症。以物質自我藥物治療（譯注：指藥物成癮或吸毒）和可能不健康的習慣，似乎都是對嚴重孩童時期創傷的正常人類反應。[15]

這份數據意味著負面童年經驗會有意識或無意識地驅動你後來的行為，決定出健康結果，甚至塑造你的人格。

我知道需要瞭解的還有很多，尤其是如果你的負面童年經驗分數很高（見附錄C的負面童年經驗問卷）。振作一點：我們很快就會看到，不管你的分數是多少，還是有很多事是你自己可以做到以及與專家合作的，這些方法已被證明可以幫助減少對創傷的感知，並擴充你的因應能力。首先，讓我們探討一下自體免疫人格，許多人在童年時期就以此人格做為控制環境的手段。然後，我們會看到兩位女性跳脫孩童時期的創傷以及數十年的慢性疾病，來做為她們自體免疫療癒歷程的重要部分。

「自體免疫人格」

加拿大勳章會員、匈牙利出生的加拿大醫師暨作家嘉柏‧麥特（Gabor Maté）醫師，花了超過二十年在家庭醫學與舒緩照護（palliative care）❷ 上，服務過上千名患者。他聲稱「將近百分之百確定」知道哪些病患會發展出慢性疾病甚至提早死亡。麥特在發展出自體免疫失調的患者身上，觀察出他稱之「相當可能殺死你」的四種顯著風險因子，包括：

1. 主動關懷他人的需求，常忽略自己的需求。
2. 衝動而刻板的認同義務、角色和責任，而不是當真實的自己。
3. 壓抑或抑制所謂的「負面」情緒（以上下引號表示的原因是，例如憤

怒的表達在此算是合理的情緒）。

4. 為他人的感覺負起責任，從不願讓他們失望，好像你永遠不能說不。

麥特醫師表示，無法說不的人，總是把別人放在第一位，或是壓抑自己來討好他人的人，從未發展出健康的界限。換句話說，他們變得「太容易滲透」，讓所有事物進入，往往壓倒了自己的欲望。這是否讓你想起了「治癒腸道」篇章的內容？完整的腸道屏障能夠決定哪些養分可以通過，哪些不能。腸道屏障變得滲透性強或太過寬容，就失去了調節什麼東西該不該進入血流的能力，像是大型蛋白質分子和細菌廢物。

當我們重新建立和保持健康的界限，選擇性地挑選讓何者進入，以及讓哪些保持在外，療癒就發生了。就像從雅各布・泰特邦故事中所學到的，取悅他的母親和壓抑真實的自我，設下了讓他發展出慢性疲勞和纖維肌痛症的局面。直到雅各布將自己從家庭環境中移除，退一步並休息，才學會聆聽及跟隨自己的內在指引，帶著他走向療癒和完全康復。

重要概念 ✚ 身體上和情緒上的滲漏屏障，都會為自體免疫表現鋪路。

麥特醫師強調，這沒什麼好指責或感到羞恥的。這些都不是刻意選擇的模式；都是孩童為了生存於極大的壓力中，在無意間所做出的適應方式。不過，他警告如果這些適應方式成了持久的人格特質，孩童往後就可能處在更大的病理風險之下。與自體免疫狀況相關的人格類型包括：

- **完美主義者**：與完美主義相關的正面特質，包括受驅策的、有責任感和高標準。較可能與發展自體免疫狀況相關的完美主義特質，包括了毫不留情的內在批評、對他人的評斷，以及較易焦慮和憂鬱。
- **工作狂**：工作狂是強迫性地沉迷於工作，而且會對權力和控制上癮，以獲得贊同及眾人的認可。

- **高成就者**：這種人格特質和完美主義者類似，而且包括了害怕被批評是不夠格、無能或不值得的動機。
- **慢性過度付出者**：這些人通常將他人的需求放在自己之前。過度付出者往往很難去接受他人的給予，也可能為了感到被愛、被讚賞或被感激而給予。過度付出者常常犧牲自己的需求以滿足他人，這會導致筋疲力竭、無價值感、憂鬱、怨恨，以及在重要關係上的衝突。
- **濫用物質者**：與孩童時期的創傷連結的人格特質，包括焦慮、強迫行為、經常性的負面情緒和衝動性。

放開對完美的需要：蘇珊‧布魯的故事

以下是一位有所成就的功能醫學醫師的故事，她的童年在充滿壓力的家庭環境中度過，因此採取了經典完美主義者的自體免疫人格來避免情緒的痛苦。儘管多年來這似乎對她有益，讓她成就了許多大事，但成為「完美者」的負擔也終於讓她付出代價。我們可以從醫學博士暨公共衛生學碩士蘇珊‧布魯（Susan Blum）身上，學到將「每件事做對」要付出極大的代價，以及在療癒時，需要檢視自身生命的勇氣，也需要對完美放手的意願。

蘇珊在穩定的家庭中，和兩位姊妹、一位兄弟一同成長，是一個隨和、樂觀和自立的孩子。她避免衝突，在情勢緊張加劇時，會試著代替手足或雙親撫平情勢，而這種情況經常發生，特別是牽涉到她父親時。他對憤怒快速而強烈的反應，讓年輕的蘇珊感到緊張和無安全感。

「我小時候絕對是怕他。」她回憶道。

「家裡的壓力很大。我父親是個好人，但他會突然爆發，我們就會飛奔遠離。雖然他從未碰我，但他有時會用皮帶抽打我姊姊，看著這樣的身體虐待，必然有某種情緒壓力存在。我處理每件事的方法，就是跑走和躲起來。我確保自己是 A 加優等生，好讓父母在我身上找不出問題。我成了家中的『完美者』。而這就是我處理家中壓力的方法。」

發奮圖強又具競爭性的蘇珊，在科學與數學上表現優異，很早就決定要當醫師，她熱情地追求這個目標直到上了醫學院。但在她兩年的住院醫師期間，這個被她認為是「無人情味，方式千篇一律」的傳統醫學領域，迅速地使她的理想破滅。這種感覺糾纏著她，但生活忙碌到讓她沒有時間反省。

蘇珊三十多歲時，有了兩個兒子，其中一位患有注意力不足及過動症。隨著撫養兩名活躍的男孩和在美國紐約西奈山醫院（Mount Sinai Hospital）預防醫學部門兼職，以及經常為了丈夫的事業而與家人一起旅行，蘇珊不知所措地度過了三十歲期間。「在那些年裡，家中有很多壓力，而我真的必須要思考自己的完美主義者問題；我的這個孩子並不完美。我們的家庭並不完美。我並不完美。整個情況顯示出有很多真正需要我去正視的事。」

到了蘇珊三十八歲時，第三個孩子出生後，她屈服於過多的壓力，決定停止工作。蘇珊迫切需要一個新的觀點，想要探索所有造成生命中層層壓力的促成因素。

「尋找並培養預防壓力進到體內讓我們生病的方法，是我們的工作。我們被授予這個要保持整個人生中的健康和恢復力之任務。我開始致力於解決壓力問題。」

1998 年，她在美國華盛頓特區創辦身心醫學中心（Center for Mind-Body Medicine）並參與專業訓練計畫。在訓練中，她發現自己人格中的某些方面已不再對她有幫助。其中之一是強迫性地要當家中的「完美者」。她展開了告訴家人「我再也不要完美」的任務，並改變她在家庭活動中的角色。但就算在訓練結束後，蘇珊仍感到失去平衡。

雖然蘇珊比以前更健康，卻受到了持久性疲勞的困擾，體重增加了討厭的 10 磅（約 4.5 公斤）。心理的堅韌讓她度過了疲憊，有一天，一位朋友注意到蘇珊的手變黃了。甲狀腺檢測揭露出蘇珊得了自體免疫甲狀腺低下狀況：橋本氏甲狀腺炎。不夠活躍的甲狀腺無法清除 β 胡蘿蔔素這種出現在黃色和橘色農產品中的抗氧化劑。在她服用 Armour

Thyroid 這種從豬隻身上取得的天然荷爾蒙之後，後續的檢查顯示出更糟的結果。

　　蘇珊在煩惱之下，開始找尋自己一開始何以發展出自體免疫狀況的原因。她無法簡單地將完美主義者人格關掉並期望每件事都會改變；她知道自己需要挖掘得更深來發現身體的限制，以及瞭解自己怎麼會讓壓力超過自己的生命負荷。她反思診斷的時刻：「我以為自己所有事情都做對了，吃很多的魚，運動和睡眠都相當良好。結果是，就像冰山一樣，在那之下有一堆我不知道的東西，所以我開始試著去找出原因。」

　　蘇珊的歷程帶領她去功能醫學研究所就讀。課程專注在解決慢性疾病的根本原因，提供了完美的機會讓蘇珊探索自己的自體免疫觸發因素。她查出自己的自體免疫設定是毒素超負荷與慢性壓力的組合。毒素超負荷是因為她吃了一生的大型魚而在體內累積了高量的汞，再加上基因變異讓她是個特別緩慢的排毒者。慢性壓力呢？那就是造就了她完美主義者人格的孩童時期挑戰性事件的累積，加以諸多要求的家庭生活和在反應式醫學上令人沮喪的工作。慢性壓力導致腸道菌叢不良和腸漏，已被證明會造成橋本氏甲狀腺炎。[16]

　　「我最大的自體免疫觸發因素，或許是壓力、麩質、大豆、汞、基因上的排毒挑戰和腸道問題的組合。食物、壓力、腸道和肝臟組織，是任何想要修復免疫系統基礎的人，需要努力進行的四大區塊。我花了兩年的時間來徹底解決每個區域，但這些付出獲得了成果。我覺得好多了，睡得更好、精力改善、消化問題解決，也減掉了那 10 磅（約 4.5 公斤）頑強的體重。」

　　在蘇珊被診斷的十八個月後，甲狀腺的抗體回復到正常範圍，橋本氏甲狀腺炎也有所逆轉。她熱衷於減少壓力的有害效果，今日已是身心醫學中心的教職員，教導世界各地人士在面對大大小小的壓力源上如何更具彈性。

　　為了保持健康，蘇珊採用了多種減輕壓力的對策：每週接受針灸、每天早上冥想、遵行低穀物以植物為主的飲食、每天喝綠茶，並減少工

作時數。她每天和狗一起在大自然散步或跑步，同時也不帶手機；週末時，她和丈夫一同在裝了紗網的陽臺享受閱讀和放鬆時光。要在九成的時間內保持這個常規的承諾，使得她非常具有生產力、健康和快樂。

「對我來說，這一絲希望是：自體免疫的診斷只是將你喚醒，以讓你瞭解將自己放在首要地位的重要性。喚醒你去認知生命中重要的是什麼。平衡的生活，減輕壓力源，以及管理你無法放手的事物的重要性。就算你解決了毒素、腸道和其他觸發因素，太多的壓力還是會讓事情脫軌。」

有時，孩童時期的壓力所累積的痛苦，會造成深刻的不值得感，而此根深蒂固的信念會導致不健康的因應行為，更增加了發展出慢性疾病的風險。對蜜雪兒・科利（Michelle Corey）這位功能身心醫學醫師暨自體免疫復原專家來說，孩童時期經歷了兩種以上的負面兒童經驗，為她增加了超過七成發展出狼瘡和橋本氏甲狀腺炎的風險。這也解釋了為何她會採行像是「工作狂」和「討好他人」的人格特質，並發展出不健康的因應對策。換句話說，蜜雪兒的故事描述出，孩童時期的創傷影響會如何延伸進入成人時期。同時也談到在情緒痛苦時，對自愛、憐憫、同理與寬恕等這些情緒健康關鍵元素的投入，具有療癒的強大可能性。

孩童時期創傷導致不健康的因應行為和自體免疫性：蜜雪兒・科利的故事

蜜雪兒出生時，母親是個單親的青少年。她的母親後來嫁給一位多年來在情緒、身體和性方面，虐待蜜雪兒、她的手足和她母親的男性。身為一名成年人，蜜雪兒因自我厭惡與恥辱感而疲憊不堪，並且相信自己不值得被愛。為了因應這種心態，她飲用過多的酒和咖啡，而且忠於驅動人格，在自己的廣告顧問公司中工作太多小時。她遵行嚴格的低卡路里素食飲食，而且是個溜溜球飲食者（yo-yo dieter）❸。除了飲食控制外，她還每天做熱瑜伽，經常在海灘上跑步，仍然體重過重且壓力過

大。除了耗盡式的日常習慣外，蜜雪兒也進入了一段不快樂的相互依賴關係中。蜜雪兒回憶道：「多數時候我都是壓力過大。我對壓力和不幸福上了癮。我不知道還有什麼方法可以活在這世上。」

在三十歲初期，蜜雪兒的眉毛和頭髮開始脫落，雙手手掌和雙腳腳掌出現皮疹，夜間盜汗濕透，短暫發燒，關節疼痛。她去看了數個醫師，進行了典型的甲狀腺刺激素（TSH）檢驗，但只顯示出後期階段的甲狀腺損害，並說她沒事。

「我被對待得好像所有狀況都是我想像出來的。這在醫學上是非常真實的事，當一名看來健康的女性，帶著一堆惱人的症狀卻無法真正被指出是任何事時，她就被歸類到『瘋狂女性』類別中。『她只是自我放縱而已，這就是為何她有這些毛病，讓我們開安定文（Ativan）❹ 或什麼的給她，處理她的焦慮和憂鬱。』」

隨著三十六歲生日的接近，蜜雪兒更不快樂，他的症狀也逐漸增加。蜜雪兒未將自己置於首要或跟從她的直覺，忽略症狀且留在失常的婚姻中，直到一次她先生與醫師的約診，讓她去面對自己的一些棘手問題。

在約診過程中，她丈夫的醫師注意到蜜雪兒腫脹的臉部和雀斑狀的黃褐斑鬍子，於是他建議蜜雪兒進行抗細胞核抗體（Antinuclear Antibody, ANA）❺ 檢測、完整的甲狀腺檢測套組，以及念珠菌檢測。結果顯示，蜜雪兒有全身性念珠菌感染和橋本氏甲狀腺炎，再加上早期狼瘡的指標，帶有許多自體免疫狀況的症狀，包括極度虛弱、關節疼痛、掉髮、皮疹、發燒、腫脹和對太陽敏感。

接著醫師問了一個令她深思的問題：「你認為自己是怎麼罹患這個疾病的？」一開始蜜雪兒覺得受到傷害，然後充滿憤怒。「他怎麼敢暗示這是我造成的！」但他的問題始終迴盪在蜜雪兒腦中。當時，蜜雪兒並不知道那個討厭的問題讓她踏上了療癒之路。

「我想，這裡面有需要探索的地方。我瞭解除了自己以外，沒有別人可以搞清楚這件事。他問我這個問題，是因為我是唯一一個可以回答的人。我進入內在，並撰寫日記。我生命的每個部分似乎都是使我生病的原因。每個層面都是一團糟。我生命中的『每件事』都出錯了，而我活在謊言中。難怪我會生病！」

蜜雪兒瞭解到，要療癒就必須改變生命，而她也做出了大幅的改變。她賣掉自己的事業，而當治療沒有效果時，她離開了不快樂的婚姻。然後她就開始鑽研身心靈的治療。

　　蜜雪兒首先採用的身心醫學是網絡脊骨神經學（Network Chiropractic），這是一種溫和整體的技術，可利用身體的能力來自我治療。蜜雪兒的整脊師引介了體呼吸練習（somatic breathing exercises）[6]，幫助蜜雪兒在體內與自我連接，讓她釋放長期儲藏的情緒。

　　「這對我來說非常戲劇化。我從未實際地與發生在我身上的事做連結。我不是『在我身體裡』，這是許多性創傷倖存者的普遍經驗。我在很多女性客戶身上發現這個情形，人們說：『我剛切除子宮，我只想要拿掉那個東西。如果是跟腰部以下有關，我就不想知道。』我就是這個樣子。我很怕自己的身體會告訴我什麼。」

　　隨著蜜雪兒解脫孩童時期傷口的鐐銬，她開始尋找並創造滋補性的生活形態。她帶著治療生命的意圖搬到美國新墨西哥州的山上。在兩年半的期間內放棄了酒和咖啡。她在晚上十點半就上床睡覺，再也不熬夜；並以皮拉提斯（Pilates）、溫和的重力訓練，以及在大自然中長時間散步，來取代激烈的有氧運動。她斷絕使用所有新聞與媒體，改播放能帶來喜悅、提振精神的治療音樂。蜜雪兒收聽靈性老師鼓舞人心的音檔，參加療癒工作坊和演講，並大量閱讀科學家、研究者和醫師的書籍，像是坎達絲‧伯特（Candace Pert）博士就教導人們，每個人都具備能力可有意識地選擇對生命情境的反應，而不是過著無意識的反應式狀態。隨著蜜雪兒心態的開展，她體驗到「自發的寬恕」他人，最後，她原諒了自己。

　　「我視自己的歷程為一份禮物。我已經學會，為了要療癒，我們必須專注在生命中正面積極的層面上，原諒我們自己（和他人），並學著夠愛自己，讓自己的需求占優先。」

　　「我很肯定地知道一件事：不管你病得多重，或生命狀況有多糟，事情都可以好轉。每一天，你都能以驚人的反應力來做出新選擇。疾病是身體與你溝通的方式，讓你知道生命中有什麼事，或許是有很多事需要做改變。利用這個機會去聆聽。利用這個機會去療癒。」

無論你是否曾像蘇珊和蜜雪兒一樣經歷了一輩子的壓力，不管你是否只在處理忙碌現代生活的壓力，要解決各種形式的壓力，都不嫌太遲。

　　最重要的是，如果你要從自體免疫狀況中痊癒，或預防它到來及發展，你就必須關心自己的情緒健康。

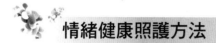

情緒健康照護方法

　　如果壓力會發生，是因為承受了你認為超過自己能力的要求，那麼要降低壓力的負面效果，就是去減少（感受）對你的要求或增進自己的能力，或兩者都進行。儘管你無法總是控制生命中的需求，但你可以主動地減輕壓力，以及增進自己的能力來對付壓力，最好是在症狀產生之前，但更重要的是在症狀產生之後。接下來，你會學到實際且被證實有效的對策，可以用來解決等式的兩端：(A) 更好的管理（感受）要求，加上 (B) 增強你的恢復力。

　　雖然其中多數對策都是簡單的自己做（DIY）技巧，但只有**經常進行**才會有效。人類行為學專家暨表演教練東尼・羅賓斯（Tony Robbins）說，成功的祕密，在於每天開始做一點小小的例行公事，像是早晨十分鐘的練習。隨著動力的建立，小小的例行公事很有可能成為每天你無法想像不去做的習慣，就跟你無法在起床後或上床前不刷牙一樣。

　　每天我們都能給自己十分鐘。但決定將這時間視為優先並實際進行，就需要你承諾會將健康置於任何事之上。想想航空公司人員智慧的話語：「先戴上你的氧氣面罩！」許多人，尤其是帶有典型自體免疫人格特質的女性，都會抗拒優先照顧自己，她們覺得那麼做很自私。但實際上是相反的：優先處理你的情緒健康，能給你更多精力來進行日常工作與責任。除了增進你的精力，研究也顯示這些對策會降低發炎、強化免疫系統、增進幸福和建立更好的大腦。

　　雖然減輕壓力和促進放鬆的技巧之數量，可說是無止無盡，但我所介紹的是那些經過科學證實可減輕壓力，同時也很簡單的技巧。哈佛附屬麻省總醫院的一項研究證實，放鬆反應技術，如冥想、瑜伽和禱告，都可以降低對

健康照護的需求達 43%。[17] 簡單的放鬆練習，可能減少你對藥物的需要，或幫助你完全避開醫師！

　　情緒健康照護方法是為了提供給你各種選項，讓你隨著時間採用和練習。這些建議中有些比其他的更容易做到，這也就是為何我推薦大家從「對自己的情緒壓力程度有所覺知」開始，然後建立起一個扎實的、建立復原力的基礎。如果這就是目前你所能做到的全部，那也沒關係！對那些急著要往前進的人，步驟 3 和 4 會幫助你更深地運用頭腦和心念，來加強你的情緒健康。

　　探索以下的四個步驟，如果需要更強力的幫助，考慮使用額外步驟。

步驟 1：進行自我壓力評估
步驟 2：準備好穩固的基礎
步驟 3：擁有駕馭頭腦的力量
步驟 4：增進正面積極的情緒
額外步驟：考慮「處方強度」的情緒支援

步驟 1：進行壓力自我評估

　　或許你已經知道自己正感到生命中有一點或很大的壓力。你可能已經習慣自己所感覺到的，甚至認為那是正常的。或者你已經認命，認為沒有什麼是你可以做的了。接下來的自我評估，會幫助你對生命中的特定壓力源，取得更好的覺知。我希望能給你優先減輕壓力的動機；再加上，藉著記錄做評估的日期，你將能夠測量自己的壓力程度如何隨著時間的過去而改變。

想想以下的說明。如果不知道答案就跳過。
以 0 或 1 評分，0 表示「沒有」或「從不」，1 表示「是」或「有時候」：

| 0 1 | 多數日子裡，我晚上十點以後才上床睡覺。 |
| 0 1 | 我經常睡不到八小時。 |

---

0 1	我常感覺興奮和疲累。
0 1	我常在醒來後感覺疲累，或整天覺得行動遲緩。
0 1	我不常運動或不運動。
0 1	我欠缺從事個人嗜好和活動的時間與精力。
0 1	我常感覺到頸部或背部肌肉的緊繃。
0 1	我在一天當中長時間坐著（超過四小時）。
0 1	我以口部呼吸，或我的呼吸大多是淺的，從胸部呼吸。
0 1	我覺得好像欠缺對時間表和每日優先事項的控制。
0 1	我每天工作超過八小時。
0 1	我很少休假或過較長的週末。
0 1	我常感覺焦慮。
0 1	我擔心很多事。
0 1	我常覺得憂鬱。
0 1	我常覺得有罪或羞恥。
0 1	我認為自己是個完美主義者，或常期望事情能夠完美。
0 1	我常感覺不耐煩或煩躁。
0 1	我是個 A 型人格過度成就者。
0 1	我在孩童時期經歷過一個或多個負面經驗（見附錄 C 的評估）。
0 1	目前我有創傷後壓力症候群，或相信自己有未解決的創傷。
0 1	我最近失去了伴侶、配偶、寵物或親人。
0 1	我帶著怨恨、後悔，或未解決的悲傷。

0 1	我很難説不。
0 1	我很少花時間去玩或參與社區。
0 1	我不花時間放鬆或進行每日的放鬆練習。
0 1	我的生命沒有意義或目的。
0 1	我不覺得被愛。
0 1	多數時間我覺得寂寞、孤立,或未受到支援。
0 1	我常覺得無望或無助。

寫下其他相關壓力源:

| 1 | _____ |
| 1 | _____ |

分數加總:_____

分數解答

0	太不可思議!你可能是極少數生活得幾乎毫無壓力的人。保持這份成就和正面的態度。
1~5	恭喜!你可能感覺到一些壓力或情緒痛苦,但顯然你處理得相當好。現在該將你的情緒健康置於優先,以超前於健康問題。
6~15	將你的情緒健康置於優先。振作起來,要知道你並不孤單。許多人都透過優先處理情緒健康,從慢性疾病中獲得部分或完全的療癒。
16+	是時候將你的情緒健康視為最高優先事項了。許多人發現自己正面對著超載的壓力和情緒痛苦,覺得不知所措。你可能是會受益於第 242 頁額外步驟的個人之一。不管如何,當你開始這趟旅程時,請以憐憫之心對待自己,對過程要有耐心。要記得,許多人都經歷了多年的壓力和無法想像的創傷,仍舊成功地達到情緒健康的狀態和完全復原。

步驟 2：準備好穩固的基礎

基礎是所有其他事物站立的根基，是你可以加上其他東西的地面層。延續建築的比喻來說，就像是你要蓋房子時，不會從屋頂開始，而是會從堅固的基礎開始建造。你的情緒健康基礎，包括了生活形態元素，這會幫助你以「休息—整理模式」替換掉慣性的「戰鬥—逃跑—靜止不動模式」，讓修復和復原發生。一旦你能常常睡得好、呼吸得更深，並且運動你的身體（最好是在大自然中），你就會感受到需要用來進入第 3 和第 4 步驟的精力和動機。

♦ 睡眠優先

慢性睡眠不足會造成一連串的負面健康結果，包括心血管疾病、糖尿病、肥胖症、癌症及潛在的壽命縮短。就算只有一個晚上少了幾小時的睡眠，都會造成發炎和胰島素阻抗，並傷害你的免疫系統。[18] 另一方面，良好的夜間睡眠對於幫助你的身體和腦部修復、重組、重設、復原及再生，都是必要的。根據美國睡眠醫學會（American Academy of Sleep Medicine）前任主席薩夫萬・巴達（Safwan Badr）醫學博士表示，八到九個小時的睡眠是至關緊要的，並非自我放縱，特別是當你帶有自體免疫狀況。

> **試試▸** 就如科學家暨作家、原始人飲食媽咪莎拉・巴倫泰博士所勸告的，「上床時間不是小孩子專用的！」讓在晚上十點前上床睡覺成為你的習慣（如果做得到的話）以得到最佳的恢復性睡眠。把手機設在飛航模式（有些專家建議關掉 Wi-Fi 的路由器），拔掉其他電器產品插頭，使用耳塞和眼罩或遮光窗簾，以得到完全的陰暗和安靜的環境，創造出睡眠庇護所。考慮不戴太陽眼鏡來曬曬早晨的陽光，以支援健康的晝夜節律，增加人類生長激素，強化視力，增強免疫系統。
>
> 我的成功睡眠儀式包括晚上九點上床，以一本好書來放鬆，戴矽膠耳塞和舒服的眼罩，以及在睡前服用鎂和 125 mg 的黃體素（progesterone）❼，來平衡我的荷爾蒙與幫助睡眠。多數的早上

我會去散步，或至少在陽臺上伸展，讓陽光照入我眼中，幫助血清素（serotonin）[8]與褪黑激素的分泌。

♦ 有意識的緩慢呼吸

最快的壓力舒緩方式之一，就在你的鼻子之下。這是你每天每分鐘都在做的事，自動且免費；但悲哀的是，呼吸被忽視了。緩慢且受控制的呼吸，可以平靜大腦的覺醒中心（arousal center），啟動負責鎮靜的「休息和整理」副交感神經系統，並傳送訊息給精神與身體，告知一切安好。

試試▶ 練習有意識的呼吸，從鼻子吸氣，感覺吸入的空氣像氣球一樣充滿你的下腹部，再慢慢地從鼻子呼氣，吐出腹部的氣。現在試試「5×5」呼吸：利用慢慢地吸氣數到五和呼氣數到五，來將呼吸速度放慢。重覆六次，完成一分鐘的練習。相較於基本呼吸，5×5呼吸技巧已被證明會顯著增加放鬆的感覺，以及增加心率變異性（heart rate variability, HRV）[9]，這是一種健康、復原力和年輕的重要指標。[19] 有意識的呼吸最難的部分，在於記得去做。我發現透過幾個自動提醒機制的提示作用最佳，例如停在十字路口等通行號誌時，在市場排隊時，或是走路時。任何你所選擇的有意識的緩慢呼吸方式，對神經系統來說都是天然的鎮定劑。

♦ 多動一動

科學研究顯示長時間坐著（定義是每天超過四小時以上），以及缺乏運動，都與更高的不良健康結果發病率相關，包括心血管疾病、糖尿病、癌症，以及提早死亡。另一方面，經常性的適度運動，像是每天三十分鐘或更多的行走、騎自行車、游泳或重量訓練，都是抗發炎、強化免疫系統和強力的壓力緩衝。適度的運動也有助於顯著減輕疲勞，預防或改善自體免疫狀況、憂鬱和失智，並觸發新的腦細胞生長。[21]

試試▶ 從你現在的狀態開始。如果你是臥床或坐輪椅，或病得太重到甚至無法考慮三十分鐘運動，就試試簡易的運動或椅子／床上瑜

伽，並慢慢地增加時間長度和每天運動的次數。如果身體上可行，也有精力進行更多活動，請選擇並安排時間做你喜歡且能長期進行的運動。一整天都可以輕鬆地增加運動量，像是走樓梯、與朋友一起行走，或在家健身。在你的電子設備上設定提醒鬧鐘，每小時休息做做伸展或開合跳。買一些自由重量器材（free weights）[⑩]和運動或瑜伽墊，找適合你的體能程度的網路影片。在被證明能緩解壓力的運動種類上，可考慮真人教學或網路上的瑜伽、氣功或太極課。我喜歡在家健身，並經常使用免費的網路選項如 FitnessBlender.com 或 GymRa.com，後者提供的影片有各種技巧、時間長度，以及不同強度，包括高強度間歇式訓練，這是在較短的時間內獲得運動益處的有效方式。

♦ 花一點時間在大自然中

多數人每天有九成（二十二個小時）的時間在室內，愈來愈多的研究顯示，居家和辦公建築中的空氣，可能比室外空氣的汙染更嚴重，會造成健康問題，或使其更加惡化，特別是年輕人、年長者及慢性病患者。研究也證實，花時間在大自然中的健康益處有一長串，包括降低可體松量、減輕發炎、改善免疫功能、減少憂鬱和焦慮感，甚至改善記憶。[22] 日本有所謂的「森林浴」，基本上就是在有樹的地方打開所有的感官，已經被證明可以降低血壓、葡萄糖量和可體松量，強化免疫系統，減輕壓力和焦慮，以及改善整體健康感受。[23]

試試 ▶ 不管你住在哪裡，讓走出室外和花時間在大自然中成為你的優先事項。允許自己在景色中放鬆，呼吸新鮮的空氣和香味，最好不要受到電子設備的拘束。享受其鎮靜及修復的功效。就算只是到郊區公園的旅行一天，都會在之後加強自然殺手細胞（natural killer cell）[⑪]和抗癌症的蛋白質達七天！[24]

只要有可能，請多曬陽光以增加維生素 D 含量，可以改善情緒並改善睡眠，是最重要的基礎要素。

步驟 3：擁有駕馭頭腦的力量

當你建立好基礎之後，就要更深入尋找並去除壓力模式中那些格外棘手的層面。壓力最大的來源，可以說是我們的頭腦，特別是自己的想像力，很容易創造各類的負面故事和最糟的情節。但反過來說，只要我們知道如何運用，對我們有利、最快達到平和的路徑，也是想像力。

駕馭頭腦的力量，需要覺知、意圖，以及反思什麼對你是最重要的。一旦清楚知道自己最看重的是什麼，就會與設想的積極未來更加保持一致，更容易放掉不符合那個可能性的事物。也許你會開始能夠對無關的事物說不，並空出更多的時間給自己。想不到吧！

◆ 知道你的為什麼

引用十九世紀德國哲學家弗里德里希・尼采（Friedrich Nietzsche）的智慧話語：「懷抱為什麼的人，就能承受任何的如何。」當談到克服自體免疫狀況或癌症之類的慢性疾病，研究人員暨作家凱利・透納（Kelly Turner）博士發現，倖存者與成功者的共同特質是有強烈的活下去的理由。在你感覺低落時，活下去的理由能啟發並持續激勵你。

試試▸ 思考以下的問題：

· 你為什麼或為誰而活？

· 想到未來時，你最期待的是什麼？

· 你的死前必做事項是什麼？這是你希望這一生能經歷到的經驗，還是完成的成就？

不要因為你無法立刻回答就感到羞恥，這也沒有正確答案。有些人花太多時間照顧別人，以至於難以考慮自己的需求。雅各布・泰特邦醫學博士睿智的忠告是：「做更多迎合你愛好的事，少做不吸引你的事。」到時候或許你會注意到自己發現了新的熱情，這會激發你活下去的理由。如果無法找到你的為什麼，可以尋求親密友人或治療師的幫助。

我花了好久才找到自己的道路與目的。儘管我花了很多年成功地從事我喜歡的工作，但直到我請了帶薪學術休假，開始以我所愛的事物填滿時間，像是花更多時間在大自然中、學習繪畫，及探索更多療癒方式，我才恍然大悟，或許我可以幫助人們獲得力量，以更加控制他們的健康結果。

對某些人來說，孩子和孫子是他們活著最重要的理由。許多人可能有深切關懷的主題，甚至為此而活。而對其他人來說，單純的盡己之力當個最好的人／伴侶／朋友就已經足夠了。

◆ 交出你的壓力源

你無法擺脫生命裡所有的壓力源，你也不會想這麼做。研究人員愈來愈確認出壓力有利的一面，證明了那句老諺語的真相：「無法殺死你的，只會讓你更堅強。」適量的急性或短期壓力（產生自壓力荷爾蒙所爆出的能量），已被發現可增強免疫系統，增進智力的表現，保護自己免於遭受某些疾病，如阿茲海默症（透過保持腦部細胞運作良好）和預防乳癌（透過抑制雌激素的分泌）。

試試 拿出一張白紙，在左側列出所有讓你壓力過大的事物。種類可能包括金錢、工作、家庭責任、個人健康憂慮、影響家庭成員的健康問題、世界事件、一般新聞，以及社交媒體。別忘了包括任何仍舊對你造成情緒痛苦的童年經驗。

思考清單上的每一個元素，然後在右側寫下你打算如何處理。這些項目是否可被消除、縮小、向外求援，或只是需要去接受？你需要協助嗎？對於你無法控制的事，考慮將之交付給更高的力量或宇宙。是否有任何事項需要你採取行動，像是尋找整體醫學醫師，找一份更令你滿足的工作，或限制自己看新聞或社交媒體？你是否卡在何處，或許與信任的朋友或治療師談談會對你有益？也許你所需要的行動是轉換看法，視你的壓力源為增強力量的挑戰或學習機會，而不是覺得自己被情勢削弱了力量。

以下是我的交出壓力表，這是我在一段特別艱困的時間裡做出來的，當時我在管理銷售小組，同時也在照護生病的雙親和自己的多發性硬化症狀：

讓我壓力過大的事⇨我要怎麼做

- 媽媽在洗澡、穿衣服和家中移動上，需要更多的協助。

    ⇨ 我會雇用一位照護老年人的專家，來幫助我評估媽媽的需求。

- 我對媽媽每下愈況的健康感到傷心。

    ⇨ 我會在當地找一位悲傷輔導員。

- 我在半夜因為擔心電話會響而過度警覺。

    ⇨我會把事情交給上帝，溫柔地提醒自己，小題大作跟失眠對我沒好處。

- 銷售小組裡的法蘭克占用我很多時間。

    ⇨我會跟人力資源的副總安排在下週請他離開。

- 我擔心新的多發性硬化症狀：早上醒來時腿部沉重。

    ⇨每當我感到沉重時，我會感謝這些擔任使者的症狀，提醒我要多呼吸，減少壓力。

愈來愈多的研究顯示，光是寫下情緒經驗的動作本身就具有療癒力，對我來說的確是真的。藉著積極地決定要怎麼對待每個壓力源，我就愈不覺得自己是情勢的受害者，且能更加控制我的情緒健康。

♦ 拍掉壓力

輕輕拍打，又稱情緒解放技巧（Emotional Freedom Techniques, EFT）[⑫]，這是一個相當新穎的技術，結合了古代傳統中醫，以及現代信念轉移和正面肯定的原則。在激起產生焦慮的思考和正面肯定的同時，藉著輕輕拍打特定的針灸經絡穴位，信號會被傳到大腦，轉移掉壓力反應。

無數的研究已展現出以輕拍來緩解焦慮、創傷後壓力症候群、恐懼症、疼痛／身體的症狀，和憂鬱上的功效。[26] 哈佛醫學院精神科醫師瑞克・萊斯科維茲（Rick Leskowitz）博士說，輕拍是「*是我行醫二十五年來所接觸到的，最令人印象深刻的干預方式*」。

學習輕拍的最好方法，是跟隨有經驗的醫師。收看布萊德・葉慈
（Brad Yates）在 www.youtube.com/watch?v=JiD72cZ5mcU 的介紹
影片，或茱莉亞・施夫曼（Julia Schiffman）在 www.youtube.com/
watch?v=C7fXY5CPmFw 的影片，學習如何在十分鐘內拍掉壓力、
焦慮或恐懼。這聽來似乎好到不像真的，但你不試試就永遠不知
道！對我而言，輕拍是我的照護方法中最簡單且快速的壓力舒緩
工具。它甚至在我發表對母親的悼文時，幫助我帶著更多的恩典
與平靜，和較少的淚水。

♦ 冥想，即使只是一下子

頭腦碎碎唸，一般稱為「猴子腦袋」（monkey mind）⑭，是我們大腦的
預設模式網路（default mode network, DMN）⑮。對某些幸運的人來說，預設
模式具有創造性，對其他人來說，無處不在的思緒是一個反覆思考擔憂、焦
慮和恐懼的固定循環。科學上絕對贊成冥想，它可以透過運用放鬆反應來馴
服頭腦的碎碎唸，並以副交感神經來抗衡「戰鬥或逃跑」的壓力反應。冥想
已在多個研究中被證明可減輕壓力、焦慮和憂鬱，增進恢復力和同理心，擴充
腦部尺寸，也能對涉及免疫功能的基因表現，產生有益的即刻改變。[27]

對經歷過負面童年經驗的人來說，有研究展現了練習正念（mindfulness）
可減少憂鬱、焦慮和創傷相關症狀；加強調適因應和情緒；改善生命品質，
以及孩童、年輕人和成年人身上的精神、行為和身體結果。探索並找出哪種
冥想練習最適合你：跟隨呼吸，使用咒語（一個重覆的聲音、文字或片語），
或正念冥想（一種不帶批判的當下覺知）。

或許你能領會冥想有所助益，卻不會進行，或許是你認為自己沒
時間，或許是你覺得那很困難。但最近的研究顯示，只要每天十
分鐘的正念冥想，就可以幫助你防止心念四處遊蕩，而且如果你
容易有反覆焦慮的思緒時，這麼做會特別有效。[29]

最好是在你醒來後的十分鐘，盡可能以放鬆的姿勢坐在安靜的地方。閉

上眼睛。專注在呼吸上，有意識且緩慢的吸氣到腹部。重覆一個字或聲音，像是「和平」（peace）或「唵」（om）。當你的心念遊蕩時，溫和地以這個字或聲音將之帶回。若要用計時器，試試應用程式 Zen 或 Insight Timer 的愉悅鈴聲、缽聲或鐘聲。

　　你不覺得自己有十分鐘？那就從五分鐘開始。如果那還是令你怯步，就從一分鐘開始。每當你投入到靜止和自我疼惜時，尤其是在查看電子郵件或打開新聞之前，都會有所收穫。要取得更多的指導和網路冥想資源，請參考附錄 F 的資源。

♦ 使用引導式心像法

　　你的想像力會是最大的壓力源，或是找到情緒自由的最大盟友。引導式心像法（guided imagery）⑩，有時又稱「引導式催眠」（guided hypnosis）或「引導式視覺化」（guided visualization），是一種溫和的身心練習，可幫助指導你的心念進入一種對療癒最佳的放鬆及專注狀態。過去三十年間，有超過兩百個研究顯示，引導式心像法可大幅幫助那些曾經歷恐懼、焦慮、失控、無助和不確定性的人。因此，有愈來愈多的健康機構樂於接受引導式心像法，做為對癌症、疼痛和外科手術病患的輔助療法。

試試▶ 針灸治療師馬丁·羅斯曼（Martin Rossman）醫學博士，是一位使用引導式心像法和創意視覺化，來幫助人們駕馭心念，將之從常態的擔憂和焦慮轉化成更平靜、健康和快樂狀態的專家。他有著深沉、撫慰的聲音，非常適合溫柔地引導人們進入放鬆而正面的狀態。他在網路上有幾個免費的影片，包括了他在美國加州大學舊金山分校所做的十五分鐘聯想法引導式心像法展示：www.youtube.com/watch?v=dL96FeiLiXs。在 thehealingmind.org 中，你會找到眾多的音檔是在解決焦慮和壓力、舒緩疼痛、睡眠和健康。另一個有著許多引導式心像法音檔的來源是 www.healthjourneys.com。若要找到一位在你家附近的專業人員，請進入引導式心像法學院網站尋找（acadgi.com）。

步驟 4：增進正面積極的情緒

科學研究證實了我們的大腦會本能地回憶和停留在思考負面經驗上，而不是正面經驗，以做為生存的機制。[30] 要制衡這種天生負面的傾向，我們需要積極地增進正面情緒。

◆ 培養社會關係

近期研究指出，實際上或感覺到的寂寞或社會疏離，都與提早死亡風險的增加相關，而且可能比肥胖症更加致命。[31]《寂寞：人類天性與社會關係的需求》（*Loneliness: Human Nature and the Need for Social Connection*）一書作者暨社會神經科學家約翰・卡西歐波（John Cacioppo）博士說，寂寞影響到每四人中的一人。他警告說：「空氣汙染的死亡率是 5%。寂寞則是 25%。」

幸運的是，我們可以改變自己的處境與感知。強健的社會關係已被證明可強化免疫系統，幫助人們更快從疾病中康復，降低焦慮與憂鬱程度，而且可以帶來高於 50% 的長壽機會。[32]

試試 如果你感覺孤立，請鼓起勇氣向外與他人連結。或者你可檢視為何自己在有足夠的社會關係下，仍感到寂寞。以下是一些可幫助你找到更佳連結的主意：

- 考慮在當地社區中心上課：瑜伽、氣功、冥想、藝術等。在課前或課後，與授課老師和同學聊天，多認識他們。
- 找個當地的休閒團體：散步、健行、舞蹈、橋牌、麻將等。運用社交媒體網站 Meetup.com，是找到興趣領域團體的好方法。再一次提醒，當你與想法一致的陌生人相處時，自我介紹和結識他人的經驗，會讓你獲得更多。
- 加入或開始一個讀書會。
- 在慈善廚房（soup kitchen）、食物銀行（food pantry）、安養院或當地學校擔任義工。向其他義工、義工召集人或員工自我介紹。

- 探索能引起你共鳴的信仰社群。有許多靈性和非宗教的機構會每週聚會。當你參加時，向某人自我介紹，或在固定的服務後留下來參加社交活動。
- 和老朋友重新連結。
- 如果你喜歡待在家中，邀請朋友或鄰居到家裡拜訪；如果你是宗教信仰社群的一分子，詢問是否有社群服務計畫。

一旦你開始摸索，要放開自己與所遇到人更進一步交流。尋求更多機會以共同經驗與他人建立關係。我們都是社交的動物，而對多數人來說，共同的歷程會讓生命更令人滿足和健康。

♦ 開始撰寫感恩日記

當你感到心情低落時，很可能你最後才會想到你需要對之感謝的事。不過，科學上建議，經常表達感謝之情的人能獲得多種好處，像是較強的免疫系統、血壓降低、疼痛減少、高度正面情緒、焦慮與憂鬱減輕，以及更好的睡眠。雖然一開始這麼做時，你會感覺很牽強，但培養感恩的態度，會隨著你的實踐而增強。

試試▶ 撰寫感恩日記，可幫助你建立對生命中的人與經驗更加欣賞的習慣。對於該多常或何時寫日記，並沒有最好的方法，最重要的是在撰寫時要真正感受你深深的感謝。如果你不喜歡寫下來的這種方式，就在心裡註記，並深深地感受你所欣賞的一切。認證營養顧問兼祖先生活形態專家（ancestral lifestyle expert）瑪莉・魯迪克（Mary Ruddick）曾臥床不起，面臨十二種痛苦的失調症狀，包括姿勢性心搏過速症候群（postural orthostatic tachycardia syndrome）、埃勒斯—當洛二氏症候群（Ehlers-Danlos syndrome）⑯、多囊性卵巢症候群、橋本氏甲狀腺炎、葛瑞夫茲病和纖維肌痛症；她嘗試從中復原時，保有一本感恩日記並持續在每晚撰寫，即使當她感覺低落時也一樣。她的記錄包括了最小

的里程碑和事件，像是在固定式自行車上騎了 90 秒，或感謝姊妹的來電。藉著花一點時間專注在感謝你所擁有而不是所缺乏的事物，就像瑪莉所做的一樣，你就增進了自己的健康和幸福。

◆ 多笑一笑

研究顯示，大笑會釋出讓人感覺良好的腦內啡（endorphins），降低壓力荷爾蒙，改善免疫功能，而且可能有助你活得更長久。難怪愈來愈多的醫療業者建議以大笑療法做為癌症和其他失調的輔助療法。諾曼·考辛斯（Norman Cousins）撰寫了《病患所感知的疾病解剖學：療癒與再生的反思》（*Anatomy of an Illness as Perceived by the Patient: Reflections on Healing and Regeneration*），提到了積極地使用大笑（高劑量維生素 C）來幫助他從「無藥可醫」和痛苦的自體免疫狀況——僵直性脊椎炎（ankylosing spondylitis）⑰中痊癒。他發現，大笑十分鐘會對他的疼痛帶來兩小時的舒緩。

在我剛被診斷出多發性硬化症的那幾週，我的父母和我採行了考辛斯的大笑對策，在晚上收看《我愛露西》（*I Love Lucy*）和《歡樂酒店》（*Cheers*）之類的情境喜劇，所有努力都是為了減輕恐懼和不確定性。這真的有幫助！就算現在我解脫了所有的多發性硬化症狀，每天還是會優先找出傻呼呼的事來大笑一番。

> **試試▶** 幽默是非常個人化的，所以找出對你有效的，然後多做一做。這可能是會逗你笑的好朋友，舒舒服服地閱讀幽默作家大衛·賽德瑞斯（David Sedaris）或比爾·布萊森（Bill Bryson）的書，或觀看傻傻的貓影片、情境喜劇、滑稽的電影、單口喜劇相聲特別節目，和我最喜歡的捧腹大笑電視節目：《歡笑一籮筐》（*America's Funniest Home Videos*）。別擔心你笑到最後哭出來。哭泣能幫助你釋放被壓抑的創傷！

◆ 多擁抱

在一些最悲傷的研究中，顯示出被剝奪了與人類接觸的嬰兒，成長得比

較緩慢，無法茁壯，而且很有可能死亡。另一方面，近期研究指出，每天三次接受十五分鐘按摩的早產兒，在飲食無差別的情況下，體重增加的速度比獨自在保溫箱中的早產兒快了 47%。接受按摩的嬰兒能比較早出院，在八個月之後仍能維持體重增加上的優勢，以及更好的心智與運動能力。科學已證實，非性（nonsexual）方面的接觸，如擁抱或按摩，可支援免疫系統、減輕壓力和改善心臟健康。

簡單的接觸會釋放出催產素（oxytocin），它又被稱為結合或擁抱荷爾蒙，而且被《癌症緩解的九種力量》（*Radical Remission*）作者凱莉・透納（Kelly Turner）博士稱為「健康的萬靈藥」。《為何善良對你有好處》（*Why Kindness Is Good for You*）作者暨前醫學研究員大衛・漢彌頓（David Hamilton）研究了催產素量增加的療癒效果，發現有荷爾蒙發炎狀況減輕、強化免疫系統、幫助消化、降低血壓、傷口復原更快，甚至在心臟病後修復受到傷害的心臟的證據。[33]

試試▶ 一次十秒的擁抱，就會透過減輕壓力、緩和憂鬱及疲勞、加強免疫系統和幫助抵抗感染，來顯著改善健康。[34] 多擁抱身邊的人。動物也算數，因為只要撫摸你的貓或狗幾分鐘，你都會釋放催產素。研究顯示，只要凝視狗的眼睛，對狗狗和人類夥伴都具療效，將會提升狗狗體內的催產素達 130%，人類的則達 300%！[35] 如果你處在無法隨時擁抱的狀況，就可以考慮常去接受按摩。除了每天的擁抱之外，我還會優先考慮每個月在附近一家平價但可徹底放鬆的中式腳底按摩店做幾次按摩。

♦ 原諒每個人

你知不知道「不原諒」在醫學書中被歸類為「疾病」？根據美國癌症治療中心（Cancer Treatment Centers of America）外科主任史帝夫・史丹迪福德（Steven Standiford）醫學博士表示，「拒絕原諒」會使人生病並保持在生病的狀態。根據牧師及《原諒計畫》（*The Forgiveness Project*）一書作者麥可・貝利（Michael Barry）博士所做的研究，61% 的癌症病患都有不原諒的問題。

若是懷著憤怒、怨恨或悔恨之類的情緒，會具有傷害性或甚至致命性，但「原諒」可帶來很大的健康獎勵：降低心臟病風險，改善膽固醇指數和睡眠，減少疼痛和焦慮、憂鬱及壓力的發作。[36]

試試・ 好消息，原諒是可以學會的。美國史丹佛大學原諒計畫主任佛雷德・勒斯金（Fred Luskin）博士已成功地對在北愛爾蘭、獅子山共和國（Sierra Leone）[⑱] 和美國世貿中心 911 攻擊中，承受到難以想像的暴力的人們身上，探索了原諒治療。勒斯金博士解釋，原諒並不一定代表要與傷害你的人和解或饒恕他們的行為。他強調，關鍵在於找到平靜。

原諒可以被定義為：有意識、刻意的決定，釋放想要對曾傷害過你的個人或團體怨恨或報復的感覺，不管他們是否值得你的原諒。這並不代表你必須遺忘、否定或為他們的行為找藉口；只是將自己從深藏的負面感覺中解脫。

如果受到虐待行為或暴力事件的個人，像蜜雪兒・科利或勒斯金博士的研究對象，都能夠原諒，那麼我們也有希望可以去原諒。

我所知的最有效的原諒練習之一，是一句簡短但有力的古夏威夷禱詞叫做「荷歐波諾波諾」（Ho'oponopono）[⑲]：「對不起。請原諒我。謝謝你。我愛你。」每當你想到曾傷害過你的人時，只要說這四句話，無論順序如何，都可以打開你的心。如果你感覺良好，隨著感受到原諒的情緒充滿了你的身體和靈魂時，將一隻手放在心上，另一隻手放在肚子上。記得，你要為自己說出這些禱詞！自我原諒會是更強大的力量，可降低重度憂鬱症風險，並透過降低發炎指標來改善健康。[37]

額外步驟：考慮「處方強度」的情緒支援

♦ 探索快速眼動治療

眼動療法（eye movement desensitization and reprocessing，直譯為眼動減敏與歷程更新療法）可讓人重新處理並轉化創傷事件的意義，以使這些事件

不再對心理具破壞性。在眼動療法中，客戶會被要求想起部分的痛苦回憶或思緒，同時專注地跟隨著治療師在客戶視線範圍內來回擺動的手。在成功的眼動療法中，例如先前曾因性侵感到受害和羞辱的女性，會感到自我疼惜，獲得力量和安全。

有些研究顯示，高達 90% 的單一創傷受害者，在經過三個九十分鐘的療程後，就再也沒有創傷後壓力症候群。另一項由凱薩永久健康維護組織所贊助的研究發現，100% 的單一創傷受害者和 77% 的多重創傷受害者，在經過六次五十分鐘的療程後，就不再被診斷為創傷後壓力症候群。

對眼動療法所做的研究很多，如美國精神科學會、世界衛生組織和美國國防部等許多組織，已將此療法認可為創傷、創傷後壓力症候群和其他令人不安的經驗的有效治療方法。

欲瞭解更多和找到一位受過眼動療法訓練的治療師，請查看創傷復原眼動療法人道援助計畫（Trauma Recovery/HAP: Trauma Recovery EMDR Humanitarian Assistance Programs）網站：www.emdrhap.org/content/what-is-emdr

♦ 探索神經回饋

神經回饋（neurofeedback）[20]，即腦部的生理回饋，是中樞神經系統的深層療癒。研究已顯示它可有效治療嚴重的發展性創傷，包括孩童時期受虐、被忽視或遺棄，或被恐懼驅動大腦的人。愈來愈多的研究證明，神經回饋對注意力不足及過動症、創傷後壓力症候群、自閉症類群障礙、慢性疼痛、腦部受傷和癲癇等具有效力。[38]

有別於談話療法，接受神經回饋治療的人，有以大腦玩電玩遊戲的經驗。藉著反覆的療程，使用者可以學會調節自己的腦波，使自己感到更鎮靜、更集中、較少反應，甚至睡得更好。隨著時間過去，神經回饋甚至可以增長神經連結。

你可在腦波教育與研究公司（EEG Eduation and Research Inc.）尋找深具經驗的神經回饋服務提供者，網址是 www.esiaffiliatesforum.com/providers，或腦波資訊：directory.eeginfo.com

◆ 探索動態神經再訓練系統

動態神經再訓練系統（Dynamic Neural Retraining System, DNRS）使用不同的方式治療，其理論宣稱大腦情緒中心邊緣系統（limbic system）[24] 的創傷，會導致大腦受困於「戰鬥－逃跑」模式，促成慢性和神祕的疾病，如多重化學物敏感性、慢性疲勞症候群、大腸激躁症和萊姆病。動態神經再訓練系統是一種以神經科學為依據的治療法，專注在重新連接大腦，以恢復邊緣系統的功能性，進而改善認知功能、感官知覺（對嗅覺、味覺、聽覺與光線的敏感性）、情緒調節、排毒、營養的吸收和細胞間的溝通。

有兩種方式可體驗動態神經再訓練系統：(1) 現場五天的沉浸互動式動態神經再訓練系統神經可塑性訓練營，包括了所有的訓練、用餐和住宿（地點與日期皆列於網站中）；或 (2) 家用十四小時 DVD 系列。進行五天或十四小時 DVD 系列時，要預期投入六個月，每天至少一小時的時間。就我自己的調查，以及與受過個人訓練和看過影片的人的討論，還有個人訓經驗分享，花費這筆錢是很值得的。請上 retrainingthebrain.com 查看成功的故事，以及此治療是否適合你。

我希望，無論你身邊發生什麼事，這些資源不只可以幫助你因應，更可以幫助你茁壯。想像你自己處在颱風眼，你能安然地存在於靜止、平靜的中心。或許你已經能夠重新建構自己的壓力程度，也能夠將過去視為五級颱風的感受，減到只有一級或二級。不管身邊的風暴如何在周遭盤旋施力，你對基礎的自我照顧和情緒健康的承諾，將會讓你能夠以風充滿船帆，而不是被風吹得團團轉。

總結

五大情緒健康對策

1. 睡滿八小時或更多。
2. 一整天的活動，最好是在大自然中。
3. 每天冥想，就算只是一下子。
4. 培養有意義的連結。
5. 原諒所有人，包括你自己。

譯注

❶ 一般適應症候群：一個有機體必須尋回他的平衡或穩定，從而維持或恢復其完整和安寧。

❷ 舒緩照護：這並非安寧療護（hospice care，又稱臨終關懷），但包含安寧療護，目的在提供整合性照護或改善病人生活品質，以及其他末期病患與家屬的健康照護，概念較廣泛。

❸ 溜溜球飲食者：指為了減肥而採取過度節食的方式，導致身體出現快速減重和迅速反彈的變化，因為體重升升降降就像在玩溜溜球一樣，因此得名。

❹ 安定文：安眠鎮定藥物，主要功能是解除焦慮，也有幫助睡眠、放鬆肌肉等效果。

❺ 抗細胞核抗體：自體免疫抗體，是臨床上診斷自體免疫疾病使用率最高的項目。

❻ 體呼吸練習：運用有意識的完全呼吸練習，來增加腦部及身體的含氧量，以使神經系統進入改變的意識狀態。

❼ 黃體素：又稱黃體酮，是一種作用於子宮的荷爾蒙，使受精卵能於子宮著床，並抑制子宮收縮直到胎兒足月。

❽ 血清素：一種重要神經傳導元素，在中樞神經系統中調控睡醒節律、食物攝取、學習和記憶等。

⑨ 心率變異性：透過量測連續心跳速率變化程度，分析自律神經平衡的狀態。檢測出的心率變異性數值愈高，代表自律神經系統的健康愈佳。

⑩ 自由重量器材：讓使用者可不受場地、距離等限制即可使用的器材，如啞鈴、槓鈴、壺鈴等。

⑪ 自然殺手細胞：細胞質中具有大顆粒的細胞，又稱大顆粒淋巴球，占血液中淋巴球的 5% ～ 10%，其表面缺乏專一性的抗原受體，負責非專一性的防禦，是免疫系統對抗癌化、老化和受病毒感染等細胞的第一道防線。

⑫ 情緒解放技巧：可迅速有效地在數分鐘內釋放負面情緒與心理創傷。主要觀點是所有負面情緒皆源自體內能量場受到干擾所造成的，透過一定步驟以手指拍打特定穴位，就能釋放未被排除的能量。

⑬ 猴子腦袋：指頭腦像猴子一樣不受控制。

⑭ 預設模式網路：在神經科學中，預設模式網路是一個與大腦各區塊皆有高度交互作用的大範圍網路。它會在一個人沒將注意放在外在世界時開始動作，大腦會處在清醒的休息狀態，例如做白日夢或放空時。預設模式網路與注意力呈負相關，即注意力提高時，預設模式網路活躍程度就降低。

⑮ 引導式心像法：一種心理治療法，將大腦中抽象的想像轉化成具體形體的方式。常用於藝術治療中，以作品表達出該具體形象。

⑯ 埃勒斯－當洛二氏症候群：又稱皮膚彈力過度症、鬆皮症、先天性結締組織異常症候群，是一種遺傳疾病，因膠原蛋白（第一型或第三型）生成的缺陷，造成結締組織異常而產生。特徵是會使得病人身上部分肌肉與關節組織，逐漸變得異常柔軟、有彈性，之後漸漸鬆弛。

⑰ 僵直性脊椎炎：一種脊椎關節有長期發炎症狀的關節炎，通常脊椎連接骨盆的關節會受到影響，偶爾還會侵犯其他部位的關節，眼睛和腸道問題也可能發生。背痛是僵直性脊椎炎的特徵，情況往往是反反覆覆。受影響的關節僵硬程度，通常會隨著時間推移而惡化。

⑱ 獅子山共和國：非洲國家，位於西非大西洋岸，首都為自由城（Free-town）。國內經濟主要依賴礦業，最為人知的就是所謂的「血鑽石」，曾是歐洲的主要奴隸供應來源。

⑲ 荷歐波諾波諾：古夏威夷一種基於和解與寬恕的替代療法，傳統上由治療祭司對患者執行，但現在多由患者家中長者或患者本人執行。

⓴ 神經回饋：將偵測出的大腦電位訊號轉換至螢幕上，受治療者可看到自己的情緒變化，進而學習自我控制。

㉑ 邊緣系統：支援多種功能，如情緒、行為及長期記憶的大腦結構。

Chapter 6

平衡荷爾蒙

修復荷爾蒙，比與失衡的荷爾蒙悲慘地共處，要容易多了。

——莎拉·高佛來德（Sara Gottfried），醫學博士、荷爾蒙專家，

《荷爾蒙治療：以高佛來德療法自然地取回平衡、睡眠、性慾和活力》

（*The Hormone Cure: Reclaim Balance, Sleep, Sex Drive, and Vitality Naturally with the Gottfried Protocol*）作者

正如一首交響樂中所有的樂器和諧地演奏，當你的荷爾蒙平衡時，所有東西都同調。你感覺良好，看起來不錯，睡得好，醒來後恢復精神，能量飽滿，衣服合身。免疫系統強壯，新陳代謝處在最佳狀態，神經系統和情緒也都很穩定。那是因為所有荷爾蒙都連結且相互合作，達到一種感覺良好的平衡狀態，這稱為「荷爾蒙的體內平衡」（hormonal homeostasis）。

但是當它在女性身上故障時，曲調就失去和諧，如果更加惡化，就成了刺耳的雜音。睡眠成了問題，醒來疲累，早上需要一杯咖啡才有辦法開始活動，晚上需要一、兩杯酒才能放鬆。褲子好像縮水了；一直很焦慮；為了小睡一下，你什麼事都做得出來，就希望能在一堆要做的事情當中，找個時間躺一下。若是在忙碌的生活中還要處理自體免疫狀況，很可能也對之感到壓力重重。

當它在男性體內失衡時，儘管是比較輕微，但曲調同樣也變化了。不再如過去那般充滿精力，運動時感到比較困難，而且注意到肌肉量下降了。身體中段的備胎被充了氣，還有老天吶！你的乳房變大了嗎？你可能感到憂鬱，並且也感受到記憶力的問題。因為衰老和雌激素的增加（多數是因為飲食中大量的傳統養殖肉品、酒類和環境毒素），造成睪丸素的減少，你的自體免疫狀況的風險也隨之升高。

如果你與這些情境產生共鳴，你並不孤單。事實上，這是許多美國人的感受，因為我們並未與自己天生的生物節律（生理時鐘）和諧共存。雖然荷爾蒙會自然地隨著年齡減少，但現代生活形態加快了它們消減的速度。我們熬夜，活在人造光源之下，坐太久，過度倚賴咖啡因，吃太多糖。我們比過

去面對更多的壓力，每天面對環境毒素猛烈的攻擊。荷爾蒙強烈受到破壞，讓我們疲累、痛苦不堪、比以前肥胖，而且更容易造成自體免疫失調。

而且女性更脆弱。如果你是女性，發展出自體免疫狀況的機率會是男性的三倍之多。原因是什麼尚不清楚，但指向女性比較強的免疫系統、天生較高的雌激素、對發炎性較高的敏感性，以及較常暴露於被稱為「環境雌激素」的內分泌（荷爾蒙的）干擾物。這種在農藥、塑膠、身體保養產品和化妝品中的有毒化學物質，會模仿雌激素的分子結構，黏附及挾持體內的雌激素受體。

荷爾蒙或許是小小的分子，衝擊力卻很大。它們幾乎涉及體內所有的功能，包括調節食慾、渴望、消化、睡眠、對壓力的承受力、免疫功能、組織修復、生育、持久力、情緒、認知功能（清晰或模糊的思考），以及是否發展出自體免疫性。

若你感覺不好，很自然就會去看醫師。或許他會做標準的甲狀腺刺激素（TSH）檢測，來查看你的甲狀腺，但很可惜的是，它並非檢驗完整的甲狀腺功能狀況。如果你的甲狀腺刺激素指數是 5 或更低，他就會向你保證：「一切都在正常範圍內，你沒事。」或者會建議以下的一些組合：

- 少吃多運動。
- 憂鬱嗎？來一顆抗憂鬱藥。
- 焦慮嗎？來一顆抗焦慮藥。
- 無法睡覺？來一顆藥丸。
- 皮疹？試試可體松（皮質醇）。
- 血糖上升？也來一顆藥丸。
- 血壓上升？再來一顆藥丸。
- 膽固醇高？來服用降膽固醇的他汀類藥物吧。（哎喲，如果你知道荷爾蒙是從膽固醇而來的，而你的醫師要降你的膽固醇時，或許你在服用時會干擾荷爾蒙的分泌，而且讓你冒著一些嚴重的下游併發症風險，像是心臟病、糖尿病和癌症等，你會再三思考的。）[1]

或者他只會向你保證：「你所感覺到的都很正常，你只是老了。」

儘管多數荷爾蒙會隨著年紀增長而減少，而較少的荷爾蒙會加速老化，但發展出血糖問題、糖尿病、睡眠問題或自體免疫失調，並不是正常或無可避免的。

我從青春期一直到更年期，都為了荷爾蒙不平衡所苦，也遵照醫師的指示，服用了幾十年的避孕藥來調整不規律的月經週期，以鎮靜可怕的經前症候群、清除青春痘和防止懷孕。我不知道這個合成的荷爾蒙基本上是在騙我的身體，使其相信自己這三十年間都在懷孕狀態（這哪裡正常了？）。同時還增加了我罹患心臟疾病、癌症、骨質疏鬆和自體免疫性的風險。

若我當時就知道如今我所知道的事，就會試著透過自然的方法，藉著正確的生活形態來平衡荷爾蒙，也會強烈地考慮使用天然的生育控制方式。當我瞭解此風險之後，便怪罪自己傷害了身體，但那只會造成更多的壓力。所以我停止責怪自己，向我的身體道歉（尤其是我可憐的肝臟，必須處理那些合成雌激素），然後將我的精力轉移到這本書上，希望你（和你的女兒）能夠覺察潛藏於下的根本原因，提早採取天然的方法。

這兒有個非常好的消息：荷爾蒙是我們到目前為止所談一切的下游，這也就是為何它會被放在 F.I.G.H.T.S. 的最後一個篇章。如果你讀過之前的篇章，接下來的多數內容很可能都是類似主題的新話題。不管如何，我希望這一章能夠對你提供額外的動力，來仔細的解決 F.I.G.H.T.S. 每一項的根本原因。

平衡荷爾蒙照護方法中，你會找到經證實的對策，以自然地平衡荷爾蒙，從檢討我們已討論過的有益的生活形態元素開始。例如，F.I.G.H.T.S. 的平衡荷爾蒙對策，包括了吃對你最好的食物、改善營養成分的不足、減輕壓力、獲得恢復性睡眠、多運動、移除毒素，並支援腸道與肝臟的健康。如果你已經從之前的照護方法中開始採用補充對策，恭喜你！你已經開始促進荷爾蒙的平衡，可能只需要最少的額外努力。若你尚未開始，別擔心，一旦你開始行動，荷爾蒙的平衡就會自然地隨著有益處的生活形態而改善。

要明白，荷爾蒙的主題既廣大又複雜，我也不打算囊括一切。這一章專注在涉及自體免疫狀況的主要荷爾蒙平衡，大多數都常發生在女性身上，尤其是在生育年間。要獲得更多荷爾蒙的全面性資源，請參考附錄 F 中推薦的書

籍與影片。

把 H 放入 F.I.G.H.T.S. 中

脫離荷爾蒙地獄，恢復荷爾蒙的體內平衡的捷徑，就在迎面解決 F.I.G.H.T.S. 中的每一個項目。事實上，許多整合醫學荷爾蒙醫師相信，添加的荷爾蒙，例如生物同質性❶ 種類，就像是蛋糕上的糖霜而不是蛋糕本身，對於拒絕改變飲食和生活形態的人是無法產生作用的。（我知道這不是好比喻，因為蛋糕並不在我們的菜單內，除非是無麩質、有機原始人飲食蛋糕，以甜菊或樺木製成的木糖醇做為甜味劑）。

F.I.G.H.T.S. 所有的組件，都會促成荷爾蒙的不平衡與免疫功能失調，並設下自體免疫性的舞臺。讓我們來檢視為何會如此：

♦ 食物

或許你曾聽過胰島素，也知道它和糖尿病相關，但你是否知道它也是一種荷爾蒙？西式飲食中的糖分高，纖維質和微量營養素少，會促成高量的胰島素，而這正是今日半數美國人帶有糖尿病前期或糖尿病，且甚至可能不自知的主要原因。

♦ 感染

這一項是把雙面刃。荷爾蒙不平衡會降低我們正常對抗感染的防護性，而感染本身會造成荷爾蒙不平衡。例如，過多的雌激素會促成增長不受控制的念珠菌；而念珠菌過度生長則會造成雌激素占優勢（estrogen dominance，相對於黃體素的一種高雌激素狀態）。

♦ 腸道

當你一想到腸道，可能不會想到你的荷爾蒙。但微生物群本身最近已被

認為是一種內分泌（荷爾蒙）器官，因為腸道菌群密切地關係到荷爾蒙的分泌與功能，其中包括了甲狀腺、雌激素、可體松和胰島素。不平衡的腸道微生物群會造成你的荷爾蒙失衡，包括甲狀腺低下、雌激素占優勢、血清素降低（「快樂」神經傳導物質）、食慾調節問題，以及胰島素阻抗。

♦ 荷爾蒙

就算只是一種荷爾蒙失去平衡，其他的都會受到衝擊，造成連續傾倒的骨牌效應。舉例來說，壓力荷爾蒙可體松的增加，會降低性荷爾蒙的分泌，提高血糖，增進發炎和胰島素阻抗，讓你的腹部脂肪增加，並在惡性循環下，分泌更多的雌激素，導致更高的胰島素量和各種慢性疾病的風險。

♦ 毒素

毒物是胰島素阻抗、雌激素升高、肥胖症及自體免疫狀況的最大驅動者。環境中普遍存在的內分泌干擾素，像是農藥、塑膠及雙酚 A，會造成女孩提早性成熟，驅動糖尿病發病率的增加，以及在成年女性身上雙倍的多發性硬化症風險。[2]

♦ 壓力

它或許是其中最大的反派，各種形式的慢性壓力會破壞所有的荷爾蒙平衡。每日持續不斷的壓力、未解決的情緒痛苦、不良的睡眠、極少量的運動，以及其他身體的、化學的和情緒的壓力源，會導致過高或過低的可體松濃度、胰島素阻抗、干擾性荷爾蒙、腸漏、失控的發炎，都是為肥胖症、糖尿病、自體免疫狀況和阿茲海默症做出完美的設定。

當你積極地解決 F.I.G.H.T.S. 中的每一項時，就會朝荷爾蒙平衡前進，而那將是治癒和預防慢性疾病的最佳狀態。

- 藉著移除麩質、糖和乳製品及大幅縮減碳水化合物，你就改善了胰島素敏感性。

- 治癒你的腸道，就改善了數種荷爾蒙的功能。
- 清除腸道感染，有助於解決腸道菌群的失衡和發炎，朝向荷爾蒙的平衡。
- 透過大幅減少暴露於毒素中，就減少了雌激素占優勢，並能改善胰島素敏感性。
- 藉由解決壓力，就是讓所有的荷爾蒙朝平衡前進。
- 平衡雌激素就改善了對感染的抵抗力。

換句話說，經由照顧到每一個項目，你就減輕了所有慢性疾病的風險，並朝活力蓬勃的健康邁進。哇喔！準備好了嗎？

涉及自體免疫性的主要荷爾蒙

荷爾蒙是內分泌系統的化學使者，內分泌系統是由十多個腺體所組成，包括下視丘、腦下垂體、腎上腺、胰臟（又稱胰腺）、甲狀腺和生殖腺（又稱性腺，在女性是卵巢，男性是睪丸）。荷爾蒙是你體內與遠處溝通的方式，以指示細胞及其他運作項目，在青春期時發展，負責修復毀損的組織、調節血糖、激發性慾、處理緊急事件，並穩定你的情緒。荷爾蒙為了回應腦部的訊號，在血流中流動，以完美的鎖與鑰結構黏附在細胞上或細胞內的受體。當你的腺體未分泌足夠的荷爾蒙（鑰匙），或如果你的受體（鎖）被合成、外來或有毒的化學物質塞滿時，荷爾蒙就會失衡。只要一種荷爾蒙失衡，就會對其他的荷爾蒙產生負面影響，並造成接踵而來的一連串健康問題。

雖然我們有十多種荷爾蒙，當談到自體免疫問題時，主力成員是甲狀腺、胰島素和性荷爾蒙（黃體素、睪丸素，以及三種主要雌激素〔雌酮、雌二醇、雌三醇〕）。其他重要的成員，包括脫氫異雄固酮（Dehydroepiandrosterone, DHEA）和維生素 D，你可能會很訝異於維生素 D 竟然也是一種荷爾蒙。在深入探討涉及自體免疫性的大型荷爾蒙失衡前，先來看看每一種的簡介。

♦ 雌激素——「脂肪荷爾蒙」

雌激素實際上是由三種荷爾蒙：雌酮、雌二醇和雌三醇所組成。雌激素負責了乳房、臀部和月經期的發展。男性和女性都會分泌雌激素，雖然女性分泌的量比較多（至少直到更年期，之後產量會銳減）。雌激素會保持你的心臟、骨骼、皮膚和腦部的健康，以及讓你的可體松與甲狀腺荷爾蒙受控制。當雌激素平衡時，會促進血清素這種神經傳導物質，幫助保持你的滿足感和良好睡眠。

♦ 黃體素——「保護荷爾蒙」

男性和女性都會分泌，黃體素會鎮靜及制衡受到刺激的雌激素。它被稱為「保護荷爾蒙」，是因為在促成和維護懷孕、保護發育中的胎兒不受到壓力，以及保護免受癌症上，都是必要的。懷孕期間高量的黃體素，也會讓許多自體免疫疾病（如多發性硬化症）進入緩解。在我們的腦部有著高濃縮黃體素，具有使人平靜和鎮定的功效。在最佳量時，會幫助睡眠、建構骨骼和性慾，讓你感到心滿意足和心理平衡。

♦ 睪丸素——「自信荷爾蒙」

睪丸素被認為是男性荷爾蒙，但女性也會分泌，只是量少很多。睪丸素協助建構組織，像是肌肉、骨骼和心臟。它負責你對生命的熱情和性慾。在最佳量時，睪丸素可減少身體脂肪、改善肌肉強度，加強記憶、動力和認知功能。睪丸素會隨年齡增長而遞減，但胰島素阻抗、可體松增加和雌激素過多（來自慢性發炎、腹部脂肪或有毒的化學物質），會加速睪丸素的減少。

♦ 甲狀腺——「精力荷爾蒙」

甲狀腺是在頸部的一個蝴蝶形腺體，在體內具有重要作用。它是主要的新陳代謝管理者，負責調節呼吸、體溫、心跳率、精力程度和體重。你體內每個細胞都具有甲狀腺受體，如果甲狀腺功能沒有達到最佳化，身體的功能就無法達到最佳化，至少無法維持很久。當甲狀腺運作良好時，你的體溫會

恰到好處、新陳代謝加速運作、精力程度良好，而且頭髮會增長。

♦ 可體松——「壓力荷爾蒙」

　　可體松（皮質醇）被稱為「壓力荷爾蒙」是有原因的。它有許多功能，但最重要的工作是升高血糖和血壓，來讓你的血達到四肢末端，以便可以進行戰鬥或逃跑，並在短期威脅中生存下來。當可體松平衡且作用到最佳化時，可抗發炎並幫助調節免疫反應。當可體松因為慢性壓力而失衡時，就具有發炎性和抑制免疫的效果。想一想當你受到壓力時，有多容易受到感染。

♦ 胰島素——「脂肪肥料荷爾蒙」

　　雖然它的主要功能是讓體內的細胞能使用葡萄糖做為燃料，但血流中有過多胰島素（肇因於吃過多的糖，或太快變成糖的碳水化合物）造成細胞儲存脂肪。太多的胰島素（胰島素阻抗的一種狀況），實際上是一種糖尿病前期的狀態，是通往第二型糖尿病的路徑。這種不正常的現代狀況，是所有其他慢性疾病的巨大風險因子，包括有時被稱為第三型糖尿病的阿茲海默症！

♦ 維生素 D——「陽光維生素」

　　維生素 D 實際上是一種有力的激素元（prohormone），因為它是當皮膚暴露在陽光下產生反應所生產的，再由肝臟和腎臟轉化成荷爾蒙的活性形態。絕大部分的細胞中都可找到維生素 D 受體，因為維生素 D 在體內具有多重功能，扮演了不同的角色，包括調節胰島素、免疫功能和減少發炎。

♦ 脫氫異雄固酮——「基礎的荷爾蒙」

　　脫氫異雄固酮是體內最大量的類固醇荷爾蒙，也是睪丸素和雌激素的荷爾蒙前驅物，而且對於組織的建構和修復，以及支援健康的免疫功能，都是必要的。脫氫異雄固酮在保持荷爾蒙平衡與年輕的活力上，擔任了主要的作用。在正常值中，脫氫異雄固酮會支援認知功能、心理健全、骨骼、皮膚和心臟健康，以及加強免疫力。

- 脂肪細胞是體內最大的內分泌腺。
- 睪丸素可透過芳香化（aromatization）❷ 過程，被轉化成雌激素。
- 「男性乳房」和「啤酒肚」就是顯露出男性睪丸素被芳香化為促成脂肪的雌激素。
- 不是只有糖會讓你發胖。壓力和不良的睡眠，也會使你發胖。
- 所有的性荷爾蒙與腎上腺荷爾蒙，都是由膽固醇製成的。
- 當你受到慢性壓力時，身體會優先製造壓力荷爾蒙可體松，而不是性荷爾蒙。這也就難怪當你受到壓力時，性慾就下降。

美國六大主要的荷爾蒙失衡

在今日，有六大荷爾蒙的失衡促成了自體免疫性和其他慢性疾病：

1. 高胰島素
2. 高可體松
3. 雌激素占優勢

4. 低甲狀腺
5. 低維生素 D
6. 低脫氫異雄固酮

不幸的是，我們常常具備了所有六種的組合而不自知！

但好消息是，這些不平衡的狀態大多數都在我們的掌控之中。

讓我們來看看最常見的荷爾蒙失衡，好搞懂這些問題，然後我們就會在平衡荷爾蒙照護方法中探究解決之道。如果你讀過先前的篇章，已經開始採行我們在各章所討論的改變，那這裡不過是輕而易舉的小事。當你讀到關於常見的失衡時，看看你是否能找到兩種主要模式。

❶ 高胰島素（又稱胰島素阻抗）

高胰島素可以說是西方世界慢性疾病的領先驅動因素。高胰島素刺激慢性發炎，促成肥胖症、糖尿病、心臟疾病、癌症、自體免疫狀況和阿茲海默症。而胰島素阻抗背後最大的元凶是，一個字，糖。

首先，我們必須擴大糖的定義，將之超越明顯的白色食糖。近期的研究顯示，將近 90% 普通添加糖的來源，事實上來自加工的（精製碳水化合物）食物，如軟性飲料、鹹零食、蛋糕、披薩和冷凍食品。[3] 加工食物常含有高量的糖、果糖、精製麵粉、人工脂肪、過多的鈉和人造的有毒添加物。

以下是人類對糖的消費簡史：百萬年來，糖是罕見的享受。我們的祖先三不五時吃蜂蜜，但食物通常都不會比偶爾吃的胡蘿蔔還甜。演化生物學家、哈佛大學教授暨《人體的故事：演化，健康和疾病》（*The Story of the Human Body: Evolution, Health, and Disease*）的作者丹尼爾·利伯曼（Daniel Lieberman）解釋道，農耕使得澱粉類食物更豐盛，但直到最近，科技使得糖無所不在。他警告說，我們的身體不適應現在所吃的糖量，因此會使我們生病。肥胖症和慢性疾病，不在我們祖先的了解範圍內，部分是因為糖如此稀少，而部分原因是碳水化合物不是經常可取得。在百來年之前，當時一般人每年吃約 5 磅（約 2 公斤）的糖。二十年前，這個數量躍升至每年 26 磅（約 12 公斤）的糖；而今日這個數量跳升到驚人的每年每人 66 磅（約 30 公斤）的添加糖。[4]

美國心臟協會（American Heart Association）建議女性每天不要吃超過 6 茶匙（25 公克）的添加糖；男性不要超過 9 茶匙（38 公克）；三到八歲的孩童每日不要超過 6 茶匙（25 公克）；而兩歲以下兒童則不要吃任何添加糖。事實上，所發生的是，在美國，一般兒童每天吃 19 茶匙的添加糖，比建議的限制量多上三倍。從這個觀點來看，一罐一般的汽水含有超過 9 茶匙（39 公克）的糖，而低脂加味優格則可能含有達 11 茶匙（47 公克）的糖，每一種對任何人來說，本身就超過每日的限制量！

當你吃太多精製碳水化合物，胰島素量會驟升以讓細胞接受糖。但就像大喊狼來了的故事一樣，久而久之，你的細胞就聽不到這個聲音了。你的胰

臟大量製出愈來愈多的胰島素，試著對你的細胞大聲喊叫來接受糖；但細胞現在處於胰島素阻抗狀態，不再起反應，而胰島素量則持續在血流中升高。由於過多的糖無法被儲存於肝臟或肌肉中，你的身體就以脂肪儲存糖，通常是在你的腹部周圍。在如此的惡性循環下，額外的脂肪也提升了胰島素和雌激素量，增加了自體免疫狀況與癌症的風險。

胰島素阻抗的症狀包括：

- 飯後疲勞
- 一般性疲勞
- 渴望吃甜食，特別是在飯後。
- 腹部區域體重增加，呈蘋果形，腰圍等於或大於臀圍。
- 減重阻抗
- 頻尿
- 遷移性的疼痛
- 被稱為黑色棘皮症（acanthosis nigricans）的黑色皮膚塊，在頸部的背面、手肘、膝蓋、指關節或腋下。

如果這些症狀是你熟悉的跡象或症狀，你就需要測量自己的胰島素量，重讀食物篇章，並檢視自己每日食用的糖和碳水化合物總量。

如果你認為糖是高胰島素故事中唯一的反派，那就需要再三思考。並非只有糖和腹部脂肪在驅動胰島素阻抗；壓力也是，這也就是為何許多瘦的人也有胰島素阻抗，而且不知道自己有這個問題。讓我們來看看下一個極為普遍的荷爾蒙失衡：高可體松。

重要概念 ✚ 食用過多的碳水化合物和糖，會驅動胰島素阻抗。

❷ 高可體松

高可體松或許在最普遍的荷爾蒙失衡競賽中，與高胰島素並列第一名。而當談到高可體松時，最大的元凶也只有一個詞：壓力。

腎上腺會分泌許多荷爾蒙，包括壓力荷爾蒙腎上腺素和可體松。荷爾蒙專家及《荷爾蒙協同作用》（*HormoneSynergy*）作者凱薩琳・瑞茲勒（Kathryn Retzler）自然療法醫師，以風來比喻可體松。可體松量少時，就像是讓搭船成為一件趣事的微風；但在一段時間的大量之下，可體松就會像是具破壞性的颱風一樣。

正如我們在「解決壓力」篇章所檢視的，我們被設計成可在應付突如其來的壓力後恢復到原狀。但因為我們是人類，具備了無止盡恐懼、焦慮和擔憂的能力，會啟動並延長壓力反應，將可體松量提升得愈來愈高，有時是為了正當的原因，但通常都是毫無來由的。慢性壓力是瑞茲勒醫師所警告的具破壞性的可體松颱風。你愈處在壓力之下，身體就愈被推入代謝分解（catabolic）❸ 狀態。這表示你身體的崩解速度比建構得快，導致加速老化與衰退。隨著進行中的壓力，可體松量首先會變得過高，如果壓力持續下去，可體松阻抗就會發生，細胞對升高的量充耳不聞，而可體松就會降到正常值以下或呈水平。有時，可體松量會在同一天內突然升到高峰又陡降。

並非只有心理上的壓力會讓可體松量升高。各種壓力源都會提升可體松量，包括發炎、感染、食物敏感性、腸漏、缺鎂與鋅的營養不良、過度運動、過多的酒或咖啡因、睡眠不良和毒素。

要怎麼知道自己有可體松的問題？思考這些常見的症狀：

- 感覺疲倦卻緊繃、煩躁，或焦慮。
- 焦慮
- 心悸
- 睡眠困難
- 渴求鹽分
- 站立時頭暈

- 低血壓
- 渴求糖，因為身體無法適當地調節血糖。

如果這些症狀對你來說似乎很熟悉，你就需要做唾液可體松檢測（「平衡荷爾蒙照護方法」中會談到更多），並複習「解決壓力」篇章來看哪種處理壓力的方式最適合協助你。

可體松量升高有著廣泛的影響，包括讓你的其他荷爾蒙失衡。例如，從壓力而來的高可體松，會堵塞黃體素受體、消耗具鎮定性的黃體素。當黃體素降低時會發生什麼事？雌激素在預設狀況下會上升，就像蹺蹺板一樣，正如你在下一種荷爾蒙失衡所看到的：雌激素占優勢。

❸ 雌激素占優勢

雌激素或許賦予我們柔和的女性化曲線，但當它占優勢時，就是一個強力的危險力量。雌激素占優勢，在女性身上是具有相對於黃體素來說過多的雌激素（尤其是雌二醇），在男性身上則是相對於睪丸素過多的雌激素（雌二醇），這是一種未經診斷出的嚴重健康疑慮，會使女性與男性都更易罹患疾病，特別是乳癌、自體免疫狀況、心臟疾病和阿茲海默症。

隨著正常的老化現象，特別是在三十五歲之後，黃體素與睪丸素量都會降低，自然地將平衡狀態傾向雌激素占優勢。今日的女性在五十歲之前，普遍都帶有過多的雌激素（相對於黃體素）。哈佛受訓醫師暨荷爾蒙專家莎拉・高佛來德醫學博士說，80% 超過三十五歲的女性都受到雌激素占優勢的影響。兩大原因為何？高度的情緒壓力，以及比過往暴露於更多的人造雌激素之中。

我們已看過高度的壓力及因此造成的高可體松會耗損黃體素，使得雌激素更具優勢。至於人造雌激素，我們就需要來看清環境中被稱為「環境雌激素」的合成化學物質。哪些是人造雌激素汙染競技場上最大的元凶？或許你記得「解決毒素」篇章中提到的這些壞東西：雙酚 A（在食品罐頭和雜貨店收據的墨水中找到的物質）；鄰苯二甲酸酯（從塑膠包裝到嬰兒玩具中都可以找到的塑化劑）；以及對羥基苯甲酸酯（parabens）❹，大多數可在身體保養產

品及化妝品中找到它。

　　女性受到額外的環境雌激素攻擊的明顯跡象，是女孩比歷史紀錄中首次月經的年紀更年輕。十九世紀時，女性首次月經的典型年齡是十五歲。今日的平均年齡是十二歲，但愈來愈多的女孩正在經歷「性早熟」，五千人中就有一人在九歲前就有了第一次的月經。[5]

　　這不只展現出可能的情緒和行為問題，同時也提高了慢性疾病的風險。證據顯示，女性一生暴露在高量雌激素的時間愈久，在後期生命中發展出荷爾蒙相關失調的風險愈高，包括乳癌、子宮內膜癌和子宮癌，以及一些自體免疫狀況，像是狼瘡和多發性硬化症。例如一項以七萬七千三百名女性為對象的大型研究顯示，女孩愈早經歷初經（首次月經），暴露於雌激素的時間就愈長，發展出多發性硬化症的風險就更大；反過來說，初經愈晚，多發性硬化症的風險就愈低。[6]

　　還有什麼會造成雌激素占優勢？原來我們還會從各種外在因素獲得超過合理量的雌激素，包括避孕藥、合成荷爾蒙替代療法，以及標準美式飲食，最明顯的是傳統牛乳製品，含有高量的荷爾蒙。還有三種內在因素也與我們作對，讓雌激素保持在高量中。第一個是任何來源的慢性發炎，透過啟動名為芳香酶（aromatase）的一種酵素，來增加體內的雌激素。第二是脂肪細胞生產雌激素，特別是在更年期之後，所以脂肪愈多就會生產愈多的雌激素。第三，如果你的肝臟負擔過重，可能就很難排除已使用的雌激素，若是如此，代謝產物（雌激素的廢物產品）會再次循環並促進雌激素占優勢，進而增加罹患癌症的風險。

女性雌激素占優勢常見的症狀

- 經期大量出血
- 嚴重的經痛
- 經期前的乳房觸痛敏感
- 經期前的腫脹與虛胖
- 臀部體重的增加
- 卵巢囊腫
- 子宮內膜異位症
- 肌瘤
- 偏頭痛
- 流產

- 玫瑰疹
- 失眠
- 腦霧

- 焦慮、恐慌或憂鬱
- 性慾減低
- 膽囊問題或無膽囊

男性雌激素占優勢的常見跡象

- 疲勞
- 肌肉量減少
- 尿道問題
- 性慾減少
- 勃起功能障礙

- 焦慮
- 憂鬱
- 腹部脂肪增加
- 乳房變大（男性乳房發育）

如果這些症狀對你來說經常發生，你就需要去探究增加的雌激素來源，並重溫「減少毒素」篇章，以確保你避開有害的環境雌激素。你也需要考慮限制飲酒量，服用照護方法中提到的降雌激素補充品。

當雌激素量高時，肝臟會生產高量的甲狀腺結合球蛋白（thyroid-binding globulin, TBG），這是一種黏附血中甲狀腺荷爾蒙的蛋白質，會阻止雌激素進入細胞中。實驗室檢測或許查不出甲狀腺荷爾蒙的不足，也就是下一個常見的荷爾蒙失衡：低甲狀腺。

❹ 低甲狀腺

低甲狀腺功能，一般稱為「甲狀腺功能低下症」，複雜到足以寫滿一整本書，所以請視此為精采片段。低甲狀腺功能據估計影響了全世界三億人口，其中有高達六千萬人在美國，使其成為最普遍的現代失調疾病之一。

超過 20% 的女性和 10% 的男性都有低甲狀腺功能，但多數都未察覺此問題，而且醫學檢驗也未診斷出。[8] 這讓低甲狀腺功能格外令人關注，如果未能解決，就會與憂鬱、不孕、心臟疾病、自體免疫狀況，以及大腦狀況退化，包括橋本氏腦病變（Hashimoto's encephalopathy, HE）❺ 和阿茲海默症等更大的風險。

甲狀腺是體內新陳代謝的恆溫器，你可以把低甲狀腺想成是緩慢的新陳

代謝失調。症狀來得如此緩慢，以致你幾乎沒注意到自己感到更加遲緩、疲倦和比平常更容易覺得冷。低甲狀腺發生在甲狀腺體未能分泌足量的四碘甲狀腺素（T4）和三碘甲狀腺素（T3）；而你的腦下垂體（甲狀腺的老闆）分泌愈來愈多的甲狀腺刺激素（TSH），試著要刺激甲狀腺來分泌更多需要的四碘甲狀腺素和三碘甲狀腺素。

結果是，絕大多數甲狀腺功能低下的人（或許達 90%）都有一種自體免疫狀況，就是以 1912 年發現此病症的日本醫師名字命名的橋本氏甲狀腺炎。正如其他自體免疫狀況一般，橋本氏甲狀腺炎並非真的是甲狀腺的問題，而是一種免疫系統問題，往往是因為分子的模仿性，讓你的身體攻擊自己的甲狀腺。不幸的是，甲狀腺組織通常與一種被免疫系統針對攻擊的抗原（外來的分子）分子相似。

橋本氏甲狀腺炎診斷不足的主要原因，是因為傳統醫學醫師只會進行甲狀腺刺激素血液檢測，來評估甲狀腺狀態，這根本不足以及早抓到問題。被認為正常的標準參考值範圍是介於 0.5～5.5 之間；較具前瞻性的醫師現在則認為甲狀腺刺激素超過 2.0 就算太高了。也就是說，醫師和內分泌學家都等了太久才開始治療橋本氏甲狀腺炎。而且，醫師不是尋找和修正橋本氏甲狀腺炎的根本原因，常常只是開立合成的四碘甲狀腺素藥劑。對多數人來說那可能根本不夠，他們因為微量營養素的不足、壓力、毒素或感染，無法將非活性的四碘甲狀腺素轉化成必要的活性三碘甲狀腺素。功能醫學醫師麥考兒・麥菲爾森（McCall McPherson）醫師助理表示，這就像把原油（四碘甲狀腺素）加到你的車子裡，期望它會轉變成汽油（三碘甲狀腺素）一樣。許多人缺乏三碘甲狀腺素「汽油」，就卡在緩慢的新陳代謝狀態，這也就是為何許多專家在為病患解決潛藏於下的根本原因時，主張如 Armour Thyroid、Nature-Throid 或 Westhroid 的 T4 和 T3 甲狀腺素藥物。

什麼是橋本氏甲狀腺炎的根本原因？首要的觸發包括了：

- 麩質敏感性（注意，乳糜瀉疾病往往受到忽略）。
- 營養不足，包括碘、鋅，以及需要用來轉換三碘甲狀腺素的硒。
- 環境毒素，包括氟化物、溴和汞。

- 慢性疾病和腎上腺功能失調。
- 病毒感染，包括 EB 病毒和耶辛尼氏腸炎桿菌。

低甲狀腺的一般跡象：
- 體重增加
- 減重阻抗
- 掉髮，包括眉毛外側的三分之一。
- 注意力不集中
- 腦霧
- 便祕
- 醒來時感覺疲勞
- 不耐冷或對冷敏感
- 憂鬱或焦慮
- 關節疼痛
- 皮膚頭髮乾燥，或指甲易碎。

　　若你覺得這些症狀很熟悉，就需要讓醫師進行一次完整的甲狀線套組檢測，包括以下六項指標：甲狀腺刺激素（TSH）、游離三碘甲狀腺素（free T3）、游離四碘甲狀腺素（free T4）、逆位三碘甲狀腺素（rT3, reverse T3），和兩種甲狀腺抗體：抗甲狀腺過氧化抗體（thyroid peroxidase antibodies, TPOab，檢驗名稱為 Anti-TPO Ab）與甲狀腺球蛋白抗體（thyroglobulin antibodies, TGab，檢驗名稱為 Anti-Tg），可讓你知道自己是否具有橋本氏甲狀腺炎的風險。

　　逆轉橋本氏甲狀腺炎的關鍵，在於找出根本原因並加以去除，以及治療腸道。補充性的甲狀腺藥物，最好組合了四碘甲狀腺素與活性三碘甲狀腺素，對甲狀腺功能最佳化及回復正常都是必要的。

　　不要忘了檢測你的維生素 D_3 值！在一項研究中，92% 罹患橋本氏甲狀腺炎的人與控制組相較之下，都顯示出維生素 D 不足。[9] 這就是我們要探討的下一個重大荷爾蒙失衡：低維生素 D。

❺ 低維生素 D

維生素不足或許是世上最診斷不足的健康問題。很感激的是，這也是最容易修復的問題。全世界受到維生素 D 不足所影響的人將近十億，而根據報告，75% 的美國人有不足的狀況，其中有 95% 是非裔美國人。維生素 D 不足風險較高的人，包括年齡在六十五歲以上，皮膚色素天生比較暗沉，以及那些較少暴露於陽光下，或總是穿戴及塗抹防曬品的人。防曬係數（SPF）15 或以上，會減少維生素 D 的生產量達 99%。[10] 除此之外，和我一樣有維生素 D 受體位置基因產生突變的人，又稱「維生素 D 受體症候群」（Vitamin D receptor syndrome, VDRs），在維生素 D 不足上的風險也更高。這個基因的故障，代表著需要更常暴露於陽光下，或服用補充品來確保維生素 D 量在充足的程度。

愈來愈多的證據將維生素 D 不足與心血管疾病、癌症、失智和自體免疫狀況，像是類風濕性關節炎、全身性紅斑狼瘡、發炎性腸道疾病、多發性硬化症和第一型糖尿病等風險的升高相關聯。例如，哈佛陳曾熙公共衛生學院的研究人員，在研究超過八十萬名芬蘭女性的健康數據時發現，維生素 D 不足的女性（定義是低於 20 ng/ml），比維生素 D 在正常值內（高於 20 ng/ml）的女性，在發展出多發性硬化症的風險上高出 43%。在患有多發性硬化症的病患中，將近 60% 的病患都是維生素 D 不足。[11]

多數時候，維生素 D 不足是亞臨床性，意思是通常無明顯症狀。如果你有以下狀況，可能就屬於極度不足（小於 20 ng/ml）：

- 疲勞
- 全身痠痛
- 虛弱
- 經常感染

- 骨質缺乏（osteopenia）❻
- 骨質疏鬆（osteoporosis）
- 骨頭疼痛
- 骨折

要確認自己是否維生素 D 不足的最好方法，就是驗血，正式名稱是「25-羥基維生素 D 」（25-hydroxyvitamin D, 25(OH)D），或簡稱維生素 D 檢測。

可預防並逆轉慢性疾病的最佳維生素 D 值是介於 70 ～ 100 ng/ml 之間。如果你得到充分的日照，且有服用維生素 D 補充品，而維生素 D 值是在 50 ng/ml 以下，就需要檢查你的維生素 D 受體（VDR）基因狀態。你可以利用如 www.23andme.com 進行基因檢測，然後透過 NutraHacker.com、StrateGene.com 或 LiveWello.com 等基因解讀網站，來解讀所取得的原始資料。

最後一個重要的荷爾蒙不足，就像維生素 D 一樣，普遍可在自體免疫狀況者身上看到：低脫氫異雄固酮（DHEA）。

❻ 低脫氫異雄固酮

這個因保護免疫作用，以及與長壽相關而知名的基礎荷爾蒙：脫氫異雄固酮（DHEA），分泌量大約會在二十歲的年輕成人時達到頂峰，之後逐年遞減到八十歲時，會降到只有頂峰時期的 5% 或 10%。

脫氫異雄固酮下降的兩大主要顯著原因是老化和慢性疾病。而促成老化與慢性疾病的最大因素則是發炎。當你處在大量壓力之下一段較長的時間，可體松量就會上升，在體內造成發炎效果。你的腎上腺負責製造可體松和脫氫異雄固酮，但當可體松的需求變高，尤其是在長時間處於高壓狀況下時，你的腎上腺會被耗損，那麼脫氫異雄固酮的分泌就受到不良影響。

可體松量升高與脫氫異雄固酮量減少，其結果具有破壞性：免疫系統受到波及、老化加速、各種健康問題的風險上升。毫不足為奇的是，在許多退化性疾病上皆可觀察到低脫氫異雄固酮量，包括慢性疲勞症候群、糖尿病、自體免疫狀況、阿茲海默症、癌症和心臟疾病。例如，研究顯示低脫氫異雄固酮與修格蘭氏症候群、狼瘡、多發性硬化症和類風濕性關節炎，都有著很強的關聯性。[12, 13, 14]

常見的低脫氫異雄固酮跡象：

- 極度疲勞
- 耐力與警覺性減低
- 感覺疼痛和虛弱
- 心神不寧或憂鬱

- 肌肉量減少
- 骨密度下降或骨質疏鬆
- 皮膚變薄
- 性慾降低

- 皮膚和眼睛乾燥　　　　　　　　　· 減重困難
- 記憶力不佳

如果你覺得自己可能正面對低脫氫異雄固酮，就需要進行唾液可體松檢測，來量測可體松和脫氫異雄固酮量。

受壓力驅動的多重荷爾蒙失衡

住在美國的絕大多數人都在處理許多壓力，難怪醫學博士莎拉·高佛來德在二十五年內所看過的兩萬五千名病患中，最大的荷爾蒙失衡就是高可體松。莎拉醫師稱可體松是「黑暗君主」，因為它控制了其他的多數荷爾蒙，包括你的甲狀腺工作得快或慢，胰島素阻抗比較多或少，是否分泌性荷爾蒙，是否為雌激素占優勢，維生素 D 受體是否能循環維生素 D，以及是否能分泌足量的脫氫異雄固酮。有鑑於可體松在多數人生命中都居支配地位，難怪許多人會經歷多重荷爾蒙失衡，有時就像我一樣，六種都失衡。

糖和壓力，荷爾蒙混亂：我的故事

一直到最近，我無法記得自己的荷爾蒙何時平衡過。生命中多數的時間裡，我對荷爾蒙從未有過任何概念；當然也不知道我的生活形態會影響到我的荷爾蒙，並造成荷爾蒙失衡。後見之明下，很容易就看出經常性的壓力狀態，再加上對糖的癮頭，是如何完美地在我的少年歲月設下荷爾蒙的苦難，並持續到在更年期前期過程中折磨我。我將此歸類為：遲到總比不到好。

在早期記憶中，我父親總是為了母親的體重而對她大吼，而我這個兒童戰士，則以對他回吼來試著保護母親。在兒童時期，我變得過度警戒，甚至忍受了很長一段時間的失眠，我很確信慢性壓力是我在十九歲時發展出多發性硬化症最大的促成因素。即使在今日，具備了減壓的照

護方法，包括每日的冥想和運動、大量的擁抱、支持我的丈夫、一同歡笑的好友、偶爾瑜伽，以及足夠的睡眠，與壓力抗爭仍是我的首要優先事項。

至於糖，我母親並不會購買含糖的穀片或零食，所以為了要讓幾乎不甜的全穀物穀片更好入口，我會加入香蕉切片，有時加入葡萄乾、幾大茶匙的糖或蜂蜜，然後將之全數倒進脫脂牛奶中。我會有兩個大碗，吃完後就咕嚕咕嚕地喝掉變甜的牛奶。我添加的糖量本身符合美國心臟協會的不超過 6 茶匙（25 公克）的每日女性建議用量。然而，再加上原本就含糖的穀物（18 公克）、半根香蕉（7 公克）、1 盎司（約 28 公克）的葡萄乾（17 公克），以及 2 杯脫脂牛奶（24 公克），糖的總量就達到大約 91 公克，這還是在早上八點以前！難怪我的血糖值通常都在超過 100 的糖尿病前期範圍內，而我相當確信自己的胰島素值也升高了，雖然在前三十年中，沒有任何人想要檢查我的胰島素值。

後來，青春期帶給我沉重的打擊。我的經期在十五歲時到來，曾因為劇烈的經痛在公廁中昏倒。我經常因為過度的疼痛要請一或兩天的假，我母親會以加熱墊或加強的布洛芬（非類固醇消炎止痛藥）來照顧我。最終，我的婦產科醫師敦促我使用藥物來改善疼痛、不規律的經期和惡化的青春痘。

三十多歲時，我和丈夫決定不要再有孩子，婦產科醫師說我可以繼續使用藥物直到更年期。這位婦產科醫師就是在我的檢驗報告上總膽固醇值 104 旁加註「太棒了！」的同一位。還記得你的荷爾蒙是由什麼構成的：就是膽固醇。我幾乎未能生產足夠的膽固醇來勉強湊足性荷爾蒙，更何況是要來修復所有高可體松導致的發炎所造成的損害。

一直到 2010 年，當我發現自己有非乳糜瀉麩質敏感，才開始教育自己關於多發性硬化症與其他自體免疫狀況的根本原因。在過程中，我學到了糖、壓力以及藥物會如何破壞荷爾蒙的體內平衡，所以我不再服用藥物，停止吃糖，並繼續尋找減輕壓力的方式，治療任何未經解決的情緒苦痛。

但長期服藥和處在壓力之中，對我造成了一些不良的持久效果：我的性荷爾蒙幾乎都處在正常值的最尾端，同時我的可體松量過高。我的甲狀腺荷爾蒙全部都在低正常值；脫氫異雄固酮則是低於參考值範圍，而脫氫異雄固酮對應於可體松的比率則更低；維生素 D 量則令人沮喪地低到 38 ng/ml；再加上無法偵測到我的游離睪丸素。這就解釋了為何我會精力低落、性慾減低，以及常常感到冷。火上加油的是，雖然我的雌激素低，卻是雌激素占優勢。更年期前期帶來嚴重的經前症候群，令人聯想起青春期的情緒起伏、易怒，甚至噁心感。

我開始與一位整體醫學醫師合作，他教我以一種保守的方法來平衡荷爾蒙。他警告說，當你所需的是像藥草和適應原之類的細膩方式時，服用荷爾蒙就像使用大榔頭一樣。起初，瑪卡（maca）❼補充品神奇地為我消除了夜間盜汗的問題，但六週後，問題又復發了。其他三種補充品對我有效用，帶著顯著但微妙的效果，所以我繼續輪流使用這三種：適應原藥草南非醉茄、紅景天（Rhodiola rosea）❽，加上腦部營養品磷脂醯絲胺酸（phosphatidylserine, PS）❾。它們一起幫助我提升日間的精力程度，促進更加平靜的情緒，並改善我的睡眠。至於我的甲狀腺，我有輕微的甲狀腺功能低下，但並無升高的抗體，因此不是橋本氏甲狀腺炎。我嘗試複合的甲狀腺藥物一陣子，但結果是我的鋅和碘不足，因此加入這兩種補充品，同時治癒我的腸道，將三碘甲狀腺素提高到足量而不需再繼續使用甲狀腺藥物。

雖然我的壓力程度，比之前在照護年邁的雙親、管理銷售業務團隊和處理無法預期的多發性硬化症狀的高峰期，已經減輕很多，但我仍受到被丈夫稱為「可體松成癮」的問題所苦。我太習慣處在壓力狀態下，以致不自覺地製造出刺激可體松的情況，像是填滿我的日程表、喝過多的咖啡，以及太快自我防禦。我必須在每一天中找到停頓和平靜的方式。這帶領我去使用一種每當我冥想時就會戴的神經回饋頭帶：Muse❿。唧唧鳥叫聲讓我知道自己是平靜的，而海浪的衝擊聲則指出我的頭腦是活躍的。久而久之，我的鳥叫聲分數持續上升，海浪聲逐漸消減，甚至連

丈夫都說我比較好相處了。

即使我採行有機，有時是生酮的原始人範本飲食，持續減壓並補充營養品，隨著更年期前期的到來，我開始因熱潮紅、夜間盜汗以及夜間醒來而苦。我停止飲用僅餘的酒量並大幅減少咖啡因，但依舊有睡眠遭剝奪和不舒服的流汗情況。我做了更多的研究，最後決定與精通生物同質性荷爾蒙的自然療法醫師合作。我們遵循「少即是多」的方法，花了將近一年的時間才把我被耗盡的荷爾蒙填補到剛好的需要量。對我產生效用的方法是睡前的口服黃體素，每天兩次的 Biest（一種雌三醇／雌二醇乳膏），以及早上一次的睪丸素乳膏與少量脫氫異雄固酮的複合物。

今日我所有的荷爾蒙，甚至連可體松，都終於在正常範圍內，而維生素 D 指數也在最佳的 75 ～ 90 ng/ml 範圍。我的血糖現在持續在 90 ng/ml 左右，比以前好多了，但還不夠完美（最佳的空腹血糖值是 70 ～ 85 ng/ml）；胰島素也是安全地在 2 uIU/mL 以下（最佳空腹胰島素值是在 3 uIU/mL 以內）。我在飯後服用又稱為維生素 B_7 的生物素，來保持血糖和胰島素值的平衡。（研究顯示生物素可幫助髓鞘再生，對患有多發性硬化症者格外有幫助。）我繼續每年監控荷爾蒙量兩次，並在需要時進行調整。

我希望我的故事能激勵你進行今日所有能做的，減除糖和解決壓力，好讓你盡快並盡可能輕鬆自然地平衡荷爾蒙。如果我能在處理完所有六種主要荷爾蒙後平衡荷爾蒙，那麼你也可以做到。關鍵就在於你採取了「荷爾蒙是可以平衡的，以及糖尿病和慢性疾病並非無可避免」的心態。

膽固醇對你的健康很重要

- 加工食物中的精製碳水化合物、糖和蔬菜油，是造成心臟疾病的主要飲食元凶，而不是飽和脂肪或膽固醇。
- 膽固醇對腦部健康與荷爾蒙濃度的最佳化具關鍵性，甚至可降低心臟疾病風險。
- 研究證實較高的膽固醇量與更好的健康和更長的壽命相關。
- 對心臟病風險更佳的預測因子是，你的高密度脂蛋白（high density lipoprotein, HDL）和總膽固醇的比率。以高密度脂蛋白量去除總膽固醇量即可。此百分比最好是在 24% 以上。10% 以下就是心臟疾病風險的明顯指標。
- 另一個適合的預測因子是你的三甘酸油脂／高密度脂蛋白的比率：這個百分比最好低於 2。

 ## 平衡荷爾蒙照護方法

　　雖然你會想馬上投入使用荷爾蒙補充品，但先找出為何你的荷爾蒙會失衡，是很必要的。不幸的是，這不像去做檢測，然後將低下的部分補足那樣簡單。你的身體太過複雜，有太多移動的部分及神祕的新陳代謝路徑，讓人無法挑戰大自然並獲勝。

　　就拿我當例子吧。如果我早點服用黃體素，而不是積極地管理壓力，過多的荷爾蒙也無法產生任何作用，因為可體松阻擋了黃體素受體。我會輕易地抹殺黃體素，並錯過它的鎮定和保護避免癌症的好處。一旦我解決了「壓力」這個讓可體松失衡的根本原因，恢復到正常的每日節律，那麼當我將黃體素加到生活中時，就可以體驗到其正面的影響。

　　對於睪丸素低的男性來說，服用補充品無法解決根本原因，而是會造成

問題的反撲。如果你有胰島素阻抗，額外的睪丸素會被轉換成腹部脂肪，反倒會增加讓乳房漲大的雌激素。最佳方式是解決低睪丸素的原因，而此例中的狀況是胰島素阻抗。一旦解決了胰島素阻抗問題，睪丸素自然就上升了。

一旦你藉著解決壓力、糖和毒素，處理了三個最大的失衡：高可體松、高胰島素和高雌激素，所有的荷爾蒙就會自然地趨向平衡。

第一步是先考量你經歷的是哪種失衡。我建議你去做個檢測，好取得體內所有荷爾蒙的基準線，並從其他 F.I.G.H.T.S. 篇章中，檢視有哪些有益的食物和生活形態對策是與荷爾蒙相關的。當你取得自己荷爾蒙狀態的資料，並實施了其他重要的 F.I.G.H.T.S. 對策時，你可以選擇試試平衡荷爾蒙的藥草和補充品。對需要額外幫助的人，我已加入了生物同質性荷爾蒙的資訊，以便你可與專精自然荷爾蒙療法的醫師進行討論。

步驟 1：檢視荷爾蒙失衡自我評估
步驟 2：取得資料
步驟 3：依照 F.I.G.H.T.S. 來平衡荷爾蒙
步驟 4：嘗試藥草與適應原
額外步驟：考慮生物同質性荷爾蒙

步驟 1：檢視荷爾蒙失衡自我評估

回到「美國六大主要的荷爾蒙失衡」章節（第 258 頁）並思考與之相關的一般症狀。你會注意到有一些是重覆的，像是疲勞，這對很多人來說都很尋常，也很難將之歸咎於任何一種失衡。是否有任何類別是你馬上注意到的？是否有任何包括了三種以上你常面對的症狀？如果是如此，那麼你很可能面對的正是荷爾蒙的失衡。但要確認只有一種方法，就是去做檢測。要做檢測，需要與有經驗的醫師合作，尤其是在辨識出與荷爾蒙失調及其症狀相關模式上具相當經驗的醫師。

你認為自己面對的是哪種的失衡？

1. 高胰島素
2. 高可體松
3. 雌激素占優勢
4. 低甲狀腺
5. 低維生素 D
6. 低脫氫異雄固酮

注意 ▸ 維生素 D 不足的症狀，通常要到數值低到令人擔憂時才會出現。即使你無任何症狀，仍得要求醫師一年為你做數次維生素 D 檢測。

現在你有了假說，就是取得資料的時候了。

步驟 2：取得資料

儘管你通常可以自行上網訂購檢測，但因為這是相當複雜的領域，我鼓勵你與具有荷爾蒙治療經驗的醫師合作。有時自然療法整合醫學醫師以及功能醫學醫師同時也專精荷爾蒙，但許多並非如此。若不確定，就需要詢問。

若要找到一位專精平衡荷爾蒙的醫師，可以考慮利用以下這些網站，使用郵遞區號或州別來搜尋。有些網站還提供了進階搜尋功能，或下拉式目錄來包括專精項目，包括：「女性或男性健康與老化」、「內分泌學、糖尿病和新陳代謝」、「女性失調」或「男性失調」。其他荷爾蒙的代號名稱，包括「抗老化」或代表生物同質性荷爾蒙替代治療法的「BHRT」。

◆ 找一位荷爾蒙醫師

www.naturopathic.org/AF_MemberDirectory
www.a4m.com/find-a-doctor.html
network.foreverhealth.com/bioidentical-hormone-doctors/search
myzrt.zrtlab.com/tools/FindProvider

如果你決定自己取得資料，考慮從 TrueHealthLabs.com 這類的公司訂購自己的檢測，他們提供了與功能醫學醫師一對一的遠端諮詢。

♦ 網路上直接面對消費者的荷爾蒙檢驗：

www.truehealthlabs.com/Female-Hormones

www.mymedlab.com

www.walkinlab.com

www.canaryclub.org

www.directlabs.com

www.ultawellness.com

www.lifeextension.com

www.healthcheckusa.com

requestatest.com

♦ 胰島素

有三種血液檢測可提供胰島素與血糖狀態的概況。要注意這些都是空腹檢測，在多數標準實驗室如 LabCorp 和 Quest 都有提供：

檢測	最佳範圍
空腹血清胰島素（fasting serum insulin）	3 uIU/mL 或以下
空腹血清葡萄糖（fasting serum glucose）	70~85 mg/dl 或更低
糖化血色素（homoglobin A1c, HA1c）[1]	< 5.2

♦ 自我檢測：腰圍身高比

對多數人來說，腰圍身高比（waist-to-height ratio），是很好的胰道素阻抗自我檢驗預測因子。將量尺環繞在你的腰部，並將量尺的尾端對齊髖骨頂端。取正常呼氣結束時的量測值。找一位朋友或家人，幫你以英吋的度量單位來量你的身高。然後以身高的英吋值，除以腰圍的英吋值。你的腰圍需要少於身高的一半。

腰圍身高比：少於 0.5

這裡要提醒的是，也有一些瘦的人帶有胰島素阻抗，就像我以前一樣。專家稱此數據為「偷肥」（TOFI），意思是「外面瘦，裡面胖」（thin outside, fat inside），代表有害的內臟脂肪在腹部重要器官環繞了層層脂肪。如果你有「偷肥」的跡象，又包括了心臟病或糖尿病（第一型或第二型）的家族病史，略微有啤酒肚，或正面對大量的壓力，那麼你絕對需要進行上述的空腹血液檢測。

◆ 可體松和脫氫異雄固酮

唾液可體松和脫氫異雄固酮檢測是可靠、簡易的居家檢測方式，可評估你一天之中的可體松變化程度。唾液檢測的是體內游離可生物利用的荷爾蒙，有別於血液檢測代表了整體的荷爾蒙量：游離型與結合型（無生物利用度）。最理想的是，你的可體松在早晨醒來時是最高量，在一天中逐漸變少，當你去睡覺時是最低量。

檢測 ▸ 唾液可體松和脫氫異雄固酮硫酸鹽（DHEA-S 或 DS，又稱硫酸脫氫異雄固酮）

提供唾液檢測的實驗室：
- ZRT：腎上腺壓力唾液（Adrenal Stress saliva）—DS 和 Cx4
- Genova Diagnostics：腎上腺皮質壓力分析
　　　　　　　　　　　（Anrenocortex Stress Profile）

最佳範圍：
- 可體松：3.7 ～ 9.5 ng/mL（早晨）；1.2 ～ 3.0 ng/mL（中午）；
　　　　　0.6 ～ 1.9 ng/mL（傍晚）；0.4 ～ 1.0 ng/mL（夜間）
- 脫氫異雄固酮－硫酸鹽（DHEA-S）：2 ～ 23 ng/ml
－依據年齡：
30 歲以下：6.4 ～ 18.6 ng/ml

31 到 45 歲：3.9 ～ 11.4 ng/ml

46 到 60 歲：2.7 ～ 8 ng/ml

61 歲以上：2 ～ 6 ng/ml

◆ 性荷爾蒙：雌激素、黃體素、睪丸素

比起唾液或血液檢測，乾尿液檢測試是相當新穎且更完整的測量荷爾蒙方式，因為它同時也可以測量雌激素是如何被排泄的。雌激素的新陳代謝會透過數種途徑發生，包括 2- 羥雌素酮（2-hydroxyestrone）是良性且可保護健康，4- 羥雌素酮（4-hydroxyestrone）和 16- 羥雌素酮（16-hydroxyestrone），這兩者都可能對健康具傷害性。具保護性的第 2 型太少，以及危險的第 4 型和第 16 型過多，會帶來癌症與自體免疫狀況的風險。

檢測 ▶ 乾尿液

提供乾尿液檢測的實驗室：

- Precision Analytical 的完整荷爾蒙的乾尿液檢測
- ZRT 的尿液代謝物分析
- Meridian Valley Lab 的 CompletePLUS 荷爾蒙分析

最佳範圍：

請參考實驗室報告中所提供的參考範圍，並與你的醫師討論。範圍會因性別而異；雌激素（女性）會有四種參考範圍：黃體期、濾泡期或排卵期，及停經後。

◆ 甲狀腺

有八種主要血液檢測可檢查甲狀腺功能，而你需要堅持進行完整的甲狀腺套組，而不是只有甲狀腺刺激素的典型檢測，你也可以自行訂購完整檢測套組。多數的實驗室如 Quest 和 LabCorp 提供完整套組。除了完整的甲狀腺套組外，你還要考慮檢測營養狀態，包括鋅、硒和碘，這些都是對最佳甲狀腺功能必要的微量礦物質。

檢驗	最佳範圍
甲狀腺刺激素（TSH）	4 ～ 1.5 mIU/L
游離三碘甲狀腺素（Free T3）	2.3 ～ 4.2 pg/mL
游離四碘甲狀腺素（Free T4）	0.8 ～ 1.8 ng/dL
逆位三碘甲狀腺素（rT3: reverse T3）	< 15 ng/dL（也會以 < 150 標示）
游離／逆位三碘甲狀腺比（Free T3/rT3 ratio）	> 2
抗甲狀腺過氧化脢抗體（Thyroid peroxidase enzyme antibodies, TPO Ab）	< 2 IU/m
甲狀腺球蛋白抗體（Thyroidglobulin antibodies，臺灣檢驗名稱：抗甲狀腺球蛋白抗體 Anti-thyroglobulin Ab）	< 2 IU/m
鐵蛋白（Ferritin）	70 ～ 90 mg/dl

自家自行測試	
醒來時的基礎體溫	攝氏 36.6 ～ 37 度

在床邊放一根老式汞柱體溫計（水銀體溫計），將之搖晃到汞柱下降，然後在一早醒來時就將其放到腋下約十分鐘。將體溫記錄下來。如果你的體溫連續五個早上都低於攝氏 37 度，你就可能有甲狀腺功能低下和低新陳代謝。查看「清除感染照護方法」（147 頁）來尋找可幫助你提高新陳代謝的方法，並與你的醫師合作解決甲狀腺問題。

◆ 維生素 D

許多醫師不會定期追蹤維生素 D 狀態，所以你需要主動要求或自行訂購。

檢測：25- 羥基維生素 D（25-hydroxyvitamin D, 25(OH)D）	最佳範圍
一般健康	50 ～ 70 ng/ml
逆轉或預防疾病（自體免疫狀況、癌症、心臟疾病）	70 ～ 100 ng/ml

若是你正在等候檢測結果，或只是想馬上採取行動，有許多是你可採行來幫助將荷爾蒙恢復平衡。繼續閱讀，以檢視有益的生活形態改變，這將能改善你的健康，甚至把自己準備好，以便可接受需服用的荷爾蒙補充品。

步驟 3：依照 F.I.G.H.T.S. 來平衡荷爾蒙

照著這些 F.I.G.H.T.S. 對策進行，幫助你自然地平衡荷爾蒙。若你已經做出一些小改變，這就會是一個快速的複習。我是「以小搏大」的忠實粉絲，所以這些技巧會幫助你同時盡可能平衡多種的荷爾蒙：

- ✓ **移除標準美式飲食**：所有形態的糖、加工穀物和澱粉類碳水化合物，都會促成胰島素阻抗。研究人員已經發現，每天每 150 卡路里的添加糖（大約是一罐汽水的量）就會提升約 1% 的糖尿病風險。[15] 以傳統方式種植、充滿農藥的農產品，以及商業化養殖的肉品、禽肉和乳製品，則會促成雌激素占優勢。

- ✓ **減少酒和咖啡**：酒會促成雌激素占優勢並顯著提升乳癌風險。一項 2015 年的研究揭露出，每天一杯 5 盎司（約 148 毫升）的酒，會使乳癌風險上升 60%。[16] 研究已顯示咖啡因會高度增加可體松，提高胰島素，甚至可能會升高雌激素。一項五百名女性的臨床試驗顯示，每日飲用 500 mg 咖啡因的女性（約 4 或 5 杯的咖啡）比每天飲用少於 100 mg 的女性體內，多出 70% 的雌激素。[17] 透過將咖啡因減半，然後考慮只飲用水處理的有機無咖啡因咖啡。或以咖啡因量低的綠茶或白茶，或是無咖啡因的花草茶取代咖啡。

- ✓ **吃有機蔬菜**：綠葉蔬菜（如蒲公英根、羽衣甘藍、瑞士甜菜、菠菜、芝麻葉），十字花科蔬菜（如青花菜、白花椰菜、高麗菜、球芽甘藍），以及硫化物豐富的蔬菜（洋蔥和大蒜），可促進健康的肝臟功能，有助於清除有害的雌激素代謝物。[18]

- ✓ **享受健康的油脂**：健康的油脂對健康是必要的，也是建構荷爾蒙、細胞膜和腦部健康的基礎。將加工蔬菜油，像是芥花油、玉米油、花生

油、紅花籽油、大豆油和葵花油，以健康的飽和脂肪，如椰子油、澄清奶油（酥油），以及取自放牧動物的豬油來取代；並增加食用 Omega-3 油脂，如野生鮭魚、百分百草飼動物、亞麻籽和核桃。其他滋補性油脂包括：特級冷壓橄欖油、大麻油、亞麻籽油、松子油（有益的 Omega-6 油脂 ⑲）、堅果、種子和酪梨。

✓ **增加纖維質攝取量：** 纖維質會將好的腸道細菌餵養給你，排擠掉具傷害性的細菌，有助於優化甲狀腺功能和改善胰島素敏感性。纖維質也可減少雌激素占優勢的情況，藉著黏附使用後的雌激素的毒素，幫助將之安全地排出體外。將目標放在每天食用 40～50 公克的纖維質，記得要緩慢地增加。

✓ **治癒腸道：** 益生菌（補充品與發酵食物）和益生元（在蔬菜、亞麻籽和奇亞籽，以及粉狀補充品，如洋車前子殼、相思樹和菊糖等，所找到的纖維質）有助於平衡你的微生物群，進而有助於整體荷爾蒙的平衡，包括優化甲狀腺功能、降低可體松量、增進分泌血清素，甚至提高維生素量。[19] 如果你服用鋅，考慮隨每餐服用低劑量（5 或 10 mg）。

✓ **避免毒物：** 我們的環境充滿了雌激素廢物（環境雌激素），如除草劑草脫淨，會將雄性青蛙透過芳香化轉變成雌性青蛙，這和造成男性「男人乳房」是相同的過程。[20] 盡你所能讓居家環境和身體無毒素。使用環境工作組織的 Skin Deep 或 Think Dirty 應用程式掃瞄你的化妝品，來決定保留和捨棄哪些產品。前往當地化學廢棄物處理設施，清理你的所有化學化妝品、身體保養產品、家庭清潔用品和殺蟲劑；以玻璃容器取代塑膠保存器皿；以不鏽鋼或玻璃換掉塑膠水瓶；並過濾你的飲用及淋浴用水。

✓ **取得恢復性睡眠：** 讓每晚八個小時以上的高品質睡眠成為優先要務，以平衡荷爾蒙，保持不讓過多體重上身，並減輕自己罹患第二型糖尿病的風險。累積的證據指出，慢性睡眠剝奪（chronic sleep deprivation，又稱慢性睡眠不足，定義為晚間少於七或八個小時的睡眠），會造成荷爾蒙失衡，包括提高胰島素量、增加夜間可體松量，以及增加促進

饑餓感（饑餓素／ghrelin）[15]和食慾（瘦素）的荷爾蒙量。[21]

✔ **多動一動**：無論你選擇何種形式，運動都可以幫助你平衡荷爾蒙。但有一大警告：如果你的腎上腺受到過高或過低可體松的耗損，就不要進行高強度和耐力型運動，改採行溫和運動，如輕鬆行走、游泳或騎自行車。考慮瑜伽、太極或氣功，都有助於降低可體松量，減輕焦慮，並促進鎮靜大腦的神經傳導物質 γ-氨基丁酸（gamma-Aminobutyric acid, GABA）[16]。若你的腎上腺準備好了，爆發性訓練（高強度間歇式訓練），可以改善胰島素敏感性和增進人類生長荷爾蒙。

✔ **多到戶外**：盡量多到戶外大自然中散步、健行或只是坐著。特別是早晨的陽光已被證實可以幫助調節荷爾蒙、支援腦部功能和情緒、幫助你在晚間睡得更好，以及使壓力反應鎮定下來。可能的話，光腳走在（無農藥的）草地上，來受益於與地面的接觸（又稱接地〔Earthing〕，研究已顯示，這麼做可以透過減少交感神經壓力反應和增加具治療性的副交感神經壓力反應，來降低可體松與壓力。[22, 23]

✔ **每天暫停一下**：空出時間來暫停，並進入「休息和整理」的療癒狀態，不管你選擇用何種方式，只要一天二十分鐘，就有助降低可體松和改善性荷爾蒙的分泌。重溫「情緒健康照護方法」（226 頁），尋找可以採用的二十分鐘壓力緩解對策，像是有意識的呼吸、冥想、跳舞、做瑜伽、森林浴、聽舒緩的音樂，或浸泡在滴了幾滴薰衣草精油的沐浴鹽熱水中，來幫助降低可體松。

♦ 進階考量

✔ **考慮循環式生酮飲食**：定期依循著重在蔬菜與健康油脂，少許肉類，並限制碳水化合物量的生酮飲食，會對更年期前期與更年期女性的荷爾蒙平衡特別有幫助。當你限制碳水化合物食用量時，胰島素阻抗會顯示出受到改善或完全解決；雌激素量減少，會連帶使身體的脂肪降低；心血管疾病和神經退化疾病風險降低；日常精力狀態穩定；減少饑餓感；情緒的變動平衡了。在展開生酮飲食前，記得先閱讀第 88 頁考慮生酮飲食要點，並查看附錄 F 中的資源。

✔ **實行間歇性斷食**：研究證實間歇性斷食（可被定義為定期不進食），具有許多健康益處，像是改善胰島素敏感性，提高新陳代謝和精力程度，並降低糖尿病、心血管疾病、癌症、自體免疫狀況和阿茲海默症的風險。[24] 考慮每週數次在晚餐與早餐之間保留十五個小時的空檔。或試著一週數次不吃晚餐，只吃早餐和午餐。

步驟 4：嘗試藥草與適應原

有時有益的生活形態調整不足以平衡荷爾蒙。如果你發現自己像我一樣需要額外的支援，以下這些補充品已被證明是有所幫助的。

♦ 降低可體松

✔ **適應原**

這是藥草類，可幫助你的身體適應壓力和平衡荷爾蒙。南非醉茄（睡茄），又被稱為印度人參，或許是荷爾蒙適應原中的超級英雄，它有助於降低可體松、優化甲狀腺功能，以及增進睪丸素和脫氫異雄固酮。在一項隨機雙盲輔以安慰劑控制的研究中，南非醉茄展現出提高脫氫異雄固酮值和減少壓力荷爾蒙可體松達 26%。[25, 26]

警告▶ 南非醉茄是一種茄科植物，如果你對茄科敏感或懷孕中，就要避免使用。

劑量▶ 從一天兩次 500 mg 的有機南非醉茄開始，然後慢慢增加一天兩次 3000 mg 的乾南非醉茄根，或 1 mL（～ 30 滴）的酊劑在數盎司的水中，每天最多服用四次。

✔ **紅景天**

如果茄科植物對你而言是個問題，或你想要同時具有燃燒腹部脂肪的功效，可以選擇紅景天。紅景天已受到廣泛的研究，已被證明可成功改善與壓力相關的疲勞、降低可體松、減輕焦慮、提高精力和新陳代

謝、燃燒腹部脂肪、增進心智表現，以及加強免疫功能。它經常被使用於慢性疲勞症候群與纖維肌痛症的治療中。[27, 28]

警告 如果你有雙極性病譜（bipolar spectrum，通稱躁鬱症）或躁症失調（manic disorder）就要避免使用；若是你正在懷孕、哺育母乳，或服用抗憂鬱症藥物，就需要先與醫師討論。

劑量 每天兩次在餐與餐之間服用一顆 500 mg 的膠囊，或 1 mL（～ 30滴）的酊劑在數盎司的水中，每天最多服用四次。

注意 選擇有機或野生種植的紅景天，已被標準化到含 3% 的肉桂醇（rosavins）[⑮]和 1% 的紅景天苷（salidroside）[⑯]來達到最佳的效能。考慮在比較早的傍晚服用，以避免干擾睡眠。

✔ 磷脂醯絲胺酸

這是一種脂溶性細胞膜萃取物，可在所有細胞中找到，但最高度濃縮的是在腦細胞。以磷脂醯絲胺酸當補充品，可幫助預防失智、認知能力下降和憂鬱症。磷脂醯絲胺酸已被證明於六週內每天服用 400 mg的劑量，可讓受到慢性壓力的個人體內的可體松量正常化。[29] 你可以找到萃取自大豆或葵花卵磷脂（lecithin）[⑰]的磷脂醯絲胺酸補充品，無論是那種萃取物，記得選非基因改造的。

警告 避免將磷脂醯絲胺酸和其他稀釋血液的補充品或藥物一起使用，如銀杏、卡瓦胡椒（kava）、口服抗凝血劑（品名為可邁丁錠〔Coumadin Tablet〕）和阿斯匹靈。

劑量 每天兩次 200 mg，最好搭配 Omega-3 脂肪酸和食物一同服用。

◆ 降低胰島素

✔ 黃連素

這是一種可在數種植物中找到的黃色萃取物，包括金印草和奧勒岡葡萄根，可改善胰島素阻抗以及血糖失調，已被證明它對第二型糖尿病的功效，跟二甲雙胍類降血糖藥物（Metformin）[⑱]一樣。[30]

劑量 每天 2 ～ 3 次跟著食物一起服用 500 mg 非基因改造或是有機的黃連素。

警告 服用時，前後兩次要間隔至少三小時，因為一次服用過多的量，會增加胃腸道副作用的可能性。

✔ 吡啶甲酸鉻（chromium picolinate，又稱鉻補充劑）

它已被證實可穩定血糖，減少胰島素組抗，幫助降低心血管疾病與第二型糖尿病的風險。[31]

劑量 每天兩次隨餐服用 200 ～ 500 mg 的吡啶甲酸鉻。

警告 鉻可能會使行為或心理上的狀況惡化，而且鉻補充劑可能會在對鉻或與皮革接觸時過敏的人身上，產生過敏反應。

✔ 生物素（維生素 B_7）

它已被證實可改善胰島素敏感性和血糖新陳代謝、降低三甘酸油脂，以及減少低密度脂蛋白膽固醇。研究也顯示，鉻與生物素的組合，顯著加強了糖尿病患者的血糖攝取與脂肪新陳代謝。[32, 33]

劑量 每天兩次與食物一同服用 2 ～ 10 mg（2000 ～ 10,000 mcg）生物素。

注意 每天服用達 10 mg 的生物素，未曾產生不良副作用。

◆ 降低雌激素

✔ 二吲哚甲烷（diindolylmethane, DIM）

這是十字花科植物（如球芽甘藍、白花椰和高麗菜等）的新陳代謝副產品，有助於促進體內雌激素的正常新陳代謝，並幫助從身體系統中清除多餘的雌激素與環境雌激素。

劑量 標準的二吲哚甲烷劑量是每天 150 ～ 300 mg 與食物一起服用。微脂體形態（具較佳吸收力的進階型傳遞方式）則可以口服方式，以每天兩次 2 ～ 4 幫浦的 20 ～ 25 mg 單位空腹服用，服用時，

需要含在口中三十秒再吞嚥。

警告▸ 在服用超過上述劑量到每天 300 mg 時，有人曾出現噁心或頭痛的副作用。

✔ 葡萄糖酸鈣（calcium-d-glcarate, CDG）[19]

它和二吲哚甲烷一樣，是透過確保有毒的雌激素代謝物不會被再吸收，來幫助身體降低雌激素。這兩者合用的效果會更好。深度的動物研究顯示，葡萄糖酸鈣可降低肺癌、乳癌、大腸癌、攝護腺癌、肝癌和皮膚癌等風險。[34]

劑量▸ 每天三次和食物一起或單獨服用 500 mg。

警告▸ 葡萄糖酸鈣可能會降低特定藥物的效用，包括他汀類和乙醯胺酚；酒類也會降低葡萄糖酸鈣的效果。

✔ 維生素 C（抗壞血酸）

它是維生素中的超級巨星，具有多種好處，包括有助組織的修復與再生、防禦癌症、改善胰島素敏感性、支援腎上腺素、提高黃體素量、制衡雌激素占優勢。服用 750 mg 維生素 C 的女性，黃體素量增加達 77%。[35]

劑量▸ 每天和食物一起或單獨服用 750 ～ 5000 mg 的緩衝型 [20] 或抗壞血酸型維生素 C。你可以找到膠囊狀或混入水中的粉末式。

注意▸ 多數維生素 C 是以玉米製成。有一些是不含玉米的種類（以木薯粉製成），像 是 Ecological Formulas、Douglas Laboratories、NutraMedix。瓶身必須註明「不含玉米」，否則你可假設它是以玉米製成。

警告▸ 高劑量的維生素 C 會造成稀便，若是如此，就考慮服用到腸道可忍受的劑量，然後減少 1000 mg。

♦ 支援甲狀腺功能

✓ 硒（selenium）

這是一種必要的微量礦物質，具有強大的抗癌效果，在甲狀腺中可找到高量濃度。它同時也是活性三碘甲狀腺素（T3）的生產催化劑。在一個隨機控制實驗中，192 位患有橋本氏甲狀腺炎或亞臨床甲狀腺低能症的人，以每天 83 mcg 量的硒甲硫氨酸（selenomethionine）[21] 進行治療，30% 的參與者回復到正常甲狀腺功能，控制組則只有 3%。[36, 37]

劑量 每日 200 mcg 的硒甲硫氨酸形態。補充之前，先查看你的多種維生素中是否已含有硒。

注意 找不含酵母的硒甲硫硒氨酸品牌，像是 Pure Encapsulations 或 Solgar。硒中毒的跡象，包括噁心、腹瀉、皮疹，或口中有金屬味道。

✓ 碘（iodine）

這在甲狀腺低能討論中是具爭議性的元素。全世界最常見的甲狀腺低能原因，是飲食中不當的碘含量。不過研究也顯示，過低或過高的碘含量，都增加了橋本氏甲狀腺炎的風險。我的建議是在補充碘之前，先去做碘狀態檢測（例如 Hakala Research 或 Doctor's Data，而不是皮膚吸收貼片檢測）。如果缺碘，就和硒一起服用碘。

劑量 關鍵在於從低劑量慢慢開始。海藻錠每錠含有相對較低劑量（～225 mcg）的碘。若需較大的劑量，試試 Optimox Iodoral 12.5 mg 錠的半錠（6.25 mg），如果有用，就增加到一整錠的量。

警告 患有甲狀腺低下或橋本氏甲狀腺炎的人，在服用碘之後可能會感覺更糟。要確實知道的唯一辦法，就是去做檢測，然後從少量開始。如果覺得症狀更嚴重時，就停止服用。

✓ 鋅（zinc）

這是眾星雲集般的礦物質，在體內具有許多重要功能，包括支援免疫系統功能和組織修復、預防過多的雌激素、改善胰島素敏感性，以及將四碘甲狀腺素轉換成活性三碘甲狀腺素。就算你有足夠的三碘甲狀腺素，如果缺了鋅，甲狀腺就無法發揮最佳功能。

劑量 ▶ 每天和食物一起服用 30 mg 的鋅加 1 mg 的銅，除非你自行做的鋅測試顯示出不一樣的結果（參考 122 頁）。在治療及修補腸道上，每天隨餐服用低劑量 5 ～ 10 mg 的鋅，會比一次服用單顆 30 mg 的劑量更有效。

注意 ▶ 只服用鋅而不加銅，可能會造成銅的不足，所以要確保每 30 mg 的鋅就搭配 1 mg 的銅。若處於壓力下和暴露在毒素中，會增加對鋅的需求。

警告 ▶ 就如碘一般，太多的鋅會抑制甲狀腺功能。過多的鋅也會干擾銅的吸收，所以確保你在服用鋅時，要搭配適量的銅。

◆ 提高維生素 D

一旦知道了自己的維生素 D 濃度，就要選定一個目標。一般健康：50 ～ 70 ng/ml。要逆轉或預防自體免疫狀況、癌症和心臟疾病等，則是 70 ～ 100 ng/ml。維生素 K_2 與維生素 D_3 協同合作，以確保鈣能被骨骼吸收，而不是進到動脈中，所以記得要兩者一起服用。

✓ 每天曬太陽

如果天氣許可，而且你也能夠從陽光中獲取維生素 D，就很理想。試著每天不要擦防曬乳，去曬曬十到三十分鐘正午的太陽，至少曬到你的手臂和腿部。

注意 ▶ 逐漸增加暴露在陽光下的時間，如果曬紅了，就縮短時間。

✔ 維生素 D3

多數人都無法曬到足量的陽光而需要補充維生素 D_3。劑量需求因人而異，但許多人每天需要 5000～10,000 IU。研究顯示，過胖或膚色較黑的人需要更高量以達最佳狀況。[38]

劑量▶ 依個人需求（參考 81～82 頁）每天服用 5000～10,000 IU。在早晨和食物一起服用維生素 D_3。你可能需要花六個月到一年才會達到目標。記得一年再做數次檢測，來監控自己的濃度。

注意▶ 每天將維生素 D_3 和 90 mcg 的維生素 K_2 一起服用，最好是 MK_7 型。維生素 K_2 可在草飼動物體內和發酵食品中找到，如果你從陽光中獲取維生素 D，就考慮服用維生素 K_2 或吃富含維生素 K_2 的食物。

如果你已經很勤奮地注意飲食、生活形態和補充品數個月，卻依舊感覺到荷爾蒙失衡的情況，就該與精通生物性同質荷爾蒙技術的醫師合作了。

額外步驟：考慮生物同質性荷爾蒙

如果你是四十五歲以上的女性，很可能已聽過荷爾蒙替代治療法，而你也不想跟它牽扯上八竿子的關係。這是可以理解的，但我們需要對合成的（synthetic）和生物同質性（bioidentical）的荷爾蒙，做出嚴格的區分。

♦ 合成荷爾蒙與生物同質性荷爾蒙

婦女健康促進會（Women's Health Initiative, WHI）在 1993 年時開始了一場為期八年，超過十六萬名更年期後女性的研究，調查最常見的失能、死亡，以及隨更年期而來的生活品質下降。此研究使用合成的雌激素「普力馬林」（Premarin，結合型雌激素，商品名，是懷孕母馬尿液的萃取物），搭配或不搭配合成黃體素「普維拉」（Provera，商品名，一種偽黃體素替代物）。由於乳癌、心臟疾病、中風和肺栓塞（肺中的血栓）風險的升高，此研究突然提

前三年結束。其結果是這些風險的升高，與被稱為「結合雌激素」（Prempro）的普力馬林和普維拉藥物組合相關。

數萬名女性因此中止了她們的荷爾蒙替代治療。

另一方面，生物同質性荷爾蒙萃取自野生山藥和大豆中的植物分子，並在實驗室中改造成生物同質性黃體素和生物同質性雌激素，它跟人體所分泌的荷爾蒙相同。這在效能與安全性上就有很大的不同，但對於無法取得專利的製藥公司來說就是一個壞消息了。

生物同質性荷爾蒙有許多種形態：藥丸、貼片、顆粒、藥錠、注射劑、乳膏和凝膠。要一一討論各種形態的優點就超過了本書的範圍，而我聽從使用多種形態、具有自己的偏好，與在何時及如何使用哪種上有著充分理由的自然荷爾蒙專家。

我只想要提供一些重點讓你來考量，請與你的荷爾蒙醫師討論。我鼓勵你做一點功課，再找一位精通且瞭解荷爾蒙的醫師來決定什麼對你最好。

♦ 生物同質性荷爾蒙可能改善自體免疫狀況

證據在於帶有自體免疫狀況及患有阿茲海默症者，一般都有荷爾蒙量低下的問題。證據同時也出現在男性和女性回復到最佳的荷爾蒙量時，就可以抗發炎和保護免疫，能夠對已帶有自體免疫狀況者、尋求預防慢性疾病和認知能力下降者給予益處。以下是關於服用生物同質性荷爾蒙之治療性優勢的科學研究重點簡介：

- 以相當於懷孕程度的雌激素和雌三醇量來治療，會對微生物產生免疫防護效果，對多發性硬化症患者具神經保護性。[39]
- 類風濕性關節炎易於在懷孕期間和雌激素替代治療期間受到改善。[40]
- 對脫氫異雄固醇硫酸鹽量低，患有原發性修格蘭氏症候群的更年期後女性所做的隨機雙盲研究顯示，在九個月內每天服用 50 mg 的口服脫氫異雄固酮後，恢復了脫氫異雄固酮量，且口乾症狀也減少了。[41]
- 在接受甲狀腺功能低下治療的 450 位患者滿意調查中，比起只以四碘

甲狀腺素（例如左旋甲狀腺素鈉〔Synthroid〕⑫）替代對策來說，78%
偏好以 Armour© Thyroid（含有四碘甲狀腺素和三碘甲狀腺素的乾燥
甲狀腺劑）治療。[42]

- 高量維生素 D 與較低的多發性硬化症風險相關，而根據最近的評論，
最佳的血清 25- 羥基維生素 D 濃度是在 75 ～ 100 nmol/L 之間。[43]

♦ 生物同質性荷爾蒙種類

黃體素

科學研究· 一項針對 80,377 位更年期後女性的十二年後續大型研究呈現
出，混合使用了生物同質性荷爾蒙與雌激素的女性，有著顯
著的乳癌風險**降低**。[44]

注意· 生物同質性黃體素通常是唯一一種荷爾蒙專家以口服形態提供的
藥劑，因其會避開肝臟，而且可避免被轉換成不安全代謝物的風
險。

好處· **口服生物同質性黃體素可幫助改善睡眠和焦慮**，對許多更年期女
性來說是受歡迎的好處。

自行處理· 你可在網路上和健康食品商店中找到不需處方的黃體素乳
膏。確保乳膏每盎司（約 28 公克）含有 450 mg 或每四分之
一茶匙含有 20 mg 符合美國藥典規範的黃體素，並依照盒子
的指示使用。尚在經期間的女性需要每月暫時停止使用該乳
膏。

警告· 不要將天然黃體素（progesterone）與合成黃體素（progestins，
如普維拉）混淆，對後者的研究顯示其會增加乳癌和血栓風險。

雌激素

科學研究· 一項為期五年，對象超過六百名更年期後女性的研究，呈現
出成功使用雌三醇來治療更年期症狀。71% 的參與者完全消
除了熱潮紅症狀，其他好處包括減少憂鬱情緒、健忘、失去
注意力、易怒、偏頭痛和心悸等情況。[45]

注意▸ 和黃體素不同的是，雌激素必須由臨床醫師開立處方。

警告▸ 使用雌激素的女性，一個月至少需使用黃體素十二天來預防子宮癌。懷孕或患有雌激素敏感癌症（如乳癌、卵巢癌、子宮內膜癌），膽囊、肝臟或心臟疾病，肌瘤或血栓等的女性，需要避免使用生物同質性雌激素並與醫師討論。口服雌激素會增加血栓的風險，要盡可能避免。

睪丸素

科學研究▸ 睪丸素已被證明可增強男性和女性的性慾，改善心臟健康，逆轉骨骼流失，減輕憂鬱，增進安適感和認知功能，並降低阿茲海默症風險。[46]

劑量▸ 女性一般以 1 ～ 2 mg 的生物同質性睪丸素替代治療乳膏開始，最高到 5 mg。男性則有多種生物同質性睪丸素替代治療方式選項，例如注射劑、外用凝膠、乳膏、長效性藥粒的植入，或透過頰部系統（介於口部與牙齦之間），並需與醫師討論劑量及給藥方式。

警告▸ 女性睪丸素過多的跡象，包括臉部毛髮與青春痘的增加。男性睪丸素過多的跡象，包括青春痘、精子數量減少和乳房增大（此為多餘的睪丸素被芳香化成雌激素的跡象）。

甲狀腺

科學研究▸ 最佳的甲狀腺功能，對體內每個系統都是非常重要。它對最佳的免疫功能、新陳代謝、腦部健康和情緒都是必要的。未經治療的甲狀腺功能低下，會增加中年婦女心臟疾病和阿茲海默症的風險。[47,48]

劑量▸ 所有的甲狀腺荷爾蒙藥物都是生物同質性，但許多人偏好乾燥豬甲狀腺形態，如 Armour Thyroid、Nature-Throid，以及同時含有三碘甲狀腺素和四碘甲狀腺素的 Westhroid。

警告▸ 過多的甲狀腺荷爾蒙，會造成感覺晃動不安、心悸、焦慮、難以入眠、腹瀉等甲狀腺機能亢進症狀。

劑量與風險 ▸ 與醫師討論對你最佳的劑量、禁忌和可能的風險。

脫氫異雄固酮

科學研究 ▸ 累積的證據顯示，恢復到最佳的脫氫異雄固酮量，有益於免疫功能，減少自體免疫症狀，回復胰島素敏感性，改善心血管健康、骨骼健康、新陳代謝和心理安適感，並支援健康的認知功能。[49]

自行處理 ▸ 脫氫異雄固酮非處方藥物，可直接在藥局、網路及健康食品店購得。脫氫異雄固酮也可經由處方取得乳膏、藥錠（在臉頰與牙齦間溶解），以及液體舌下滴劑。

劑量 ▸ 女性的口服劑量通常是每天 5 ～ 10 mg。慢慢開始，逐漸增加，如果臉部開始長毛髮或青春痘時，就要把劑量減少。對於有腸道問題的女性，或許可考慮外用霜或舌下給藥方式。不要在晚間服用，脫氫異雄固酮會干擾睡眠。

警告 ▸ 男性在使用脫氫異雄固酮前，應諮詢荷爾蒙專家，因脫氫異雄固酮會轉化成不需要的雌激素。女性若罹患有雌激素倚賴型癌症，應於使用脫氫異雄固酮之前向醫師請教。

荷爾蒙或許是個複雜又具挑戰性的領域，但一旦你瞭解之後，必能有極豐富的收穫。平衡荷爾蒙的關鍵，在於與大自然和諧共存，並停止以不自然的元素來傷害自己，這些不自然的元素可以兩個名詞來總結：壓力和糖。

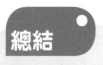

總結

五大平衡荷爾蒙行動

1. **解決壓力**來減少可體松和胰島素濃度。每天暫停二十分鐘,並將睡眠視為優先。
2. **停止吃糖**來改善你的胰島素敏感性和免疫功能。
3. **避免毒物**出現在你的食物、水、居家和身體保養產品中,以降低你的環境雌激素負載。
4. **知道你的荷爾蒙濃度**,好讓自己可以進行長時間的追蹤、管理,以及將濃度最佳化。
5. 考慮生物同質性荷爾蒙,特別是具鎮定性的黃體素,可以幫助平衡雌激素占優勢、支援更好的睡眠,以及預防自體免疫狀況和癌症。

譯注

❶ 生物同質性荷爾蒙:與女性體內所製造的荷爾蒙具有相同分子結構之生物同質性荷爾蒙,有些取自天然資源,有些來自經過化學程序處理的化學物質,使其結構與人體荷爾蒙結構一致,易被人體細胞接受及利用。

❷ 芳香化:芳香酶(aromatase)也被稱為「雌激素合成酶」,是雌激素合成的關鍵酶,在人體內能催化雄激素轉化成雌激素,是停經後女性雌激素的主要來源。

❸ 代謝分解:又稱「異化作用」(catabolism),是生物的新陳代謝途徑,將分子分解成更小的單位,並氧化以釋放能量的過程,或用於其他合成代謝反應釋放能量的過程。

❹ 對羥基苯甲酸酯:是常見的有效且低成本的防腐劑,多用在化妝品及藥品工業中,有時也會被用在食品添加劑裡。

❺ 橋本氏腦病變:橋本氏甲狀腺炎罕見的併發症,屬於免疫調節性疾病,特徵是急性意識程度混亂、癲癇和肌痙攣。

⑥ 骨質缺乏與骨質疏鬆：兩者是以骨質密度的 T 值（T score）做區分，T 值低於 -2.5 個標準差是骨質疏鬆，介於 -1.0 ～ -2.5 則為骨質缺乏。

⑦ 瑪卡：又名祕魯人參，是近年熱門的壯陽保健品，具有抗疲勞、保護神經、平衡荷爾蒙及改善性機能等功效，但目前相關文獻仍少，其效果僅有部分受到證實。

⑧ 紅景天：紅景天為多年生草本植物，主要生長在海拔 1600 ～ 4000 公尺的高寒、乾燥、缺氧、強紫外線照射、晝夜溫差大的地區，具有極強的環境適應力和生命力。在西藏地區被稱為藏醫之寶，被當地居民用以對抗高山症、增強體力及對抗多種疾病。經實證的功效，包括消除壓力、增強精力、抗憂鬱症、加速減重、增加心智能力等。

⑨ 磷脂醯絲胺酸：一般多稱為「腦磷脂」，是神經細胞膜組成成分，能增加腦細胞膜的流動性與葡萄糖濃度，使腦細胞活躍，具顯著提升短期記憶力的效果，也可以強化對自由基破壞性的抵抗力。此種脂質存在於魚、綠色蔬菜、黃豆和米中。

⑩ Muse：這是一種穿戴式的大腦感應頭帶，透過腦波傳感器測量大腦活動，所附的行動式應用程式會將腦波圖信號轉換為音頻回饋，並透過耳機回饋給使用者。由加拿大公司 InteraXon 製作

⑪ 糖化血色素：通常縮寫為 HbA1c，是血液中的葡萄糖進入紅血球，與血色素結合的產物，血中葡萄糖濃度愈高，糖化血色素就愈高。糖化血色素的測量，主要是為了確定三個月的平均血糖值，以做為糖尿病的診斷檢測。

⑫ Omega-6 油脂：與 Omega-3 一樣屬於多元不飽和脂肪酸，也是必需脂肪酸，必須由食物中取得，人體無法自行合成。主要功能包括保護細胞結構、調節代謝功能、促進免疫反應及促進血小板聚集（凝血）等必要功能。但攝取過量時會干擾 Omega-3 的攝取，引起慢性心臟病發作、心律不整、骨質疏鬆症等問題。兩者最佳比例是 1：1。

⑬ 饑餓素：又稱「生長激素促釋放劑」，是一種短時間作用的因子，由胃部在準備進食之前分泌，並大大提升食物的吸收率。

⑭ γ - 氨基丁酸：人體內天然的胺基酸，可抑制中樞神經系統過度興奮，具安定、促進放鬆、消除神經緊張、改善睡眠等作用。

⑮ 肉桂醇甙：又稱紅景天素，跟紅景天苷同樣只存在於紅景天內，被認為是一種可抗憂鬱和抗焦慮的化合物。

⑯ 紅景天苷：紅景天苷能夠透過干擾細胞代謝、改變細胞外衣的性質，抑制腫瘤細胞增殖，同時還能夠提高 T 淋巴細胞轉化率和吞噬細胞活力，增強免疫力，抑制腫瘤生長等。

⓱ 卵磷脂：是由蛋黃分離出的一種複雜磷脂混合物，常見於動物和植物組織中，是構成神經組織的重要成分。卵磷脂具有乳化和分解油脂的作用，可降低血液中的膽固醇量，對高血壓和高膽固醇具有顯著功效，可預防和治療動脈硬化。

⓲ 二甲雙胍類降血糖藥物：常用商品名包括庫魯化、泌樂寬、利糖平、顧糖維、伏糖樂等，為治療第二型糖尿病的一線藥物，特別是針對超重的患者。

⓳ 葡萄糖酸鈣：是葡萄糖酸的鈣鹽，主要用於鈣質的補充。

⓴ 緩衝型：指添加了粉狀石灰石（白雲石）的抗壞血酸，形成非酸性抗壞血酸，適合腸胃敏感或容易結石的人服用。

㉑ 硒甲硫氨酸：是重要的有機硒源之一。硒甲硫氨酸是天然存在的胺基酸。

㉒ 左旋甲狀腺素鈉：是左旋甲狀腺素（Levothyoxine）的鈉鹽，左旋甲狀腺素也被稱為「合成 T4」，是甲狀腺素的合成形式，用於甲狀腺疾病患者的荷爾蒙替代治療。

Chapter 7

繼續前行

如果你不能飛就用跑的，不能跑就用走的，不能走就用爬的，
但不管你做什麼，就是必須繼續前行。

——馬丁‧路德‧金（Martin Luther King, Jr.）

在瞭解為何會發展出自體免疫狀況，以及可做什麼事來逆轉此狀況上，我們已經獲得了很大的進展。讓我們以最近的過去，來對照如今所知道的。

上一個世紀，我們相信 DNA 就是我們的命運。父母或祖父母所帶有的問題，可能也會發生在你身上。若把對基因的看法視為靜態的藍圖，那你的健康結果幾乎就是命定的了。如果你被診斷出帶有自體免疫疾病，通常都會認為情況只會愈來愈糟，甚至可能縮短你的壽命。專家提出的唯一選項，就是管控你的疾病，往往是使用免疫抑制類藥物或類固醇，任何一種都有明顯的副作用，包括很諷刺的發展出自體免疫狀況的可能性。此外，需要使用更多的藥物，只為了處理自體免疫藥物所帶來的症狀，也不是一件稀罕的事。

這樣冷酷的宿命論觀點，理所當然會讓我們去責怪祖先，並規避對自己的健康結果負起個人責任。如果命運已經注定，又何苦去調整生活形態？

快速前進到 2000 年代早期，研究人員的發現完全翻轉了我們對健康結果是如何發生的認知。在本書一開始時，我分享了三個近期的最大進展：

1. 表觀遺傳學（環境因素如何影響基因以好或壞的方式表現的科學），已被證實取代遺傳學，代表我們對自己健康的結果，擁有比想像中更多的操控權。除了我們自己以外，今日我們的選擇甚至會衝擊到未來後代的基因表現！

2. 研究顯示且美國疾病控制與預防中心也確認，環境暴露（整體環境而不是基因體）對我們的健康結果要負絕大部分的責任。你所吃的、喝的、想的、相信的和做的，占了 90% 的風險；而你的基因只占了 10% 的風險。

3. 由哈佛大學法撒諾醫師所帶領的突破性研究，提供了逆轉自體免疫

狀況的等式：尋找並去除根本病因，以及治癒腸道。

　　這些發現是具革命性的。簡單來說，你如何生活就決定出你的健康結果。這既是好消息，也是壞消息，端視你的觀點。若你願意檢視自己的生命，並盡己所能去過更適合進化的生活形態，以原始人範本飲食取代標準美式飲食，而且能包括滋養性的習慣，像是將睡眠優先化、多運動、少壓力、多呼吸、擁有具意義的社交連結，以及多到大自然中，你就走在復原或預防的途徑上。

　　在讀完透過去除有害元素並擁抱有益的生活形態，最終成功改變健康結果的人們的故事及科學研究後，我希望你能分享我的熱忱，有受到鼓勵及被給予力量的感受，相信你自己也能辦到。

　　我已經將好像無止盡的根本原因歸類，並試著將之簡化成有用的記憶法：F.I.G.H.T.S.，代表食物、感染、腸道健康、荷爾蒙平衡、毒素和壓力。這六個領域並未囊括所有，但研究顯示出它們是需處理的最重要事項。它們做為一個群組，提供了具全面性，同時也是容易理解和相當直截了當的實施對策。我相信你將會擁有大多數最需要用以療癒和達到最佳健康的內容。

　　我包括的療癒故事，特別適合每個 F.I.G.H.T.S. 的篇章，但只因為該故事是被放在「減少毒素」篇章中，不代表那位醫師只解決了毒素而復原。就算不是全部，每個人也都對付了 F.I.G.H.T.S. 中的多個領域。這是無法繞路的。就像你不能靠運動脫離不良飲食，不能以補充品來解決埋藏的情緒創傷，或在瘋狂的壓力下治療腸道。

　　讓我們以我恢復健康的旅程為例，來重溫所有的 F.I.G.H.T.S. 項目：

食物：我在 2010 年 11 月移除麩質後，就再也沒有經歷任何多發性硬化症症狀（磁振造影確認了我腦中病灶的減少或完全消失），儘管有六位神經科醫師跟我說：「你已無能為力。」但我的發炎指數在移除穀物、乳製品和糖，並開始吃綠葉蔬菜、原始人範本飲食和適度的生酮飲食後，全都改善了。實行間歇性斷食，限制在 6～8 小時之間進食，經常一天只吃兩餐：早午餐和晚餐。我通常在下午六點或六點半結束進食，好讓我的身體能在睡眠中修復與復

原，不會因消化而分心。

腸道： 在知道自己有非乳糜瀉麩質敏感性後，我嚴格地遵循 5R 腸道復原計畫，進行 30 天食物假期，每天服用 1～2 次的益生菌，隨餐服用胰臟酵素，常吃發酵過的食物，經常使用澄清奶油、MCT 油和椰子油，飲用骨湯，慢慢添加益生元纖維質，並與鋅、Omega-3 類，以及維生素 A、C 和 E 類的抗氧化劑，一起服用 RESTORE 補充品。今日我持續依循多數的 5R 療法，做為日常的一部分。

感染： 我的清除感染歷程涉及減少腸道中的念珠菌負擔，並解決了口腔中四顆智齒處的空腔。藉著限制澱粉類碳水化合物，加入更好的油脂，在多數日子進行間歇性斷食，做更多的高強度間歇式訓練，並洗冷水澡（至少在最後一分鐘時），來加速新陳代謝。透過採行滋養性生活形態，像是睡眠優先化，花更多時間在大自然中，輪流使用藥草和其他自然植物療法，如黃連素、單月桂酸甘油酯和苦艾；我就能夠卸下免疫系統的負擔和降低感染負載。

毒素： 我和丈夫所做的第一件事就是全部購買有機食物。我們以玻璃容器取代塑膠保存容器，過濾我們的洗澡（淋浴和泡澡）用水，並開始飲用存放在 3 加侖（約 11 公升）藤罩保護大玻璃瓶中的泉水或過濾水。以無香料、對生態和環境友善的清潔產品和有機肥皂，取代所有化學製的居家和身體產品，而且我還將化學製的化妝品換成無毒的種類。為了排毒，我以麩胱甘肽、Omega-3 類和排泄配方，來保持排毒路徑的暢通。之後，我把口腔中的銀汞填料安全地移除並以複合材料取代。由於我帶有高劑量的汞，所以繼續限制食用魚類；每週數次使用遠紅外線蒸氣浴，並服用由綠藻、香菜、皂土（bentonite clay）❶ 和活性碳組成的黏合劑雞尾酒，安全且溫和地持續降低重金屬負載。

壓力：自從我被診斷出多發性硬化症後，實驗了多種減輕壓力的技巧，有五種脫穎而出。最有力的是積極地臣服於我的壓力源（透過製作「壓力臣服表」，並決定對感受到的每項壓力源可做出什麼），使用神經回饋裝置進行每日冥想，練習原諒與感恩，在大自然中健行，與好友、家人和丈夫一起經常盡可能地大笑。積極地減輕壓力，一直是我預防多發性硬化症復發，或任何其他疾病的優先要務。

荷爾蒙：不再吃糖，停止服用避孕藥和減輕壓力程度，幫助我將荷爾蒙回復到平衡。但因我多年活在失衡狀態下，需要額外的支援，並在生物同質性荷爾蒙的保守方法下找到答案。藉由補充少量的生物等級 Biest 乳膏、脫氫異雄固酮、睪丸素和黃體素，我終於找到了不記得過去何時曾體驗過的荷爾蒙體內平衡。

當然，我在每項的重點上不會和你的一樣，那也沒關係。目的並不在於模仿書中呈現的每個療癒故事，而是運用這些故事做為動力，來帶領你找到回復平衡與健康的路徑。重點是去**找到並去除你的發炎與失衡來源**。維達尼醫師有句有用且讓人牢記在心的咒語：**偵測，去除，修復！**

幸運的是，正如你可能已經猜到的，有一些基本的起始點幾乎適用於所有人：

✓ 以更適合演化的有機蔬菜、百分百草飼（放牧）動物肉品、野生小型魚類和滋養性油脂飲食，來取代標準美式飲食。
✓ 以優質補充品使富含營養食物的飲食更加完善，來補充營養的不足。
✓ 去除發炎性元素，如毒素，包括過度使用抗生素和其他藥物，以及會感染和傷害腸道、促進發炎和自體免疫狀態的標準美式飲食。
✓ 解決孩童時期的創傷，採取放鬆練習，讓你可以用來轉換總是開啟的戰鬥或逃跑狀態，進入平靜且具療癒性的「休息和整理」模式。

✔ 擁抱基礎的元素，如擁有一個可以支持你獲得八個小時以上睡眠的上床時間。找個方法讓自己一整天可以保持活動；暫停下來做緩慢的呼吸或冥想，就算只有五分鐘也好；盡可能減少或避免暴露於電磁輻射（電磁波）可能有害的影響中；積極地加深與他人的連結。何不找一個夥伴加入你找回活力的路程，讓過程更加好玩？

　　儘管我不斷說你要與一位自體免疫專家合作，但我能提供的首選建議是去做你馬上就能進行的事。開創健康最重要的，就是簡單、直截了當且價格合理。若你仍因有機食物的成本而繼續拖延，就想想當你降低毒素負荷後，所能避免的看診、藥物和醫療過程的更高成本。

 ## 擊潰自體免疫六大建議

1. 去除食物中的穀類、乳製品和糖。
2. 購買有機和百分百草飼食物（至少在肉類和蛋），並避免「十二大骯髒」水果和蔬菜，環境工作組織每年都會在網站上更新：www.ewg.org/ foodnews/ list.php# .WrLyAq2ZP-Y.
3. 每天吃各類色彩和纖維質都豐富的蔬菜。
4. 為自己設定上床時間，最好是在晚上十點，並盡可能取得恢復性睡眠。依循睡眠衛生指導原則，像是完全黑暗、晚間避免藍光，以及在夜間使用紅色燈光。
5. 以對生態及身體友善的環保選項，取代化學製品清潔劑和化妝品。這包括了換成無香料的洗衣產品和拋棄式乾衣紙（dryer sheets）❷，選用無毒類別或可重覆使用的羊毛球 ❸。
6. 盡你所能減輕壓力。覺得自己沒有時間嗎？那就一天數次練習深層腹式呼吸，將一手放在心上，一手放在腹部。把這五分鐘甚或一分鐘的安靜，當作送給自己的禮物。花數分鐘試試情緒解放技巧（輕拍），來幫助自己快速地進入放鬆反應中。

回顧海曼醫師的演說，我們可以更進一步將之簡化：**去除導致失衡的因素，再加入能促進平衡的因素。**

下一步該怎麼做？

在你看了這麼多訊息之後，可能會疑惑接下來自己要怎麼做？我會說，這就要看你現在的處境和你覺得如何。由於每個人都處在不同的位置，讓我們來分析一下哪個類別最適用於你？

♦ 超有動力的主動者

你是那種受到充分刺激且已經開始進行改變的類型。或許你已清空食物儲藏室，處理掉化學製的清潔用品和化妝品，也一頭栽入 30 天食物假期。我只想對你說，做得太好了！保持下去並維持積極前行的動力。

接下來▸ 你可以考慮組成一個團隊來支持你，或加入如當地的 Meetup. com 之類的社區團體，經常聚會討論以食物和其他支援性的自我照護元素等治療方式。繼續教育自己，實驗滋養性的生活形態，並尋求支援者在你回復健康活力的歷程上協助你。如果你在歷程中某處卡關，就要求幫助，最好是向某位已經歷過且恢復健康的人。要保持朝最佳健康前行，遠離讓你停留在發炎和自體免疫狀態的因素。你正在進行，就繼續保持在良好的 F.I.G.H.T.S.！很快的，你就會擁有自己的療癒故事，可以跟 BeatAutoimmune.com 群組分享。

♦ 完全不知所措者

要吸收的內容那麼多，你甚至不知道要從何處著手。雖然就理解上來說，從食物開始很合理，但你仍無法徹底放棄糖一個月。首先做個深呼吸；你做得到的。也許你對改變較小的方法比較有共鳴，也希望多一點支持和指導。

那也沒關係！我的忠告是重溫前面六大逆轉自體免疫的行動，然後問自己，你願意嘗試哪一種。中國哲學家老子提供了合理的建議：「合抱之木，生於毫末。九層之塔，起於累土。千里之行，始於足下。」

接下來 ▸ 如果一口氣放棄所有糖，聽來令人生畏，何不採行小一點的步驟，只斷絕掉含糖飲料，如果汁、汽水、加糖的茶或能量飲料？（也要停喝所謂的無糖飲料〔diet drinks〕。這個「無糖〔diet〕」是人工甘味劑的代碼，具神經毒性，而且很諷刺的是，它會促使體重增加。）找對你好的健康替代品來取代，你就不會覺得受到剝削。何不以檸檬或未加甜味的蔓越莓果汁和甜菊，自行製作加味水（當然是要用過濾水）？何不製作添加了去皮有機黃瓜薄片的礦泉水，倒進玻璃水壺內，存放於冰箱中？重點是找到你可享受的健康替代品，並以你感到舒適的步伐進行。當你的味蕾受到調整後，汽水可能再也沒那麼好喝了。

對每一小步，注意自己的感受和睡眠狀況。我敢打賭你會開始覺得比較好一點，有更多的精力，而自然地你就會想要多動一動。買個計步器如何？找個夥伴一起走路如何？不要忘了慶祝你所採取的積極行動，並將之寫入你的感恩日記中。還記得瑪莉·魯迪克嗎？她受到十二種疼痛的疾病所苦時，每晚仍在撰寫感恩日記。在某個階段，瑪莉能做到的最多只是在固定自行車上運動三十秒，但她養成了就連最小的事都感恩並記錄下來的習慣。她透過注意微小的進展，慢慢地建立起需要的動力，以朝向並達到更高程度的療癒和健康活力。

換句話說，就算是最小的收穫，都是朝向正確方向的步驟。

若你喜歡在健康上有位夥伴，或許可從僱用一位功能醫學健康教練上獲益：他能夠幫助你預見健康的未來，能夠激勵你，讓你為自己負責，但不帶評斷，並幫助你開創健康的生活形態。（可以上 www.functionalmedicinecoaching.org/find-a-coach 去尋找）。無論你怎麼開始，都要對自己有憐憫心，持續學習，在你準備好時做所能做的。不斷問自己：我現在可朝更光明的未來，採行什麼小步驟？

◆ 健康專業人士

你是一位深具經驗的自體免疫人士，這對你來說只算是複習。或許你已進行了一段很長的時間，至少進行整套的 F.I.G.H.T.S. 一次，去除致發炎性元素並添加滋養性元素。吃綠葉蔬菜、原始人飲食，有時進行生酮飲食，你已治癒腸道，清除一種或兩種潛伏的腸道感染，在多數的日子裡進行運動，服用高品質的補充品，並實行每日壓力減輕和感恩練習。甚至可能在使用生物同質性荷爾蒙，但依然感到沒達到最佳化。或許你會懷疑，我到底錯過了什麼了？首先，要知道不是只有你一個人有這種情況。我自己就曾在這個階段掙扎了好幾年，甚至是在我逆轉了多發性硬化症之後，因為我一直不斷地在追求最佳的健康。我就是不願意只接受感覺相當好這樣的狀況。

接下來 ▸ 我給你的訊息是，當你知道健康活力是可能的時候，就絕對不要停止尋找答案或甘於接受「覺得還好」的狀態。對於每個結果都有其原因，你只是尚未發現屬於你的原因而已。查看附錄 D 中的進階考量和醫師。憑藉你所有的經驗、知識和決心，或許你會樂於進修成為健康教練，或找到某種方法來運用寶貴的知識為他人服務。不管如何，絕對不要放棄！

換你了

對那些尋求療癒的人，我留下兩個問題給你們：

1. 為何你認為自己有自體免疫狀況？
2. 現在你會怎麼做，以解決這個問題？

對那些尋求最佳健康，處在預防道路上的人，我提供給你們這些問題：

1. 你生命中的哪些領域需要更好的平衡？
2. 今天你會做什麼，來朝向最佳的健康和幸福？

譯注

❶ 皂土：又稱膨潤土或蒙脫土，是矽酸鋁黏土吸收劑，主要由蒙脫石（montmorillo-nite）構成。在醫學上被當作膨脹型瀉藥（吸水膨脹後可刺激腸蠕動而排便）、皮膚科配方，或因其吸附性而被當乾燥劑使用，且符合美國食品藥物管理局的標準。

❷ 乾衣紙：使用乾衣機時所用的乾衣紙，一般具抗靜電及柔軟衣物等作用，帶有香味。

❸ 羊毛球：放入烘衣機中使用，能吸附衣服上的毛、線頭，使衣物蓬鬆，並縮短烘乾時間。

附　錄

30 天食物假期食譜

所有的食譜皆是出自體免疫原始人飲食（autoimmune Paleo, AIP），換言之，就是無穀類（和麩質）、乳製品、糖、巧克力、咖啡因、蛋類、大豆、玉米、堅果、種子，和茄類（茄科，如番茄、胡椒、茄子、白肉馬鈴薯和枸杞）。要取得簡易網路版本以便列印，可進入 BeatAutoimmune.com/Receipes。

茶和果昔
- 蒲公英肝排毒茶
- 椰奶茶
- 黃金拿鐵
- 非常莓果綠葉果昔
- 生酮椰子果昔

零食
- 球芽甘藍脆片
- 咖哩椰子脆片
- 肝醬
- 酪梨醬

肉類
- 辣牛肉「塔可」
- 泰式雞肉香腸肉餅
- 火雞肉丸與朝鮮薊心
- 烤全雞
- 快速雞肉咖哩
- 多汁野牛肉漢堡

魚類
- 檸檬大蒜吳郭魚
- 百里香烤鱈魚
- 酪梨鑲鮭魚

湯品和燉菜
- 自製骨湯
- 活力四射蔬菜湯
- 椰子鮭魚巧達濃湯
- 營養豐富燉牛肉

沙拉醬與調味料
- 琳達的無番茄調味料
- 每日沙拉醬

蔬菜類
- 春季發酵蔬菜
- 涼拌紫高麗菜絲
- 白花椰「飯」
- 櫛瓜義大利麵佐綠色哈里薩辣醬
- 七彩烤根莖菜
- 按摩羽衣甘藍沙拉
- 簡易炒蔬菜

甜點

🥄生酮肉桂炸彈

🥄生酮小豆蔻卡士達醬

🥄快速椰子奶油

其他

🥄自製椰奶

若要降低發炎和減少你的毒素負荷，就確保盡可能使用有機成分。許多雜貨店，包括 Trader Joe's、Costco 和 Walmart 都因為消費者要求乾淨的農產品，而擴充有機品區。許多商店提供自家的有機品牌，價格比較不昂貴。對那些不住在提供有機選項商店或農夫市集附近的人，我已在各章的資源（附錄 F）包括了寄送有機食物、儲藏食物品項和身體與居家保養商品的公司。如果仍舊不適用，參考 www.EWG.org 的十五大乾淨列表和十二大骯髒列表，來確保自己能做到最好。

◆茶和果昔◆

這些茶和果昔會支援你的肝臟，滋養你的腸道，鎮定發炎情況，並幫助你戒除咖啡因習慣。若是你決定進行間歇性斷食，代表斷食時間不能攝取熱量，可選擇白茶、綠茶、紅茶或花草茶，像是蒲公英肝排毒茶。要到進食時間時，才能食用椰奶、MCT油、膠原蛋白和果昔。

蒲公英肝排毒茶

＊轉載自《排毒抗炎，重設身體的21天計畫》（*The21-Day Plan to Detox Fight inflammation and Reset Your Body*），許可得自作者艾咪·瓦爾波（整體健康顧問、美國不用藥醫師協會〔American Association of Drugless Practitioners〕）。

🍃 **份量**：1份

🍃 **材料**

2杯（過濾）水　　　　　　　　1根肉桂棒
2包烤過的蒲公英根茶包　　　　現榨檸檬汁（取其口味，非必要）
1/2小匙小荳蔻粉　　　　　　　甜菊（享用時使用，非必要）

🍃 **做法**

1. 將水、茶包、小荳蔻和肉桂棒放入小平底鍋中，加蓋煮滾。

2. 轉至小火燜15分鐘。

3. 倒入大馬克杯，可依個人喜好添加檸檬汁和甜菊享用。

注意 ▶ 原先的食譜以蜂蜜做為甘味劑的選項。我在這段期間以甜菊來取代。

椰奶茶

＊由吉兒·卡納漢提供

🍃 **份量**：1份

🍃 **材料**

4盎司（約118毫升）過濾水　　　1～2小匙木糖醇或整片甜菊葉
4盎司（約118毫升）椰奶　　　　1袋無咖啡因茶包

🍃 **做法**

1. 將水與椰奶慢煮到滾後，倒入馬克杯中。

2. 浸泡茶包3～5分鐘。

3. 加入木糖醇或甜菊，攪拌後享用。

🍃 **非必要**：可像吉兒醫師一樣加一點肉桂。

黃金拿鐵
*由潘茱‧吉波拉提供

🍃 **份量：1 份**

🍃 **材料**

1 杯全脂椰奶

1 滿小匙現磨碎的薑黃根，或 1.5 小匙薑黃根粉

1 小匙磨碎的新鮮薑根，或 1 小匙薑粉（非必要）

1～2 小匙 MCT 油或椰子油

以甜菊調味（先以數滴開始，再依喜好增加）

1 小攝肉桂或肉荳蔻粉（非必要）

1 杓（1 小匙）草飼動物之膠原蛋白粉（非必要）

🍃 **變化版**

可以使用香料南非國寶奶茶（Masala rooibos chai，例如 Blue Lotus 品牌），
或無咖啡因的煎茶或綠抹茶粉，來取代薑黃

🍃 **做法**

1. 於小深平底鍋中加熱椰奶，勿煮滾。

2. 加入薑黃（和薑）。攪拌後燉煮約 5 分鐘。

3. 添加 MCT 油或椰子油、膠原蛋白粉和甜菊調味。以打蛋器攪打，或使用手持
   攪拌器來製作發泡飲料。

🍃 **替代方式**

要製作泡沫豐厚且混合良好的拿鐵，可用高速攪拌機來取代打蛋器或手持攪拌器。

非常莓果綠葉果昔
＊由蜜雪兒・科利提供

🥄 **份量**：1 份

🥄 **材料**

　　1 杯無糖椰奶
　　1～2 杓香草低過敏原蛋白粉、膠原蛋白或疾病用特殊營養食品（medical food）
　　1 杯混合莓果，包括黑莓、藍莓和覆盆子
　　1 杯切碎的蒲公英葉或菠菜
　　1 小匙椰子油
　　甜菊（非必要，可用來添加甜味）

🥄 **做法**

　　將所有材料加入攪拌機中攪拌成果昔。

生酮椰子果昔
＊由瑪莉・魯迪克提供

🥄 **份量**：1 份

🥄 **材料**

　　1/2 顆酪梨
　　1/2～1 杯椰奶（最好在冰箱中冰過夜）
　　1 大匙 MCT 油
　　1～2 杓膠原蛋白粉
　　1 小匙香草或 1/4 杯冷凍莓果（非必要）
　　2～4 大匙水（非必要，若需改善口感時再加）
　　1/2 到 1 杯冰（非必要）

🥄 **做法**

　　將所有材料混合，攪拌到呈奶油狀即可。

⋅零食⋅

享受營養豐富的洋芋片和莎莎醬替代品。

球芽甘藍脆片
＊由吉兒‧卡納漢提供

🥄 **材料**

2 杯取自 2 磅（約 907 公克）球芽甘藍的葉子（外側的）

2 大匙溶化的澄清奶油

以猶太鹽調味

檸檬皮（非必要）

🥄 **做法**

1. 預熱烤箱到華氏 350 度（約攝氏 177 度）。

2. 在大碗中混合菜葉、澄清奶油和鹽。

3. 在兩個大烤盤上鋪烤盤紙。將菜葉均勻地在每個烤盤上分鋪成一層。

4. 每盤烤 8～10 分鐘，或直到菜葉變脆，邊緣變褐色（小心不要燒焦）。刨一些檸檬皮細絲在脆片上（非必要）。

咖哩椰子脆片
＊由瑪莉‧魯迪克提供

🥄 **材料**

2～3 顆熟椰子，或 1 袋無糖椰子薄片

1 大匙咖哩粉

2 顆萊姆

以海鹽調味

🥄 **做法**

1. 打開椰子並將挖出椰肉。

2. 使用蔬菜削皮器，將椰肉削成條狀。

3. 將椰肉條或椰子片放入碗中，與萊姆汁一起攪拌。

4. 將咖哩粉灑在椰肉條上，並添加鹽以增加風味。

5. 把椰肉條放在食物乾燥機盤上，脫水乾燥 2～3 天。或將之置入烤箱中，以低溫設定烘烤到呈金黃色及鬆脆，確保不要燒焦。

6. 在密封保存盒中可存放數週。

肝醬

＊由瑪莉・魯迪克提供

🥄 **份量**：8 份

🥄 **材料**

1 磅（約 454 公克）草飼牛肝　　　　2 小匙剁碎的大蒜

1 杯檸檬汁　　　　　　　　　　　　2 片月桂葉（非必要）

1/2 杯澄清奶油　　　　　　　　　　1 大匙百里香

1 杯切碎的黃洋蔥　　　　　　　　　1/2 小匙海鹽

🥄 **做法**

1. 於碗中將牛肝浸泡於檸檬汁中兩小時。將水分瀝淨。

2. 在大的深煎鍋或平底煎鍋中，以中火溶化 4 大匙的澄清奶油。

3. 加入洋蔥烹煮，攪拌直到軟化，約需 3 分鐘。

4. 加入大蒜烹煮直到散發香味，約需 30 秒。

5. 加入牛肝、月桂葉、百里香和海鹽烹煮，攪拌到牛肝的外觀呈褐色，但內部仍稍帶粉紅色，約需 5 分鐘。

6. 從爐上移開，靜置到微涼。

7. 丟掉月桂葉。

8. 在食物處理機中將煮好的牛肝磨成泥。以小匙慢慢地加入剩餘的澄清奶油，攪打混合。

9. 將肝醬分成兩份。將一份收入保存容器中冷凍，另一份冷藏到堅實。

注意 原始的食譜要求加入 2 小匙的胡椒籽，但我在 30 天食物假期中省略了胡椒。

瑪莉常建議客戶每天吃一匙的肝醬。她說如果不喜歡肝，可以將生肝切成小塊、冷凍存放，並以「肝藥丸」形式與食物一起吞食，來取得維生素 A、維生素 B 群和鋅的好處。

酪梨醬

＊由瑪莉・魯迪克提供

🥬 **份量**：4 份

🥬 **材料**

3 顆熟酪梨，剖半、去子、剝皮。　　　1/2 顆中型洋蔥

2 顆萊姆的果汁　　　　　　　　　　1/4 杯切碎的香菜

1/2 小匙海鹽　　　　　　　　　　　3 瓣剁碎的大蒜

🥬 **做法**

1. 在大碗中放入酪梨與萊姆汁。

2. 攪拌到酪梨沾滿萊姆汁後，將其他材料混入，搗成泥狀。

3. 在室溫下靜置一個小時，之後可加海鹽調味。

4. 可搭配生菜（例如芹菜、黃瓜、豆薯），以大匙挖著吃，加入辣牛肉「塔可」中，或加在多汁野牛肉漢堡上。

注意 加蓋保存於冰箱內深處，以防過快變成褐色。最好在兩天內食用完畢。

•肉類•

毫無疑問的，缺了蛋、乳製品、堅果或種子，讓準備典型美式早餐更具挑戰性。你可以依循 30 天食物假期的原則：吃剩菜當早餐！或像我一樣，實行間歇性斷食（在斷食時間不攝取熱量），製作早午餐或午餐當作第一餐。當購買禽肉時，記得「有機」只代表雞和火雞是以「素食飲食」餵養，包括了有機或非基因改造的玉米、大豆及其他穀物。要注意選用不是以玉米、大豆和穀類飼養的雞或火雞。

辣牛肉「塔可」
＊由潘茉・吉波拉提供

🍃 **份量：2 ～ 4 份**

🍃 **材料**

　1 磅（約 454 公克）百分百草飼牛絞肉（或以放牧火雞、雞、野牛或羔羊絞肉取代）
　1/2 顆洋蔥切丁
　1 ～ 2 大匙的小茴香（孜然）
　1 ～ 2 小匙香菜粉
　1 杯切碎的綠色蔬菜（菠菜、羽衣甘藍、蒲公英葉、甜菜頭或瑞士甜菜）
　2 大匙切碎的香菜
　1 顆酪梨切片（或酪梨醬）
　紫高麗菜刨絲或切碎的大蔥（非必要）
　海鹽和萊姆角（調味用）
　1 大顆紅葉或綠葉生菜（萵苣）的菜葉，當作塔可餅
　以澄清奶油料理

🍃 **做法**

　1. 以中火在大平底煎鍋加熱澄清奶油，以澄清奶油煎洋蔥幾分鐘，使其軟化。

　2. 加入牛肉、小茴香和香菜粉，煎 5 ～ 10 分鐘，直到牛肉煮透而非煮乾。

　3. 在牛肉快煮好時再加入綠色蔬菜，然後煮到剛好柔軟。

　4. 舀出塔可混料，放入生菜葉中，加上酪梨（或酪梨醬）、切碎的香菜、紫高麗菜、大蔥，擠一點萊姆汁和鹽調味。

泰式雞肉香腸肉餅

*由瑪莉‧魯迪克提供

🥄 **份量**：8 片肉餅

🥄 **材料**

2 磅（約 907 公克）放牧雞腿絞肉　　　　1/4 杯新鮮羅勒
　　　　　　　　（或放牧火雞）　　　　1/4 杯新鮮薄荷
1 杯剁碎的洋蔥　　　　　　　　　　　　1/4 杯新鮮香菜
1 滴液體甜菊　　　　　　　　　　　　　2 大匙剁碎的生薑
2 小匙海鹽　　　　　　　　　　　　　　以澄清奶油料理

🥄 **做法**

1. 在中型碗中，用手充分混合所有材料，並捏塑出 8 片肉餅。

2. 在大鍋中預熱足夠蓋住底部的澄清奶油。

3. 放入肉餅，煎到一面呈褐色，再翻面煎到另一面也呈褐色。可能需要分數批料理。記得確認中央部分煮熟了。你可將冷卻的肉餅以烤盤紙分隔開並冷凍起來。要加熱時，從冷凍庫取出需要用量的肉餅，以煎鍋或使用烤箱加熱。

其他選項 ▶ 將肉餅放在塗過油的烤板上，放進烤箱，以華氏 375 度（約攝氏 191 度）烘烤 10 分鐘，然後翻面再烤 10 分鐘。

火雞肉丸與朝鮮薊心

*由琳達‧克拉克提供

🥄 **份量**：約 18 顆肉丸

🥄 **材料**

1 磅（約 454 公克）火雞絞肉　　　　　4 大匙新鮮羅勒
1 罐朝鮮薊心（非基因改造）　　　　　1 小匙椰子油
1 顆切細碎的洋蔥　　　　　　　　　　以海鹽調味

🥄 **做法**

1. 烤箱加熱至華氏 350 度（約攝氏 177 度）。

2. 在平底煎鍋倒入椰子油。

3. 以中火微煎朝鮮薊心和洋蔥。

4. 將鍋子從爐上移開冷卻。

5. 在大碗中混合火雞絞肉、朝鮮薊心、洋蔥、羅勒和海鹽，捏成肉丸（約 18 顆）。

6. 放在塗油的烤盤上，烘烤 15 ～ 20 分鐘，或直到徹底烤熟。

可以試著在南瓜或櫛瓜義大利麵（以南瓜或櫛瓜製成的麵條）上，搭配琳達的無番茄調味料（326 頁）；或試試將火雞肉丸搭配酪梨捲，放在生菜杯中。

烤全雞

＊由潘茉‧吉波拉提供

🍃 **份量**：4 份（剩菜可放在雞肉咖哩或雞肉塔可中使用。）

🍃 **材料**

1 隻適合油炸的放牧全雞（約 2 公斤以內）

1 顆大型洋蔥，切成大塊

10 ～ 20 瓣未剝皮的大蒜（視你有多喜歡烤大蒜而定）

1 把新鮮或乾燥的香草（如百里香、迷迭香、奧勒岡）

大塊蔬菜，如防風草、胡蘿蔔或甜菜（非必要）

1 小匙海鹽

1 大匙草飼澄清奶油

1/2 杯過濾水

🍃 **做法**

1. 預熱烤箱到華氏 400 度（約攝氏 204 度）。

2. 將雞放置在一個 9×13 英吋（約 23×33 公分）的玻璃或陶瓷烤鍋中。

3. 將洋蔥、大蒜、香草和其他蔬菜，分散環繞在雞的周圍。

4. 在全雞上撒大量的粗海鹽和乾香草。加一點澄清奶油。

5. 在鍋底加入 1/2 杯水。

6. 將之置入烤箱以華氏 400 度（約攝氏 204 度）烘烤 10 分鐘，將肉汁封在肉中，接著降溫到華氏 325 度（約攝氏 163 度），再烤 60 ～ 90 分鐘。如果你使用食物溫度計，就要等到雞胸或雞腿最厚的部分內部達到華氏 165 ～ 180 度（約攝氏 74 ～ 82 度）。

7. 先靜置 10 分鐘，讓肉汁可滲入肉中，再切開。

8. 將鍋中的湯汁保留下來，加到骨湯中，或倒在雞肉和蔬菜上。

9. 保留雞骨架來製作高湯或骨湯。

10. 雞肉可與白花椰飯或炒蔬菜一起享用。

快速雞肉咖哩

＊轉載自《現在就打敗糖癮！烹飪書》（*Beat Sugar Addiction Now! Cookbook*），許可得自作者雅
各布・泰特邦。

🌿 **份量**：5 份

🌿 **材料**

1 大匙特級冷壓橄欖油（分兩次使用）

3 ～ 4 瓣剁碎的大蒜

1 顆切碎的大型洋蔥

1 又 1/2 磅（約 680 公克）無骨去皮雞胸肉（或剩下的烤雞），切成方塊

1 又 1/2 杯雞高湯或雞肉湯

1 罐椰奶

2 ～ 4 小匙咖哩粉

1 ～ 2 小匙薑粉

🌿 **做法**

1. 將一半的油量以中火在大深煎鍋中加熱。

2. 炒大蒜和洋蔥 5 ～ 10 分鐘。

3. 加入剩下的油，並將雞肉炒到熟透。

4. 在大蒜洋蔥混料中，加入雞肉湯、椰奶和煮熟的雞肉。

5. 加入咖哩和薑粉調味。

6. 燉煮到味道融合且醬料完成加熱，約需 10 分鐘。

7. 與白花椰飯或炒蔬菜一起享用。

注意▶ 本食譜將胡蘿蔔和豆子從原始食譜中刪除。青花菜和白花椰菜是咖哩的好材
料。

多汁野牛肉漢堡

＊由潘茉‧吉波拉提供

🍲 **份量**：4 ～ 6 份

🍲 **材料**

　　2 磅（約 907 公克）野牛絞肉

　　2 大匙營養酵母片

　　1 又 1/2 小匙鹽

　　1 小匙乾洋蔥片或粉

　　1 大顆紅葉或綠葉生菜（萵苣）的菜葉來當作漢堡的「圓麵包」

　　以澄清奶油或酪梨油料理

　　非必要配料：1 杯炒洋蔥、1 杯炒蘑菇、酪梨切片

🍲 **做法**

　　1. 若你以洋蔥和蘑菇當配料，先將它們分別以澄清奶油炒過。在烹煮漢堡時，將之放在烤箱中保溫。

　　2. 在碗中，以你的雙手混合野牛絞肉、酵母片、洋蔥片和鹽，再分成 6 塊肉餅。

　　3. 預熱烤架到中火熱度；或在火爐上使用烤鍋，以澄清奶油或酪梨油料理。

　　4. 漢堡每面烤 3 ～ 5 分鐘，以你偏愛的熟度決定。

　　5. 將漢堡放在生菜菜「圓麵包」中，加上蘑菇、洋蔥、酪梨和海鹽調味。

可與按摩羽衣甘藍沙拉（332 頁）、球芽甘藍脆片（313 頁）或涼拌紫高麗菜絲（329 頁）一起享用。

＊向開創出令人讚賞的原版野牛肉漢堡的加州聖塔莫尼卡（Santa Monica）True Food Kitchen 致敬。

◆魚類◆

確認你的魚和海鮮是野生捕獲，而非養殖的。你不會想吃到養殖鮭魚所吃的基因改造玉米和大豆！

檸檬大蒜吳郭魚
＊由潘茉・吉波拉提供

🌿 **份量：**4 份

🌿 **材料**

4 片吳郭魚片或任何白肉魚片　　　　1 顆檸檬的汁和皮
　（鱈魚、比目魚或鱸魚）　　　　　剁碎的新鮮巴西里（裝飾用）
1/4 杯澄清奶油　　　　　　　　　　檸檬角（裝盤時）
4 瓣剁碎的大蒜　　　　　　　　　　調味用海鹽

🌿 **做法**

1. 以海鹽為魚片調味。

2. 以中火加熱大平底煎鍋。

3. 加入澄清奶油、大蒜、檸檬汁和檸檬皮到鍋中，等待澄清奶油溶化，期間偶爾攪一下。

4. 澄清奶油溶化後，將魚片放入鍋中，兩面都要煎。依魚排的厚度，每面大約煎 2 ～ 3 分鐘。烹煮時，以澄清奶油醬汁塗抹於魚片上。

5. 裝盤時，加入新鮮巴西里和檸檬角。

百里香烤鱈魚
＊由馬克・海曼提供

🍂 **份量**：4 份

🍂 **材料**

1 又 1/2 磅（約 680 公克）的鱈魚片　　　　1/2 小匙海鹽

1 大匙特級冷壓橄欖油　　　　　　　　　　1/4 小匙洋蔥粉

1 小匙新鮮百里香

🍂 **做法**

1. 將烤箱預熱到華氏 375 度（約攝氏 191 度）。

2. 將鱈魚片切成 5 盎司（約 142 公克）的小片，或請魚販幫你處理。

3. 將橄欖油、百里香、鹽和洋蔥粉放入碗中混合。

4. 在烤盤上塗抹或噴灑橄欖油以防沾黏（或鋪上烘焙紙）。將魚片放在烤盤上，均勻地以香草混合油料包覆魚片。

5. 大約烘烤 12 ～ 15 分鐘，或直到可輕易地以叉子穿透魚片；鱈魚內部的溫度應是華氏 155 度（約攝氏 68 度）。

酪梨鑲鮭魚
＊由瑪莉・魯迪克提供

🍂 **份量**：2 份

🍂 **材料**

2 顆酪梨（剖半，去子）　　　　　　　　1/4 杯檸檬汁

6 盎司（約 170 公克）野生鮭魚　　　　　2 大匙特級冷壓橄欖油
　（煮熟並切成小薄片）　　　　　　　　1/2 小匙小茴香（孜然）

1 杯切碎的香菜　　　　　　　　　　　　調味用海鹽

🍂 **做法**

1. 將鮭魚、香菜、檸檬汁、橄欖油和小茴香放入碗中，充分混合。

2. 將鮭魚混料填入剖半的酪梨中，以海鹽調味後享用。

✦湯品和燉菜✦

這些湯品和燉菜都很容易消化，具滋補性，一整年都是療癒食物。

自製骨湯

*來源及許可取自泰瑞・渥斯醫學博士所著的《關注我的粒線體：我如何克服續發漸進型多發性硬化症並離開輪椅》（*Minding My Mitochondria: How I Overcame Secondary Porgressive Multiple Sclerosis（MS）And Got Out Of My Wheelchair*）第二版。

🥄 **份量**：4 份

🥄 **材料**

  骨頭（前次烹煮保留下來的）
  蔬菜殘渣，如芹菜、巴西里，和任何看起來已過了最佳狀態的蔬菜。
  裝滿半個大湯鍋的水
  2 ～ 4 大匙醋
  1 大匙乾海藻或食用紫紅藻粉，或 1 片海帶
  1 小包明膠

🥄 **做法**

  1. 除了海藻與明膠外，將所有成分放入鍋中燉煮 2 個小時以上（最好是 24 個小時）。

  2. 需要時再添加水。

  3. 過濾蔬菜與骨頭，並將之丟棄。

  4. 將 1 包明膠溶於湯內。

  5. 以 500 毫升或 1000 毫升分裝冷凍保存，供未來使用。

我會在冰箱中留 1 ～ 2 杯自製骨湯，於炒蔬菜時使用。因為骨湯只有少量的油脂，以骨湯炒，提供了炒的好處而無油炸的熱量。當你想要炒新鮮蔬菜時，放 3 小匙到鍋中。這會讓你有煎炒的口感，而不會損失所煮食物中的抗氧化益處！

活力四射蔬菜湯

*由潘茉・吉波拉提供

🥄 **份量**：2～3 份

🥄 **材料**

2 杯青花菜的花朵部分

1 把羽衣甘藍或瑞士甜菜

1/2 把香菜

1～12 片蒲公英葉，或任何綠葉蔬
　菜葉片（非必要）

1/2～1 顆酪梨

2 又 1/2 杯牛或雞骨湯或高湯

1/4～1/2 杯橄欖油

1 小匙海鹽，再加上用以調味的量

🥄 **做法**

1. 在平底鍋中加熱肉湯或高湯。

2. 以另一個平底鍋，蒸所有的蔬菜（前四種材料）約 6 分鐘。

3. 立刻將青花菜和綠色蔬菜移入高速攪拌機中，以防過度蒸煮。

4. 加入酪梨和肉湯，混合均勻。

5. 攪拌到滑順，需要的話，可加入更多湯汁。

6. 拌入橄欖油和鹽來調味。

椰子鮭魚巧達濃湯

*由蜜雪兒・科利提供

🥄 **份量**：2～3 份

🥄 **材料**

1 磅（約 454 公克）稍微水煮過的
　鮭魚片（去骨、去皮）

1 顆細切的中型洋蔥，或 1/2 杯切片
　韭菜

2 杯切成小塊的胡蘿蔔

1 大匙切碎的新鮮蒔蘿

2 大匙橄欖油或椰子油

1 片月桂葉

2 杯切碎的白花椰菜的花朵部分

3 杯雞高湯或雞肉湯

1 罐無糖全脂椰奶

調味用海鹽

新鮮蒔蘿（裝飾用）

🥄 **做法**

1. 在一個大高湯鍋中加入橄欖油、洋蔥（或韭菜）和胡蘿蔔，炒 5 分鐘或直到柔軟。

2. 加入雞肉湯、椰奶、白花椰菜、月桂葉和蒔蘿，煮到小滾的狀態。加入水煮鮭
　魚，煮到魚片可輕易地分解。充分攪拌以分解鮭魚片，煮到柔嫩。

3. 水煮鮭魚：在鮭魚片上灑一把海鹽。將鮭魚片帶皮的那一面朝下，放在炒鍋中。
　加入 1 杯雞湯或魚湯，以中火煮到小滾。依魚片的厚度煮 5～10 分鐘。

營養豐富燉牛肉

＊由潘茉・吉波拉提供

🥄 **份量**：6～8 份

🥄 **鍋具**：可使用重型鍋具，如鑄鐵鍋、慢燉鍋或壓力鍋，放在火爐上烹煮。

🥄 **材料**

3 磅（約 1.4 公斤）百分百草飼燉牛
　肩肉、燉後腿肉或燉牛肉塊，
　切成 2.5 公分的塊狀，愈小塊
　愈好（可請肉販幫你處理）

1 磅（約 454 公斤）切成 2.5 公分塊
　狀的蘑菇

2 杯去皮切塊（2.5～5 公分厚）的
　蕪菁、白蘿蔔、胡蘿蔔、芹菜
　或芹菜根

1 顆切碎的大型洋蔥

3～5 瓣壓碎大蒜

2 大匙澄清奶油或酪梨油

1 小匙椰子氨基（警告：椰子氨基非
　常鹹，使用量少一點。譯注：
　這是以椰子汁加入鹽製成的調
　味品。）

1 大匙紅酒醋或琳達的無番茄調味料
　（326 頁，取代傳統的番茄糊）

5 杯牛骨湯或高湯

1 片大月桂葉

1 小匙乾百里香或 2 小枝新鮮百里香

少量澆灑用橄欖油

調味用海鹽

🥄 **做法**

1. 將牛肉置於碗中，拌入 1 小匙海鹽。讓牛肉達到室溫。

2. 切蘑菇備用。

3. 切洋蔥及其他蔬菜備用。

4. 在火爐上，以中火加熱鍋子，然後放入澄清奶油或酪梨油。炒蘑菇約 5 分鐘，
　 將之取出，與其他蔬菜一起置於一旁。

5. 將牛肉分批在鍋中煮到呈褐色，需要的話可加入更多的油或澄清奶油。牛肉呈
　 褐色後置於一旁。總共約需 15 分鐘。

6. 在鍋中炒洋蔥和壓碎的大蒜，直到呈金黃色並產生香味。

7. 將所有牛肉放回鍋中，以椰子氨基、醋、月桂葉和百里香一同攪拌。一起燉煮
　 約 5 分鐘。

8. 慢慢加入肉湯，並從鍋子底部刮除褐色碎屑。

9. 加蓋，降低火溫，燜煮約兩小時，或直到可用叉子輕易叉入牛肉。

10. 拿開蓋子，加入所有蔬菜再燉煮一小時，讓味道更加集中，湯汁變濃厚。

11. 加鹽和灑橄欖油調味。

注意 ▶ 若希望味道更濃厚，就不加蓋子或添加更多蔬菜，燉煮久一點。可搭配蒸過的
　 白花椰菜或青花菜享用。

◆沙拉醬和調味料◆

學會製作簡單、美味和健康的沙拉醬及調味料。外出用餐時，只要求橄欖油和檸檬另外放即可。我會在包包裡帶一小瓶旅行尺寸、附研磨器的凱爾特食用海鹽。

琳達的無番茄調味料
＊由琳達・克拉克提供

可用來取代番茄醬。

🥄 材料
6 根胡蘿蔔，削皮、切塊
1 顆甜菜，剝皮、切塊
1 顆大型洋蔥，切塊
3 根芹菜莖，切塊
4 瓣大蒜，切碎
1 整片月桂葉
1 又 1/2 杯雞湯或水
1 小匙義式綜合香料（通常包含奧勒岡、羅勒、馬鬱蘭、百里香、迷迭香和鼠尾草）
2 大匙蘋果醋
3 小匙橄欖油
調味用海鹽

🥄 做法
1. 除了義式綜合香料、蘋果醋和橄欖油外，將所有材料放入加蓋的鍋中煮滾。
2. 轉小火，燉煮蔬菜到熟後，取出月桂葉。
3. 將所有材料放入攪拌機中，攪拌到滑順。
4. 拌入義式綜合香料與蘋果醋，攪拌調味。或許你會需要加入更多醋。
5. 放入碗中，加鹽調味。

這可以取代番茄醬來使用。搭配火雞肉丸與朝鮮薊心（317 頁）享用，或淋在烤南瓜義大利麵、蒸櫛瓜條或白花椰飯上。

每日沙拉醬

*由潘茉・吉波拉提供

🍃 材料

　1 瓣壓碎的生大蒜
　4 大匙特級冷壓橄欖油（可多或少，調味用）
　1 片檸檬角的汁液
　調味用海鹽

🍃 做法

　將所有材料放在小碗中，用攪蛋器攪拌均勻。

🍃 替代

　省略檸檬並加 1 小匙蘋果醋。有些人喜歡在蘋果醋外，再加 1 ～ 2 滴的甜菊。

✦ 蔬菜類 ✦

以你盤中食物的百分比來说，非澱粉類蔬菜應該占 50% 以上。輪流交替色彩豐富的蔬菜，多吃發酵過的蔬菜，在常去的農夫市集開心尋找新種類的綠葉蔬菜、芽菜類和其他蔬菜，可行的話就自行栽種。

春季發酵蔬菜
＊由多蕾亞‧羅德理格茲提供

🥬 材料

- **春季蘆筍**

  1 把新鮮蘆筍

  1 根青蒜，切片

  數枝新鮮蒔蘿

  2 杯冷水（已過濾）

  2 小匙細海鹽

  附蓋玻璃瓶（梅森罐）

- **香草胡蘿蔔和蕪菁**

  1 根胡蘿蔔（紫色的很有趣！）

  4 ～ 5 顆小型蕪菁，切塊

  1 根青蒜，切片

  數枝新鮮蒔蘿

  1/2 小匙香菜籽

  1/4 小匙茴香籽

  2 杯冷水（已過濾）

  2 小匙細海鹽

  附蓋的大玻璃瓶（梅森罐）

🥬 做法

1. 以手將蘆筍尾端折斷，蘆筍就自然地變得軟嫩，而不是又硬又帶黏性。

2. 切到可放入玻璃瓶中的長度。

3. 將青蒜切成薄片。

4. 將所有材料放入玻璃瓶中。你可依喜好將之堆疊在末段或分層堆疊，只要所有材料都堆到瓶肩部位即可。

5. 加入以 2 小匙細海鹽（如喜馬拉雅粉紅鹽）和 2 杯冷水製作 2% 的鹽水（鹵水）。

6. 倒入足量的鹽水，要高出蔬菜 2 ～ 3 公分。

7. 放置在廚房流理臺上約 3 ～ 7 天。你會在 24 個小時之後，看到在胡蘿蔔和蕪菁上形成泡泡，但蘆筍可能要更久一點。每天都以目視方式檢查，每幾天可以試嚐味道。當它們從帶鹹味到變得氣味強烈，但仍有少許脆脆的口感時，就完成了。接下來，可以用附蓋的罐子保存在冰箱中。

＊可考慮使用 Kraut Source 蓋子（平頂山形蓋），可有效地將好菌保留於瓶中，並把不要的其他東西連同其水分排除在外。同時能幫助保持蔬菜沉浸於鹽水之下。（www.krautsource.com）。

涼拌紫高麗菜絲
＊由泰瑞・渥斯提供

🌿 材料

1 顆紫高麗菜，去除底部硬梗後刨絲
　（約 6 杯）

2 顆茴香球莖，去核、切細絲

3 根胡蘿蔔，切碎

1 顆大型豆薯，切細絲

1 顆紅洋蔥，切成非常細的細片

1 杯蘋果醋

猶太鹽

每 2 杯的份量加 1～2 大匙特級冷壓
　橄欖油

2～3 小匙辣根（horseradish）或
　山葵粉

🌿 做法

1. 將高麗菜、茴香、胡蘿蔔、豆薯和洋蔥一起放入大碗中。

2. 淋上醋，以鹽調味後至少靜置 1 個小時。如此可以使高麗菜變柔軟，看起來像
   是煮過，但仍舊保有美好的口感。

3. 瀝掉高麗菜過多的水分，但仍保有一些汁液。

4. 將橄欖油與辣根攪拌入混料中。

5. 嚐味道調味及加鹽。

6. 嚐起來應該是如奶油般且帶酸味的涼拌菜絲。

7. 可搭配多汁野牛肉漢堡（320 頁）享用，或做為任何主菜的配料。

白花椰「飯」
＊由潘茉・吉波拉提供

🌿 材料
1 顆白花椰菜

🌿 處理方式

1. 去除花椰菜葉和硬梗，保留花的部分（頂端白花）。

2. 將花分小批放入攪拌器中，仔細地攪打到看起來像飯粒一樣。

🌿 烹煮方式

1. 蒸：放入滾水上方的蒸鍋中，蒸約 5～7 分鐘。以叉子將之拌蓬鬆，再加澄清
   奶油和鹽調味。

2. 鍋烤：以澄清奶油炒花椰飯約 6～10 分鐘，或直到柔軟呈金黃色。其他選項：
   可與切塊洋蔥、大蒜和蘑菇一起炒，撒上切碎的香菜，使成品看來像是「炒
   飯」。

櫛瓜「義大利麵」佐綠色哈里薩辣醬

＊由蘇珊・布魯提供

🥬 材料

- **綠色哈里薩辣醬**

  1 杯平葉巴西里葉

  1/2 杯香菜葉

  1/4 杯薄荷葉

  2 瓣中型大蒜

  半顆檸檬的果汁

  1 小匙小茴香（孜然）粉

  1/3 杯特級冷壓橄欖油

  1/2 小匙海鹽

- **櫛瓜「義大利麵」**

  2 大匙特級冷壓橄欖油

  3 根青蔥，修剪後切細絲

  3 杯刨絲或切成螺旋形的櫛瓜（如果沒有螺旋切片機，可使用蔬菜削皮器，將櫛瓜削成細長條。）

  2 杯去梗的嫩菠菜

  以海鹽調味

🥬 做法

- **製作醬料：**

  1. 除了橄欖油以外，將所有材料放入攪拌機中，攪拌到滑順。

  2. 當攪拌機在運作時，緩慢地倒入橄欖油，直到油和其他材料混合均勻。

  3. 將鹽拌入調味，並置於一旁。

- **製作義大利麵：**

  1. 以中火在大煎鍋加熱橄欖油到小滾狀態，約 3 分鐘。

  2. 加入青蔥並炒約 3 分鐘。

  3. 將櫛瓜與菠菜拌入，烹煮約 5 分鐘。

  4. 加鹽調味。

  5. 加入綠色哈里薩醬，攪拌到醬汁與蔬菜徹底混合。

七彩烤根莖菜

＊由潘茉・吉波拉提供

這些是碳水化合物成分較高的蔬菜，食用的份量要少一點，並搭配大份炒綠色蔬菜或沙拉。

🥄 材料

1 磅（約 454 公克）球芽甘藍，切對半，或 1 顆白花椰，把花的部分切成一口大小。

1 顆中型洋蔥，切成 2.5 公分的小丁

切碎的防風草、蕪菁、茴香、甜菜、胡蘿蔔、蘑菇（非必要）

10 ～ 15 瓣大蒜，剝皮、切片

1 ～ 2 大匙酪梨油或椰子油（已溶化的）

1/2 小匙海鹽

2 ～ 3 枝新鮮的迷迭香或百里香，或 1 小匙乾迷迭香或百里香，或其他你想加入的香料：奧勒岡、鼠尾草、馬鬱蘭等。

適量乾薑黃粉（我喜歡添加，但非必要。警告：乾薑黃粉會使烤盤、流理臺和雙手暫時變成橘色。）

🥄 做法

1. 將烤箱預熱到華氏 350 度（約攝氏 177 度）。

2. 在烤盤上鋪烘焙紙，再將蔬菜鋪於其上。在蔬菜上淋酪梨油或椰子油，撒上其他香草和鹽後，混合均勻。

3. 在烤箱中烤約 20 分鐘，接著將蔬菜翻面。

4. 再烤約 15 ～ 25 分鐘（依烤箱種類而定），直到蔬菜柔軟呈金黃褐色。

可搭配蛋白質（肉、魚、禽肉），以及沙拉或炒綠色蔬菜。

按摩羽衣甘藍沙拉

*由潘茉・吉波拉提供

🌿 **份量**：2～4份

🌿 **材料**

1/4 杯級冷壓橄欖油

1 顆檸檬的果汁

2 瓣壓碎的大蒜

1/2 小匙鹽

1 大匙營養酵母片，以加入堅果起司風味（非必要）

1 大把恐龍羽衣甘藍（dino kale），切除梗並將葉片撕成一口大小。

🌿 **做法**

1. 於碗中將油、檸檬汁、大蒜、鹽和酵母片攪拌在一起。

2. 將 1 的醬料倒在羽衣甘藍葉上，並揉捏或按摩以軟化羽衣甘藍葉堅硬的纖維，直到變柔軟為止。將羽衣甘藍葉放在室溫下靜置 15 ～ 30 分鐘。

3. 存放在氣密式容器內並冷藏保存，可達兩天。

注意 在 30 天食物期假之後，如果你能耐受胡椒類並喜歡辣味，可以加入 1/2 小匙碎紅辣椒片。

簡易炒蔬菜

*由潘茉・吉波拉提供

🌿 **材料**

1 大匙椰子或酪梨油或肉湯

4 盎司（約 113 公克）混合綠色蔬菜（羽衣甘藍、瑞士甜菜、芥菜，或你喜歡的綠色蔬菜），切碎。

1 瓣大蒜，剁碎。

🌿 **做法**

1. 以中低火在大煎鍋中加熱油或肉湯。

2. 加入大蒜並攪拌到飄出蒜香。

3. 加入綠色蔬菜，攪拌混合並淋上油。煮到蔬菜變得柔軟並出水。

4. 加鹽和橄欖油調味。

✦ 甜點 ✦

生酮肉桂炸彈
＊由潘茉・吉波拉提供

可依矽膠模的大小，製作 12～18 顆肉桂炸彈。你或許會想要使用雙倍的食譜用料，保存於冷凍庫中，當作零食或甜點！

🍃 **材料**

1/2 杯椰子奶油　　　　　　　　　　1 大匙 MCT 油（非必要）

1 杯椰子油　　　　　　　　　　　　噴 1 次量的甜菊精（調味用）

1 大匙肉桂　　　　　　　　　　　　1/8 小匙海鹽

1 小匙香草　　　　　　　　　　　　矽膠糖果模具

🍃 **做法**

1. 在平底鍋中，以低溫融化上述所有成分，並以攪蛋器攪拌均勻。嚐嚐味道，確認是否需要加更多的甜菊精或鹽。

2. 倒入矽膠糖果模具中，並置於冷凍庫內。

3. 冷凍或冷藏保存，因它在室溫中會軟化。

🍃 **變化版**：可以用薑取代肉桂，做成薑炸彈。

....

生酮小豆蔻卡士達醬
＊由潘茉・吉波拉提供

🍃 **份量**：依布丁杯尺寸，製作 3～4 份。

🍃 **材料**

1 罐（2 杯以內）全脂椰奶　　　　　2 大匙水

1 大匙小荳蔻　　　　　　　　　　　1 大匙明膠（使用由草飼豬製成的）

噴 1 次用量的甜菊

🍃 **做法**

1. 加入椰奶、小荳蔻和甜菊到鍋中，以低中火加熱，並以攪蛋器攪拌混合。

2. 在小碗中混合水與明膠。

3. 將明膠水放入鍋中，攪拌到溶解。

4. 在椰奶混料滑順且溫熱時，將之倒入 3～4 個小布丁杯中。

5. 在冰箱冷藏約 30～45 分鐘，或置於冷凍庫中，可快速成形。

🍃 **變化版**：可使用薑、肉桂或香草，取代小豆蔻。

快速椰子奶油

*由潘茉‧吉波拉提供

🥄 材料

1 罐椰奶，冷藏過夜

1 小匙香草精

數滴到噴 1 次量的甜菊，用以調味

🥄 做法

1. 在攪拌碗中倒入 1 罐椰奶，加入甜菊和香草精。

2. 使用手動攪拌器，以高速將椰奶打發到輕而蓬鬆。

注意 想要椰子奶油厚實，就只取用罐頂的硬奶油。要比較輕盈的奶油就使用一整罐。可添加在莓果上，或舀 1 大匙享用。

◆其他◆

自製椰奶

*由潘茉‧吉波拉提供

🥄 份量：4 ～ 6 份

🥄 材料

2 杯未加糖，切成細條的椰子

4 杯熱（非煮滾）的淨化水

1 小匙香草精（非必要）

6 滴甜菊（非必要）

🥄 做法

1. 將椰子條放入一碗淨化過的熱水（非煮滾）中，浸泡 1 ～ 2 個小時。

2. 使用攪拌機中，將椰子、浸泡的水、香草精和甜菊，以最高速攪拌約 1 分鐘。

3. 以堅果奶過濾袋或非常細的棉布，將所有液體扭擠出來，倒入玻璃瓶（梅森罐）中。

4. 丟棄所有固體物質，或保存起來，之後可加到果昔中。

5. 立即享用，或冷藏保存最多三天。

6. 由於此椰奶未添加防腐劑或填料，若冷藏於冰箱中，椰奶的脂肪會上升到頂部。這時只需在食用前搖晃或攪拌均勻即可。

附錄
B
食物症狀追蹤

於兩天（48 小時）的時間內，一次將一種食物和飲料重新引進生活中。細節請第 63 頁。主要方式是慢慢來，一次重新引進一種食物。多注意自己吃了之後的感覺如何。

日期	時間	食物	症狀

你的負面童年經驗分數是多少？

以下的 10 個問題是由服務於美國疾病控制與預防中心的羅伯特‧安達（Robert Anda）醫學博士暨碩士，以及凱薩永久健康維護組織的文森‧費利堤（Vincent Felitti）醫學博士，這兩位首席研究人員為負面童年經驗研究所設計出的。[1]

在你的十八歲生日之前：

1. 雙親中的任一位或其他家中的成年人，曾經常或頻繁的咒罵你、羞辱你、奚落貶低你、汙辱你，會做出使你害怕身體會受到傷害的舉動？
   不 _____   如果是，請寫下 1 _____

2. 雙親中任一位或家中其他成年人，曾經常或頻繁的推你、抓你、掌摑你，或朝你丟東西，或甚至把你打到留下痕跡或受傷？
   不 _____   如果是，請寫下 1 _____

3. 是否曾有成年人或大你至少五歲以上的人，曾觸摸或愛撫你，或要你以性的方式觸摸他們的身體，或嘗試或實際與你進行口部、肛門或陰道的性交？
   不 _____   如果是，請寫下 1 _____

4. 你是否經常或頻繁的感到家中沒人愛你或認為你很重要或特別，或你的家人不曾注意彼此，與彼此親近，或支持彼此？
   不 _____   如果是，請寫下 1 _____

5. 你是否經常或頻繁的感到無足夠的食物可吃，必須穿著骯髒的衣物，而且無人保護你，或你的父母曾酒醉或嗑藥茫到無法照顧你，或無法在你需要時帶你去看醫師？
   不 _____   如果是，請寫下 1 _____

6. 你的雙親曾否分居或離婚？
   不 _____   如果是，請寫下 1 _____

7. 你的母親或繼母是否曾經常或頻繁的被人推、抓、掌摑,或朝她丟東西?有時、經常或頻繁的被人踢、咬,以拳頭擊打,或以某種硬物擊打?曾連續被擊打至少超過數分鐘,或被以槍或刀威脅?

   不 _____   如果是,請寫下 1 _____

8. 你是否與任何有飲酒問題或有酒癮,或使用街頭毒品的人居住在一起?

   不 _____   如果是,請寫下 1 _____

9. 家中是否有成員罹患憂鬱症或精神疾病,或是否有任何家中成員曾企圖自殺?

   不 _____   如果是,請寫下 1 _____

10. 家中是否有成員曾入獄過?

    不 _____   如果是,請寫下 1 _____

現在將「是」的分數加總 _____ 這就是你負面兒童經驗分數。

你的分數並未定義出你是誰。它只代表了可能的負面因應行為及健康結果的風險。**無論你的分數是多少,復原與療癒都是可能的!** 第一步是找出負面童年經驗在今日如何影響到你。我希望你會選擇將自己放在首位,擁抱療癒的可能性,朝著創造出的更好未來前行。重溫「情緒健康照護方法」(226 頁),查看療癒對策。

進階考量與醫師

心、身、靈中任何一個元素都會阻礙療癒，而組合起來則會破壞你的最佳努力。我個人已探索並解決每一項，獲得了不同但大多是正面的結果，並達到自己更高程度的療癒。重新檢視這份條列，看看有哪些引起你的共鳴，並探索解決方式：

★脫水

75% 的美國人可能都有慢性脫水，這個狀態可歸因於廣泛的醫療併發症，包括疲勞、頭痛、關節疼痛、體重增加、高血壓，以及腎臟疾病。[1] 尿液應該是淺而帶稻草色。如果你的尿液色深，就需要飲用更多純水。一個良好準則是，每天飲用體重一半等量盎司的水分（詳見 61 頁）。花草茶、蔬菜汁和肉湯都算在內。這是幫助身體達到最佳表現，最簡單卻最有力的方法之一。

★暴露在黴菌中

如果你的住家、辦公室，或其他常去的建築物，曾經遭水損壞，你就很可能曾暴露在黴菌毒素中——有毒的黴菌廢棄物。在黴菌專家理奇・薛馬克（Ritchie Shoemaker）醫學博士的網站 www.survivingmold.com，以及環境疾病國際學會（International Society for Environmentally Acquired Illness, ISEAI）網站 iseai.org，尋找的資訊、資源，以及專精環境疾病的醫師。

★肥大細胞活化症候群（mast cell activation syndrome, MCAS）

肥大細胞是釋放涉及過敏反應的組織胺的免疫細胞。儘管我們不能沒有它們，但許多人，尤其是正在處理慢性發炎反應症候群的人，深受肥大細胞過度活化及其所產生的發炎所苦。環境中的生物毒素，如黴菌、重金屬、萊姆病和貓抓病，是最常見的肥大細胞活化症候群觸發因素，會造成許多症狀，包括腦霧、記憶問題、頭痛、皮膚皮疹、腹部疼痛、腹瀉和焦慮症。如果你有類似情況，可閱讀吉兒・卡納漢醫學博士所寫的一篇文章〈肥大細胞活化症候群：當組織胺發狂時〉（www.jillcarnahan.com/2016/10/31/mast-cell-activation-syndrome-mcas-when-histamine-goes-haywire），並參閱山迪普・古普塔（Sandeep Gupta）醫學博士對吉兒醫師所做的訪談：www.moldillnessmadesimple.com/mast-cells-and-mold-illness-with-dr-jill-carnahan。

★隱藏的萊姆病及合併感染

萊姆螺旋菌及合併感染非常隱匿，而且不會出現在一般的實驗室檢測項目中，導致經常性的錯誤陰性反應結果。罹患持續性萊姆病的人會經歷數種混雜／干擾症狀，就如在此網頁中所描述的：www.lymedisease.org/lyme-disease-symptom-checklist/。

就近找一位通曉萊姆病，熟悉進階檢測的醫師，可聯絡 LymeDisease.org，網站連結為 www.lymedisease.org/members/lyme-disease-doctors，或萊姆病與相關疾病國際學會（International Lyme and Associated Diseases Society, ILADS），網站連結為 ilads.org/ilads_media/physician-referral。由於持續性的萊姆病是個政治上的議題，你必須要註冊才能收到推薦建議。

★隱吡咯症（Kryptopyrroluria, KPU，又稱吡咯症〔pyroluria〕）

隱吡咯症是一種狀況，可能是來自遺傳或由創傷或慢性感染所引起的，造成鋅、維生素 B$_6$、生物素和其他重要營養成分，經由腎臟大量流失。科林哈特醫師注意到，在他所治療的持續性萊姆病患者，以及其他帶有多發性硬化症、金屬中毒、自閉症和帕金森氏症的患者，每五人中就有四人的檢測出現高度陽性的隱吡咯症。若你正在處理任何這些狀況，或憂鬱，有指甲斑點病（leukodynia）、寄生蟲，或不良的夢境回憶，可閱讀功能醫學營養診斷醫師史考特・福斯葛林（Scott Forsgren）和醫學博士暨博士蒂爾崔吉・科林哈特，在 *Townsend Letter* 醫學期刊中所寫的一篇文章，連結為 www.betterhealthguy.com/kpu-2017，並可考慮在 DHA Laboratory（www.dhalab.com/shop/kryptopyrrole-quantitative/），或 Health Diasnostics and Research Institute（網址為 www.hdri-usa-com/tests/kryptopyrrole.html）取得隱吡咯症檢驗。

譯注：吡咯是一種無色帶堅果味的揮發性液體，在暴露於空氣時會呈深色，是血紅素的代謝產物，會隨尿液排出。

★寄生蟲

寄生蟲問題比你所想像的還要普遍，多數人在某種程度上都與寄生蟲共存。但過多時，它們會產生惱人的症狀，並成為許多無法解釋之疾病的根本原因。你可以收看《猜什麼來晚餐：寄生蟲與你的健康》（*Guss What Came to Dinner: Parasites and Your Health*）作者暨健康教育家安・露易絲・吉特曼博士的寄生蟲主題網路研討會 annlouise.com/2016/13/parasites-101；查看蘇珊・露絲卡斯（Susan Luschas）博士所寫的詳盡資訊，她和家人都曾在經歷後復原，網址是 www.debugyourhealth.com/parasites-in-humans；或是到播客（podcast）收

聽安‧露易絲、蘇珊‧露絲卡斯和整脊療法醫師傑‧大衛森（Jay Davidson）在 www.BetterHealthGuy.com 上的訪談；並考慮上 www.ParawellnessResearch.com 取得測試，這個實驗室除了透過醫師外，也可直接面對消費者。有些醫師發現寄生蟲只能透過不同形式的能量檢測（energetic testing）來發現，所以請保持開放的心胸並繼續尋找。

★電磁波頻率／電磁波幅射

暴露於來自手機和 Wi-Fi 網路的低頻微波所觸發的過多自由基，已被發現與心律不整、焦慮症、憂鬱症、自閉症、阿茲海默症和不孕症等慢性疾病相關聯。愈來愈多來自歐洲的研究顯示，電磁波頻率不但放大了包括萊姆病和黴菌毒素等病原微生物的毒性外，還減少了益菌的增生，讓你在面對免疫挑戰時更加脆弱。有些醫師如科林哈特醫師，只會在患者先處理慢性電磁波頻率暴露後，才願意與其合作。要瞭解更多可能的傷害，以及你可採行來自我保護的簡單步驟，可閱讀健康調查記者尼可拉斯‧皮諾特（Nicolas Pineault）的書《電磁波頻率的非錫箔紙對策：如何解決我們使用科技的愚蠢方式》（*The Non-Tinfoil Guide to EMFs: How to Fix Our Stupid Use of Technology*）。要探索電磁波頻率／電磁波幅射的科學，可查閱 www.powerwatch.org.uk/science/studies.asp 中大量的研究報告。

★口腔的空腔（骨頭壞死）及感染

如果你已拔除智齒，做過根管治療、植牙、其他口腔手術或牙齦炎，就算沒感覺到症狀，該處也可能已受到感染。如果你曾接受過任何侵入式牙科處理，而且尚未從慢性疾病中復原，幫自己個忙，去找一位提供 3D 錐狀斷層掃瞄且可決定你是否需要接受空腔手術的牙科醫師。蘇珊‧露絲卡斯博士提供了詳盡的空腔手術資訊，並附上你可列印出的檢查表，網址是 www.debugyourhealth.com/cavitations-surgery。

★潛意識的信念

PSYCH-K 結合了精神／心靈（psyche）與人體運動學（kinesiology，肌肉測試），是一種有效改變自信降低（disempowering，消權／去權）信念的方式。《信念的力量：新生物學給我們的啟示》作者布魯斯‧立普頓博士認可並共同教授 PSYCH-K。你可考慮親身或從遠端與一位 PSYCH-K 教練或協助者合作，以幫助你辨識及改變潛意識信念：psych-k.com/instructors。你也可受益於馬利歐‧馬丁尼茲（Mario Martinez）醫師的書《心身密碼：如何改變限制了你健康、長壽和成功的信念》（*The MindBody Code: How to Change the Beliefs that Limit Your Health, Longevity, and Success*），本書為那些會傷害你健康的羞恥、遺棄和背叛等原型傷口，照亮療癒之光。

★未解決或潛意識的情緒創傷

李‧科登醫學博士和蒂爾崔吉‧科林哈特醫學博士暨博士斷言，慢性身體狀況的主要根本原因可能深植於情緒中，如同負面童年經驗一般，在創傷事件中就被困在體內。這會是任何療癒歷程中最艱難，但也是最有意義的部分。考量使用情緒健康照護方法中重點列出的強效治療法（242頁），如神經回饋、眼動療法和動態神經再訓練系統。解決潛意識創傷的額外治療法，包括回憶治療（網址為 recallhealing.com）；家族系統排列治療（Family Constellation therapy，網址是 www.family-constellation.net/trainings/family-constellation）；以及應用心理神經生物學（Applied Psycho-Neurobiology，網址可參考 www.sophiahi.com/what-is-apn-dr-jennifer-grushon）。

★不原諒

守著怨恨、痛苦、憤慨、憤怒、敵意、恨意及憎惡的情況，具有強烈腐蝕性，而且會對人的身體、情緒、心理和靈性健康造成重大損傷。另一方面，研究展現出「原諒」與「正向健康結果」之間具有明顯的關係。可到至善科學中心（Greater Good Science Center）探索原諒的科學，網址為 greatergood.berkeley.edu/article/item/the_new_science_of_forgiveness，並閱讀史丹佛原諒計畫創辦人佛雷德‧勒斯金博士所著的《永遠原諒：健康與幸福的驗證處方》（*Forgive for Good: A Proven Prescription for Health and Happiness*）一書。

★傷疤

多數人都帶著疤痕，來自切傷、擦傷、手術，或甚至我們自己的出生（肚臍）或會陰切開術（因生產而產生的陰道傷疤）。根據蒂爾崔吉‧科林哈特醫學博士表示，傷疤會產生不正常的電流訊號，此訊號會改變自主神經系統的功能並干擾療癒。曾受過自主反應檢測或營養反應檢測訓練的醫師，可利用肌肉測試來查看傷疤是否妨礙了你的療癒。傷疤治療法通常包括針灸、冷雷射治療、泥療法（使用泥漿或黏土治療法），或局部小麥胚芽油或芝麻油。

譯注：自主反應檢測和營養反應檢測都是以肌肉測試，透過神經回饋反應來查看反應後的狀態。

★脊椎半脫位

你的神經系統控制了身體的每種功能，一旦脊椎未矯正，就會產生從疼痛到失去器官功能等功能性問題。你可以去看整骨治療醫師或脊椎分析整脊醫師，來評估及使用技術，以溫和地重建正直的脊椎，可上 doctorsthatdo.org 或 www.chiropractorspinalanalysisnetwork.com 查找。

★顳顎障礙症

下巴（顎）的結構與位置會造成健康的問題。閱讀索非亞健康機構（Sophia Health Institute）的一篇文章：〈下顎健康與整體健康相關〉，網址為 www. sophiahi.com/jaw-health-relates-overall-health，如果你有文中提到的情況，可上 members.iccmo.org 尋找一位受過牙齒咬合、下顎功能和骨科功能失常（顳顎關節障礙症／顳顎障礙症）訓練的牙醫。

★基因突變（單一核苷酸多型性）

要記住，基因不是你的命運，但它們的確會指示出傾向。雖然甲烯基四氫葉酸還原酵素（MTHFR）、細胞色素 P450、兒茶酚-O-甲基轉移酵素（COMT）、麩胺甘肽轉移酵素 M1，都是神祕且聽來複雜的名稱，但對有自體免疫狀況的人來說，體內這些對排毒、甲基化、粒線體功能等至關緊要的基因產生突變，都是相當常見的。可閱讀班・林屈（Ben Lynch）的《骯髒基因》（*Direty Genes*）來瞭解重要的基因突變，並查看註冊藥劑師蘇西・科恩（Suzy Cohen）的突變引發物質（primer on mutations），網址是 suzycohen.com/articles/snpsmethylation。

進階醫師

這些醫師專精複雜多因素的疾病，通常比他們在功能醫學、自然療法醫學、整合醫學的同行，具備更大的照護方法。他們被認為是「終點站醫師」，因為人們往往是在看過許多其他醫師後，才飛來找他們。

他們與大多數醫師不同的數個因素為：

· 他們考量並治療領域完整的精神─身體─心靈根本原因：黴菌、金屬、萊姆病、寄生蟲、其他環境毒素、口腔健康，以及潛意識情緒創傷。
· 他們提供能量檢測，以決定治療的優先順序。
· 他們相信在今日從自體免疫狀況中復原是可能的。
· 他們可以開立藥物，但具備營養及生活形態優先的治療與預防疾病的方式。
· 他們提供各種整體治療，包括：
  ✔ 過敏減敏療法
  ✔ 生物通訊裝置，例如 ZYTO 手掌掃瞄健康評估（ZYTO scan）及 EVOX 感知重構技術（EVOX perception reframing technology）。
  ✔ 結腸水療（灌腸）
  ✔ 遠紅外線蒸氣浴／桑拿
  ✔ 特定頻率微電流共振療法（frequency specific microcurrent, FSM）

- ✔ 重金屬排毒
- ✔ 順勢療法
- ✔ 高壓氧治療
- ✔ 靜脈注射營養劑治療
- ✔ 人體運動學（肌肉測試）
- ✔ 雷射能量排毒（Laser Energetic Detoxification, LED）
- ✔ 神經療法
- ✔ 臭氧
- ✔ 脈衝波電磁場治療（pulsed electromagnetic field therapy, PEMF）

★蒂爾崔吉・科林哈特（Dietrich Klinghardt）醫學博士、博士，
克利斯丁・沙佛納（Christine Schaffer）自然療法醫師，
以及索非亞健康機構（Sophia Health Institute）團隊
north of Seattle in Woodinville, Washington
www.sophiahi.com/services
找科林哈特醫師認證的醫師：
www.klinghardtacademy.com/images/stories/event/certified_instructors_
may_2013.pdf
www.klinghardtacademy.com/images/stories/event/klinghardt_certified_
practitioners.pdf?v=2018

★李・科登（W. Lee Cowden）
醫學博士、榮譽醫學博士、心臟科醫師，全方位整合醫學學院（Academy of
Comprehensive Intergrative Medicine）創辦人。
科登醫師已不再與病患一對一看診，但提供尋找由全方位整合醫學學院所訓練出
的開業醫師資源：
www.acimconnect.com/Resources/FindHealthProfessional.aspx

★整體醫學治療技術團隊
艾美・德克森（Amy Dersken）、凱瑟琳（凱蒂）・達爾格林（Katherine (Katie)
Dahlgren）、蜜雪・格林德史塔夫（Michele Grindstaff）、克里斯多夫・衛克利
（Christopher WakelyND）等自然療法醫師
Holistic Healing Arts, Edmonds, Washington
www.holistichealingarts.org

★瑪麗・馬修森（Marie Matheson）自然療法醫師
Hamton Wellness Centre, Ottawa, Ontario, Canada
hamptonwellnesscentre.com/dr-marie-matheson

★貝絲・麥道格（Beth McDougall）醫學博士
Clear Center of Health, Mill Valley, California
clearcenterofthealth.com

★大衛・明克夫（David Minkoff）醫學博士
LifeWorks Wellness Center, Clearwater, Florida
www.lifeworkswellnesscenter.com

★戴夫・歐（Dave Ou）醫學博士
Bridges to Health, LLC, Atlanta, Georgia
www.drdaveou.com

★宋妮亞・拉帕普特（Sonia Rapaport）醫學博士
★凱斯・伯納森（Keith Berndtson）醫學博士
Haven Medical, Chapel Hill, North Carolina
havenmedical.com

★賽門・余（Simon Yu）醫學博士
Prevention and Healing, Inc., St. Louis, Missouri
www.preventionandhealing.com

★山諾微夫醫療機構（Sanoviv Medical Institute）
Integrative medical team, Baja California, Mexico
www.sanoviv.com

尋找醫師與自己成為醫師

功能醫學、整合醫學和自然療法醫學有許多共同點。有別於通常經由身體部分專注於診斷症狀，以及開立處方藥物以緩和症狀的傳統醫學（對抗療法）醫師，功能／整合／自然療法醫學醫師則是專注在找到健康問題的根本原因，並嘗試以最自然與最徹底的方式將身體帶回到平衡。許多功能／整合／自然療法醫學醫師，都是先接受了傳統醫學的訓練，然後擴大研究範圍，進入更整體的治療方式。許多人都具有比多數傳統醫學訓練醫師更廣泛的照護方法，因為他們會先從營養著手，同時也會在需要時開立處方藥物。

請參考以下網站來找尋適合你需要及所住地區附近的整體醫學醫師：

尋找功能醫學醫師

功能醫學是一種以系統為導向的方式，來尋找並解決潛藏於表面症狀與慢性疾病之下的根本原因，藉此讓身體回復到最佳作用狀態。功能醫學研究所形容功能醫學為「個人化，以病患為主，依據科學的方式授權病患與醫師一起合作，來解決疾病潛藏的原因，並促進最佳健康」。

功能醫學研究所：www.ifm.org/find-a-practitioner

尋找自然療法醫師

正如其名所指，自然療法醫師是以自然為優先方式。根據 Naturopathic.org 網站：「自然療法醫學認為，人們與生俱來的自我療癒過程，是有秩序且具智慧的。自然療法醫師辨識並移除療癒與復原的障礙，並促進及增強與生俱來的自我療癒過程。自然療法醫師是透過考量個人身體、心理、情緒、遺傳、環境、社交與其他因素，來治療每位病患。」

美國自然醫療法醫師協會（American Association of Naturopathic Physicians, AANP）：

www.naturopathic.org/AF_MemberDirectory.asp?version=2

尋找整合醫學醫師

整合醫學醫師同時受過傳統醫學與整體醫學教育，因此能夠使用自然的方式，或在需要時使用藥劑。亞利桑那大學整合醫學中心（The University of Arizona Center

for Integrative Medicine, ACAIM）定義整合醫學為「以療癒為導向的醫學，考量人的整體，包括生活形態所有層面。它強調醫師與病患之間的治療關係，是由證據所形成，以及利用所有適合的療法。」
美國醫學進階學院（American College for Advancement in Medicine, ACAM）：
acam.site-ym.com/search/custom.asp?id=1758

尋找環境醫學醫師

環境疾病國際學會指出：「因環境而產生的疾病（Environmentally Acquired illness, EAI）指的是由於暴露於黴菌和其他生物毒素、萊姆病和其他持續性感染，以及有毒化學物質，如農藥、重金屬、空氣汙染、灰塵和其他環境中的刺激物，所造成的嚴重慢性健康問題。不健康的室內空氣和持續感染，是因環境而產生的疾病的兩大主因。」環境醫學專家常診治的狀況，包括慢性發炎反應症候群（又稱真菌病）、持續性萊姆病和共同感染、肥大細胞活化症候群（MCAS），以及多重化學物質敏感症（multiple chemical sensitivities, MCS）。

環境疾病國際學會：iseai.org
美國環境醫學科學院（American Academy of Environmental Medicine）：
www.aaemonline.org/find.php
里奇・舍梅克（Ritchie Shoemake）──受訓過的醫師（黴菌相關）：
www.survivingmold.com/shoemaker-protocol/Certified-Physicians-Shoemaker-Protocol

♦ 自己成為醫師！

現在有愈來愈多的機會，讓無高等醫學學位的人可以成為健康教練或整合醫學從業者。以下都是備受推崇的全方位整體醫學課程，大多數皆是線上課程：

- 在科登醫師的全方位整合醫學學院連結（ACIM Connect ）之整合健康社團成為全方位整合醫學學院認證會員：www.acimconnect.com/Certifications
- 在功能醫學教練學院（Functional Medicine Coaching Academy）成為功能醫學認證健康教練：www.functionalmedicinecoaching.org
- 在杜克整合醫學（Duke Integrative Medicine）成為認證整合醫學健康教練：www.dukeintegrativemedicine.org/integrative-health-coach-training/about-the-certification-course

- 跟隨湯姆·歐布萊恩（Tom O'Bryan）整脊療法醫師成為認證麩質醫師：
  certifiedglutenpractitioner.com
- 在防彈訓練機構（Bulletproof Training Institute）成為認證「人類潛能教練」：
  www.humanpotentialinstitute.com
- 在科林哈特學院（Klinghardt Academy）成為自主反應測試醫師：
  www.klinghardtacademy.com/Seminars-Workshops
- 成為切克整體生活形態教練（CHEK holistic lifestyle coach）：
  checkinstitute.com/chek-holistic-lifestyle-coach-program
- 在功能醫學營養診斷課程與社團（Functional Diagnostic Nutrition Course and
  Community）成為功能醫學營養診斷醫師：functionaldiagnosticnutrition.com
- 在營養治療協會（Nutritional Therapy Association）成為營養治療顧問或營養
  治療醫師：nutritionaltherapy.com/nutritional-therapy-programs

附錄
F

各章的資源與閱讀建議

請進入 Beat Autoimmune.com 以取得更多資源。

◆ 序言

《自體免疫流行病》（*The Autoimmune Epidemic*），唐娜‧傑克森—中澤（Donna
　　Jackson-Nakazawa）著
《信念的力量：基因以外的生命奧祕（十週年增訂紀念版）》（*The Biology of
　　Belief 10th Anniversary Edition: Unleashing the Power of Consciousness,
　　Matter & Miracles*），布魯斯‧立普頓著，傅馨芳譯，張老師文化出版
《無麩質飲食，讓你不生病！：揭開小麥、碳水化合物、糖傷腦又傷身的驚人真相》
　　（*GRAIN BRAIN: The Surprising Truth about Wheat, Carbs, and Sugar-
　　-Your Brain's Silent Killers*），大衛‧博瑪特、克莉絲汀‧羅伯格（Kristin
　　Loberg）著，廖月娟譯，天下文化出版
《麩質自由：國內領先專家帶向提供健康，無麩質生活形態的必要指南》（*Gluten
　　Freedom: The Nation's Leading Expert Offers the Essential Guide to a
　　Healthy, Gluten-Free Lifestyle*），阿列西歐‧法撒諾（Alessio Fasano）著

◆ chapter 1　從食物開始

有愈來愈多的郵購公司供應有機或野生的肉類、魚類，居家與個人保養產品，直接
送到你家或社區收件點：

US Wellness Meats：可找到百分百草飼（絕不是在最後餵以穀物的）牛肉、羔羊肉、
　　野牛肉和鹿肉；放牧（不含大豆）的雞肉和鴨肉；魚肉；甚至自體免疫原始人
　　飲食友善的食品區。要注意 US Wellness Meats 有最低消費 70 美元的限制。
　　grasslandbeef.com
Vital Choice：是一個具有永續捕抓西北太平洋野生海鮮社會意識的供應商，Vital
　　Choice 對所有食物提供售後三十天內百分之百保證。要注意冷凍產品總金額
　　必須達 65 美元，以避免運送途中解凍：www.vitalchoice.com
Vitacost：非定期訂購的供應商，供應低於零售價補充品（包括折扣後的 Vitacost 品

牌），有機和非基因改造食物、儲藏食品品項，以及居家產品。甚至也提供寵物及孩童產品：www.vitacost.com。

Thrive Market：跟好市多（Costco）一樣採年度會員制模式，提供低價有機食物與居家產品。Thrive 的缺點是除非你提供電子郵件，否則他們不會分享價格。但好的一面是，Thrive 會從每個購買的會員中捐贈一個會員身分給一個需要的家庭：thrivemarket.com/landing/tmhome

Azure：另一個有機食物寄送的低價選項，Azure 每月寄送一次有機和非基因改造商品到指定的送貨地點。你可與 Thrive 比較價格、商品與便利性，來看哪個比較符合你的需求：www.azurestandard.com/healthy-living/about-us/get-orgnaic-products-delivered

Pharmaca：具有實體店舖及線上購物的藥局，提供有折扣的有機和非基因改造補充品、健康與美容產品，以及化妝品。訂購超過 35 美元可免收運費：www.pharmaca.com

食物紀錄片與影片

《糖：苦澀的真相》（*Sugar: The Bitter Truth*），加州大學舊金山分校兒科學教授羅伯・魯斯提（Robert H. Lustig）醫學博士，探索含糖食物所造成的損害。他主張太多的果糖與不足的纖維質顯然驅動高胰島素，進而加劇肥胖症的流行：www.youtube.com/watch?v=dBnniua6-oM

《食品股份有限公司》（*Food, Inc.*）：對美國的食品與農業產業的豐富資訊，具教育性，以及徹底令人不安的檢視：amzn.to/2LEdqiN

《大王玉米》（*King Corn*）：由大學生們循著從農場到今日美國人消費的每項商品的食物鏈，所製作的具娛樂性且令人大開界的影片：www.kingcorn.net

原始人飲食與食譜書

《小麥完全真相：歐美千萬人甩開糖尿病、心臟病、肥胖、氣喘、皮膚過敏的去小麥飲食法》（*Wheat Belly: Lose the Wheat, Lose the Weight, and Find Your Path Back to Health*），威廉・戴維斯（William Davis）著，閻紀宇譯，天下雜誌出版

《小麥完全真相苗條指南：以小麥肚生活形態快速簡易生活及成功的參考》（*Wheat Belly Slim Guide: The fast and Easy Reference for Living and Succeeding on the Wheat Belly Lifestyle*），威廉・戴維斯（William Davis）著

燃脂生酮 21 天啟動計畫：以優質脂肪為主食，回歸原始生理機制，提升大腦活力，瘦得科學又健康（*Primal Fat Burner: Live Longer, Slow Aging, Super-Power Your Brain, and Save Your Life with a High-Fat, Low-Carb Paleo Diet*），諾

拉・蓋朱達斯（Nora Gedgaudas）著，王念慈譯，采實文化出版

《原始人飲食原則：原始人範本飲食背後的科學、步驟指導、餐點計畫，以及真實生活中超過 200 項的健康美味食譜》（*Paleo Principles: The Science Behind the Paleo Template, Step-by-Step Guides, Meal Plans, and 200+ Healthy & Delicious Recipes for Real Life*），莎拉・巴倫泰（Sarah Ballantyne）著

《實用原始人飲食，第二版（更新及增訂）：健康與原形食物生活形態的客製化方式》（*Practical Paleo, 2nd Edition (Updated and Expanded): A Customized Approach to Health and a Whole-Foods Lifestyle*），戴安・山費利波（Diane Sanfilippo）著

《自體免疫原始人飲食烹飪書》（*The Autoimmune Paleo Cookbook*），米奇・崔斯考特著

《對吃上癮：關掉渴望，重導胃口朝向減重，決定哪些食物對你有幫助》（*Wired to Eat: Turn Off Cravings, Rewire Your Appetite for Weight Loss, and Determine the Foods that Work for You*），羅伯・沃夫（Robb Wolf）著

《原始人解決方案：原始人類的飲食》（*The Paleo Solution: The Original Human Diet*），羅伯・沃夫著

《無穀物，無痛苦：30 日飲食消除慢性疼痛根本原因》（*No Grain, No Pain: A 30-Day Diet for Eliminating the Root Cause of Chronic Pain*），彼得・奧斯伯恩（Peter Osborne）著

《上古藥方：逆轉疾病及最佳健康的處方》（*Epi-paleo Rx: The Prescription for Disease Reversal and Optimal Health*），傑克・克魯斯（Jack Kruse）著

生酮飲食資訊與烹飪書

《生酮飲食重設法：21 天內重啟新陳代謝及永久燃燒脂肪，原始廚房烹飪書：為養命而吃！》（*The Keto Reset Diet: Reboot Your Metabolism in 21 Days and Burn Fat Forever, The Primal Kitchen Cookbook: Eat Like Your Life Depends On It!*），馬克・西松（Mark Sisson）著

《新原始藍圖：改編基因以輕鬆減重、健康活躍且精力無限》（*The New Primal Blueprint: Reprogram Your Genes for Effortless Weight Loss, Vibrant Health and Boundless Energy*），馬克・西松著

《生酮治病飲食全書：酮體自救飲食者最真實的成功告白》（*Keto Clarity: Your Definitive Guide to the Benefits of a Low-Carb, High-Fat Diet*），吉米・摩爾（Jimmy Moore）、艾瑞克・魏斯特曼（Eric Westman）著，游懿萱譯，柿子文化出版

《完全生酮一看就懂圖文指南：沒有壓力的酮體生活，成功引導超過 500 萬人進入

生酮飲食！》（*The Keto Diet: The Complete Guide to a High-Fat Diet*），黎安妮・福格爾（Leanne Vogel），游懿萱譯，柿子文化出版

KetoDietApp.com

CharlieFoundation.org

營養

《食物無罪：揭穿營養學神話，找回吃的樂趣！》（*In Defense of Food, An Eater's Manifesto*），麥可・波倫（Michael Pollan）著，曾育慧譯，平安文化出版

《令人大感意外的脂肪：為什麼奶油、肉類、乳酪應該是健康飲食》（*The Big Fat Surprise: Why Butter, Meat and Cheese Belong in a Healthy Diet*），妮娜・泰柯茲（Nina Teicholz）著，王奕婷譯，方舟文化出版

《吃脂肪變瘦：為何我們吃的脂肪是維持減重與健康活力的關鍵》（*Eat Fat, Get Thin: Why the Fat We Eat Is the Key to Sustained Weight Loss and Vibrant Health*），馬克・海曼（Mark Hyman）著

《好卡路里，壞卡路里：醫師、營養專家、生酮高手都在研究的碳水化合物、脂肪的驚人真相！》（*Good Calories, Bad Calories: Fats, Carbs, and the Controversial Science of Diet and Health*），蓋瑞・陶布斯（Gary Taubes）著，張家瑞譯，柿子文化出版

《不吃糖的理由》（*Th Case Against Sugar*），蓋瑞・陶布斯著

《深度營養：為什麼你的基因需要傳統飲食？》（*Deep Nutrition: Why Your Genes Need Traditional Food*），凱瑟琳・沙納漢（Catherine Shanahan）著

《滋養傳統：挑戰政治正確的營養與飲食鐵粉的食譜》（*Nourishing Traditions: The Cookbook that Challenges Politically Correct Nutrition and the Diet Dictocrats*），莎莉・法倫（Sally Fallon）、瑪莉 ・ 埃因格（Mary Enig）著

《體質大崩壞：史上最震撼！原始與現代飲食最重要的真相》（*Nutrition and Physical Degeneration*）溫斯頓 ・A・普萊斯著，張家瑞譯，柿子文化出版

斷食

《斷食全書：透過間歇性斷食、隔天斷食、長時間斷食，讓身體獲得療癒（*The Complete Guide to Fasting: Heal Your Body Through Intermittent, Alternate-Day, and Extended Fasting*），傑森・方（Jason Fung）、吉米・摩爾（Jimmy Moore）著，高子梅譯，如果出版社出版

《長壽飲食：發掘減緩衰老、抵抗疾病、改善體重的幹細胞活化與再生背後的新科學》（*The Longevity Diet: Discover the New Science Behind Stem Cell Activation and Regeneration to Slow Aging, Fight Disease*），瓦特・朗格（Valter Longo）著

粒線體健康

《擊潰脂肪 21 天激進代謝法：不論年齡多少，新陳代謝都能回復快轉！3 週啟動燃脂機制，1 個月瘦 7 公斤（*Radical Metabolism: A Powerful New Plan to Blast Fat and Reignite Your Energy in Just 21 Days*），安·露易絲·吉特曼（Ann Louise Gittleman）著，游卉庭譯，采實文化出版

《粒線體與醫學的未來：瞭解疾病、慢性病症、衰老與生命本身的關鍵》（*Mitochondria and the Future of Medicine: The Key to Understanding Disease, Chronic Illness, Aging and Life Itself*），李·農（Lee Know）著

《生酮抗癌：突破性健康觀念，餓死癌細胞、預防失智、全力打擊重大疾病》（*Fat for Fuel: A Revolutionary Diet to Combat Cancer, Boost Brain Power, and Increase Your Energy*），約瑟·摩卡拉（Joseph Mercola）著，陳利淋譯，高寶文化出版。

《防彈飲食：矽谷生物駭客抗體內發炎的震撼報告》（*The Bulletproof Diet: Lose up to a Pound a Day, Reclaim Energy and Focus, Upgrade Your Life and Head Strong: The Bulletproof Plan to Activate Untapped Brain Energy to Work Smarter and Think Faster——In Just Two Weeks*），戴夫·亞斯普雷（Dave Asprey）著，魏兆汝譯，活字文化出版

♦ chapter 2　治癒腸道

《好腸道：操控你的體重、情緒及長期健康》（*The Good Gut: Taking Control of Your Weight, Your Mood, and Your Long-term Health*），賈斯丁與艾莉卡·索南柏格（Justin and Erica Sonnenburg）著

《微生物群解決方案：由內到外治療身體的全新方法》（*The Microbiome Solution: A Radical New Way to Heal Your Body from the Inside Out*），羅蘋·庫特坎（Robynne Chutkan）著

《微生物群飲食法：經科學證實可恢復腸道健康與達到長久減重的方法》（*The Microbiome Diet: The Scientifically Proven Way to Restore Your Gut Health and Achieve Permanent Weight Loss*），拉法葉·凱爾門（Raphael Kellman）著

《無麩質飲食，打造健康腦！：揭開腸道菌影響腦力、免疫、心理健康的驚人真相》（*Brain Maker: The Power of Gut Microbes to Heal and Protect Your Brain for Life*），大衛·博瑪特、克莉絲汀·羅伯格（Kristin Loberg）著，廖月娟譯，天下文化出版

《土療讓你更健康：治好百症根源腸漏症，就能治好皮膚炎、過敏、糖尿病、甚至

憂鬱症》（*Eat Dirt: Why Leaky Gut May Be The Root Cause of Your Health Problems and 5 Surprising Steps to Cure It*），喬許・雅克斯（Josh Axe）著，謝孟宗譯，三采出版

《改善情緒障礙的腸道食療聖經：自閉、憂鬱、過動等，許多心理症候群兒童都有消化問題！填補醫學上遺漏的一塊，透過腸道食療改善情緒問題》（*Gut and Psychology Syndrome: Natural Treatment for Autism, Dyspraxia, A.D.D., Dyslexia, A.D.H.D., Depression, Schizophrenia*），娜塔莎・坎貝爾・麥克布萊德（Natasha Campbell McBride）著，陳莉淋譯，采實文化出版

♦ chapter 3 清除感染

萊姆病

《萊姆病治療新典範：十位頂尖醫師揭露有效治療對策》（*New Paradigms in Lyme Disease Treatment: 10 Top Doctors Reveal Healing Strategies That Work*），康妮・史特拉珊姆（Connie Strasheim）著

《我如何好轉？：抗藥性萊姆病與慢性疾病行動計畫》（*How Can I Get Better?: An Action Plan for Treating Resistant Lyme & Chronic Disease*），理察・霍洛維茲（Richard Horowitz）著

《為何我無法好轉？解決萊姆病與慢性疾病的謎》（*Why Can't I Get Better? Solving the Mystery of Lyme and Chronic Disease*），理察・霍洛維茲著

《萊姆病解決方案：對抗發炎性自體免疫反應與擊敗萊姆病的五部曲計畫》（*The Lyme Solution: A 5-Part Plan to Fight the Inflammatory Auto-Immune Response and Beat Lyme Disease*），達爾林・英格斯（Darin Ingels）著

《如何解決萊姆病：改善任何萊姆病治療的三個祕訣》（*How To Fix Lyme Disease: 3 Secrets to Improve Any Lyme Disease Treatment*），傑・大衛森（Jay Davidson）著

《萊姆病解鎖：慢性萊姆病的迷思、真相與實用解決方案》（*Unlocking Lyme: Myths, Truths, and Practical Solutions for Chronic Lyme Disease*），威廉・洛斯（William Rawls）著

寄生蟲

《意外的痊癒：給特別病患的特別藥物》（*Accidental Cure: Extraordinary Medicine for Extraordinary Patients*），賽門・余醫學（Simon Yu）著

《猜什麼來晚餐？寄生蟲與你的健康》（*Guess What Came to Dinner? Parasites and Your Health*），安‧露易絲‧吉特曼（Ann Louise Gittleman）著

感染訪談

尼可拉斯‧黑博格（Nikolas Hedberg）
整脊療法醫師、美國整脊治療協會認證醫師、美國營養學臨床協會認證醫師：
drhedberg.com/autoimmune-disease-infection-connection。

蒂爾崔吉‧科林哈特（Dietrich Klinghardt）醫學博士：
www.sophiahi.com/demystifying-lyme

李‧科登醫學博士：
www.betterhealthguy.com/episode29

史考特‧福斯葛林（Scott Forsgren）功能醫學營養診斷醫師多個播客訪談：
www.BetterHealthGuy.com

♦ chapter 4　減少毒素

家中、食物裡，以及身體保養產品中的毒劑

這些監控居家、食物和身體保養產品安全的組織，讓你知道要避開哪些產品，又有哪些產品可以買：

環境工作組織（EWG）是非營利、無黨派的組織，致力於保護人類健康與環境。環境工作組織進行研究，在美國首府華盛頓特區進行宣傳工作，並於網路上提供免費報告。環境工作組織著重在食物、水、消費者產品、能源、農業、毒素，以及兒童健康。查看他們每年的十五大骯髒與十二大乾淨報告，來評估哪種產品務必要購買有機的。如果你受到激勵，也可考慮以捐款方式支持他們的重要工作：www.ewg.org.

海鮮消費者指南（Consumer Guide to Seafood）是環境工作組織對現存由政府及第三者科學來源所累積的，對於汞汙染和海鮮中 Omega-3 含量資料的調查報告：
www.ewg.org/research/ewgs-good-seafood-guide#.Wt4q3a2ZPq0

Skin Deep 化妝品資料庫（Skin Deep Cosmetics Database）由環境工作組織提供，針對超過七萬四千種產品提供 1 到 10 評比（最少到最多毒劑）的線上資源。看看自己所使用的皮膚保養品、防曬品，以及化妝品的安全評比指數是多少。
www.ewg.org/skindeep/#.WtEUe62ZPq0

Think Dirty 是由一位女性因家人受到乳癌的打擊，想要瞭解化妝品與癌症之間可能的關聯性而開啟的。Think Dirty 行動應用程式透過掃瞄將近百萬種產品及超過四千種品牌，讓使用者在購買時能做出明智的選擇。
www.thinkdirtyapp.com

毒物與疾病資料庫

健康與環境合作組織（Collaborative on Health and Environment, CHE）是非營利組織，分享以證據為依據的科學與資源，幫助改善個人與整體健康，你可以在他們提供的毒物與疾病資料庫以毒物或疾病搜尋，以瞭解哪種化學物質在造成特定疾病上具哪種程度的證據。
www.health and environment.org/our-work/ toxicant-and-disease-database.

書籍

《有毒：從黴菌毒性、萊姆病、多重化學物質敏感性和慢性環境疾病中治癒你的身體》（*Toxic: Heal Your Body from Mold Toxicity, Lyme Disease, Multiple Chemical Sensitivities, and Chronic Environmental Illness*），尼爾·內森（Neil Nathan）著

《環境毒害：九週排毒計畫，終結生活毒害》（*The Toxin Solution: How Hidden Poisons in the Air, Water, Food, and Products We Use Are Destroying Our Health——And What We Can Do To Fix It*），約瑟夫·皮佐諾（Joseph Pizzorno）著，廖世德譯，一中心有限公司出版

《臨床環境醫學：常見汙染物造成疾病之鑑定與自然療法（教科書）》（*Clinical Environmental Medicine: Identification and Natural Treatment of Diseases Caused by Common Pollutants（textbook）*），華特·克林諾（Walter Crinnion）、約瑟夫·皮佐諾（Joseph Pizzorno）著

《毒病：從有毒到沒病》（*TOX-SICK: From Toxic to Not Sick*），蘇珊·桑瑪斯（Suzanne Somers）著

《排毒或死亡》（*Detoxify or Die*），雪莉·羅傑斯（Sherry Rogers）著

《電磁波頻率的非錫箔紙對策：如何解決我們使用科技的愚蠢方式》（*The Non-Tinfoil Guide to EMFs: How to Fix Our Stupid Use of Technology*），尼可拉斯・皮諾特（Nicolas Pineault）著

《疫苗與自體免疫性》（*Vaccines and Autoimmunity*），葉胡達・尚非爾德（Yehuda Shoenfeld）、南西・阿蒙─列文（Nancy Agmon-Levin）、露西亞・湯姆耶諾維克（Lucija Tomljenovic）著。

影片

《不可接受的程度》（*Unacceptable Levels*）：一部重要且資訊豐富的影片，關於我們體內的化學物質如何進到體內，以及我們能做什麼：www.amazon.com/Unacceptable-Levels-Ralph-Nader/dp/B00JDB4I4G

《發黴》（*Moldy*）：有毒真菌病的重要概況，包含本身曾受黴菌感染的 Bulletproof 創辦人戴夫・亞斯普雷訪談了各類醫師及病患。註冊後即可免費觀賞：moldymovie.com/index?affiliate=3983

《交易祕密：梅爾斯報告》（*Trade Secrets: A Moyers Report*）：記者比爾・梅爾斯（Bill Moyers）調查化學工業，發現化學工業不想要我們看到的祕密，包括化學革命在我們身上造成的負面後果：www.pbs.org/tradesecrets/problem/bodyburden.html

♦ chapter 5　解決壓力

書籍

《為什麼斑馬不會得胃潰瘍？：壓力、壓力相關疾病及因應之最新守則》（*Why Zebras Don't Get Ulcers*），羅伯・薩波斯基（Robert Spolsky），潘震澤譯，遠流出版

《最後最佳的療法：我對喚醒大腦療癒部分的尋求，以及取回我的身體、喜悅與生命》（*The Last Best Cure: My Quest to Awaken the Healing Parts of My Brain and Get Back My Body, My Joy, and My Life*），唐娜・傑克森─中澤著

《中斷的童年：你的傳記如何成為你的生物學及如何治療》（*Childhood Disrupted: How Your Biography Becomes Your Biology and How You Can Heal*），唐娜・傑克森─中澤著

《心靈的傷，身體會記住》（*The Body Keeps the Score: Brain, Mind, and Body in the Healing of Trauma*），貝塞爾・范德寇（Bessel van der Kolk），劉思潔譯，大家出版

《當身體說不的時候：過度壓抑情緒、長期承受壓力，身體會代替你反抗》（*When*

the Body Says No: Exploring the Stress-Disease Connection），嘉柏‧麥特
（Gabor Maté）著，李佳緣、林怡婷譯，遠流出版

《正念療癒力：八週找回平靜、自信與智慧的自己》（*Full Catastrophe Living: Using the Wisdom of Your Body and Mind to Face Stress, Pain, and Illness*），喬‧卡巴金（Jon Kabat-Zinn）著，胡君梅、黃小萍譯，野人文化出版

《力挺自己的 12 個練習：腦科學 X 正向心理學，改變大腦負向思維，建立逆境挫折都打不倒的內在力量》（*Resilient: How to Grow an Unshakable Core of Calm, Strength, and Happiness*），瑞克‧韓森（Rick Hanson）與佛瑞斯特‧韓森（Forrest Hanson）著，朱靜女譯，天下雜誌出版

《壓力成癮：五大步驟轉化你與壓力的關係》（*Stressaholic: 5 Steps to Transform Your Relationship with Stress*），海蒂‧哈納（Heidi Hanna）著

《輕鬆駕馭壓力：史丹佛大學最受歡迎的心理成長課》（*The Upside of Stress: Why Stress Is Good for You, and How to Get Good at It*），凱莉‧麥高尼格（Kelly McGonigal）著，薛怡心譯，先覺出版

《正念：八週靜心計畫，找回心的喜悅》（*Mindfulness: An Eight-Week Plan for Finding Peace in a Frantic World*），馬克‧威廉斯（Mark William）、丹尼‧潘曼（Danny Penman）著，吳茵茵譯，天下文化出版。

《啟動你的內在療癒力，創造自己的人生奇蹟》（*You Are the Placebo: Making Your Mind Matter*），喬‧迪斯本札（Joe Dispenza）著，柯宗佑譯，遠流出版

《一念之轉：四句話改變你的人生》（*Loving What Is: Four Questions That Can Change Your Life*），拜倫‧凱蒂（Byron Katie）、史蒂芬‧米切爾（Stephen Mitchell）著，心靈平安基金會出版

《當下的力量（全新紀念版）：通往靈性開悟的指引》（*The Power of Now: A Guide to Spiritual Enlightenment*），艾克哈特‧托勒（Eckhart Tolle）著，梁永安譯，橡實文化出版

冥想資源

Benson-Henry Institute for Mind Body Medicine 由佩格‧拜恩（Peg Baim）理學碩士暨自然療法醫師帶領，有效且免費的六分鐘放鬆反應導引冥想：www.youtube.com/watch?v=gAIYm6wpzw4&index=1&list=PLxQozQsqiIkh8FXeQJm-ZBdbCatIpYeuu&t=0s

Kelly Howell 提供有力的導引冥想供購買，如心身療癒、療癒冥想、導引放鬆等：www.brainsync.com

Davidji 提供免費及可供購買的舒緩導引冥想：
davidji.com/meditation/free-guided-meditations

行動冥想應用程式

這些應用程式可供行動裝置的 iOS 或 Android 系統使用。每種都提供一些免費冥想及月訂閱式的選項。

Calm：蘋果 2017 年年度應用程式，Calm 備有「Calm7 日」（7 Days of Calm）介紹課程引你入門，以及七天與二十一天冥想課程。冥想時間為 3 ～ 25 分鐘長，具有自然音效選項，許多內容皆是由溫柔的女性聲音進行導引。

Headspace：是另一款初學者及想養成冥想習慣者的好選項。以十天免費冥想套組當基礎來開始。由此你可探索關於健康、幸福、工作、表現及更多類型的冥想套組。導引冥想舒緩的英國腔聲音出自 Headspace 的共同創辦人安迪・帕帝康（Andy Puddicombe）。

冥想追蹤技術

Muse：Muse 是一種備有感應器的頭帶，可即時追蹤你的腦部活動。當你的頭腦平靜時，你會聽到平和天氣的音效，如海浪輕拍岸邊和吱吱鳥鳴；當你的頭腦活躍時，你所聽到的是較激烈的天氣音效，如洶湧的浪濤或傾盆大雨。立即的神經回饋給了你選擇較平和狀態的機會。
www.choosemuse.com

正念冥想

研究顯示，此種類型的冥想可被描述是不論斷當下的覺知，可減輕壓力、焦慮、疼痛和憂鬱；改善記憶力、注意力和同理心；甚至可增加大腦中灰質（皮質）的密度。頂尖正念冥想教師塔拉・布拉赫（Tara Brach）博士與傑克・康菲爾德（Jack Kornfield）博士提供了每日十五分鐘的正念冥想訓練與練習。
www.soundstrue.com/store/mindfulness-daily/free-access

正念減壓訓練：原本是由喬・卡巴金博士於 1979 年創辦的八週課程，現在世界各地的許多醫院和醫學中心皆有提供。正念減壓訓練有助於減少身體症狀和心理困擾，同時可幫助你以更佳的覺知與平和過生活。

尋找個人親身實教正念減壓訓練：
www.umassmed.edu/cfm/mindfulness-basedprograms/mbsr-courses/find-an-mbsr-program

線上與捐款為主的正念減壓訓練：palousemindfulness.com

♦ chapter 6　平衡荷爾蒙

書籍

《修復荷爾蒙：以綠色生酮飲食方式自然燃脂、提升精力、睡得更好、停止熱紅潮》（*The Hormone Fix: Burn Fat Naturally, Boost Energy, Sleep Better, and Stop Hot Flashes, the Keto-Green Way*），安娜・凱貝卡（Anna M. Cabeca）著

《糖尿病密碼：自然地預防與逆轉第二型糖尿病》（*The Diabetes Code: Prevent and Reverse Type 2 Diabetes Naturally*），傑森・方（Jason Fung）著

《肥胖大解密：破除傳統減肥的迷思，「胰島素」才是減重關鍵！》（*The Obesity Code: Unlocking the Secrets of Weight Loss*），傑森・方著，周曉慧譯，晨星出版

《荷爾蒙治療：以高佛來德療法自然地取回平衡、睡眠、性慾和活力》（*The Hormone Cure: Reclaim Balance, Sleep, Sex Drive, and Vitality Naturally with the Gottfried Protocol*），莎拉・高佛來德（Sara Gottfried）著

《更年輕：重設基因、逆轉老化並倒轉十年時光的突破性計畫（*Younger: A Breakthrough Program to Reset Your Genes, Reverse Aging, and Turn Back the Clock 10 Years*），莎拉・高佛來德著

《更年期的智慧（修訂版）：在改變中開創身體與情緒的健康》（*The Wisdom of Menopause (Revised Edition): Creating Physical and Emotional Health During the Change*），克莉絲汀・諾瑟普（Christiane Northrup）著

《女神永不衰老：容光煥發、活力充沛與健康幸福的神祕處方》（*Goddesses Never Age: The Secret Prescription for Radiance, Vitality, and Well-Being*），克莉絲汀・諾瑟普著

《為何我仍有甲狀腺症狀？當我的檢驗報告正常時：瞭解橋本氏甲狀腺炎與甲狀腺功能低下革命性的突破》（*Why Do I Still Have Thyroid Symptoms? when My Lab Tests Are Normal: a Revolutionary Breakthrough in Understanding Hashimoto's Disease and Hypothyroidism*），達帝斯・卡拉贊（Datis Kharrazian）

著

《荷爾蒙協同作用》（*HormoneSynergy*），凱薩琳‧瑞茲勒（Kathryn Retzler）著

《更簡單的約翰李醫師荷爾蒙平衡法：症狀、劑量、時間點等重要指南》（*Dr. John Lee's Hormone Balance Made Simple: The Essential How-To Guide to Symptoms, Dosage, Timing, and More*），約翰‧李醫學、維珍妮亞‧霍普金斯著

荷爾蒙影片

芭芭拉‧歐尼爾（Barbara O'Neill），自然療法與健康教育者：
www.youtube.com/ watch?v=MGmpq43YxMA&list=PLxQozQsqiIkhibPQA0sQALDb3oBmWchg4&index =3&t=0s

夏利‧卡普蘭（Shari Caplan）**醫學博士、麥克‧穆特澤爾**（Mike Mutzel）
高強度健康主題（MSc's High Intensity Health）播客：
www.youtube.com/watch?v=VkWwN0qDgJY&list=PLxQozQsqi IkhibPQA0sQALDb3oBmWchg4&index=18&t=2s

凱薩琳‧瑞茲勒（Kathryn Retzler）**自然療法醫師、麥克‧穆特澤爾**
高強度健康主題（MSc's High Intensity Health）播客：
www.youtube.com/watch?v=NhfvrXM7tBw&t=1343s

本書相關醫師檔案

蘇珊‧布魯（Susan Blum）

醫學博士、公共衛生學碩士，是一位預防醫學與慢性疾病專家。布魯醫師是紐約布魯健康中心（Blum Center for Health）的創辦人兼主任。她同時也是西奈山伊坎醫學院（Icahn School of Medicine at Mount Sinai）預防醫學系助理臨床教授，同時是 The Dr. Oz Show 節目與整合營養中心（Institute for Integrative Nutrition）醫學顧問委員會成員，以及華盛頓特區的身心醫學中心（Center for Mind-Body Medicine）的資深教員。她的著作包括：《治癒關節炎：自然征服關節炎的三步驟指南》（Healing Arthritis: Your 3-step Guide to Conquering Arthritis Naturally），與《免疫系統全方位復原計畫：從飲食、壓力、腸道、肝臟四大途徑全面拯救你的免疫系統》（The Immune System Recovery Plan: A Doctor's 4-Step Program to Treat Autoimmune Disease，中譯本由如果出版社出版）。
www.blumcenterforhealth.com

吉兒‧卡納漢（Jill Carnahan）

醫學博士、美國家庭醫藥委員會（American Board of Family Medicine）、美國整合醫學委員會、功能醫學認證醫師，是一位於美國科羅拉多州路易斯維爾（Louisville）的福來泰爾功能醫學（Flatiron Functional Medicine）的功能醫學專家與創辦人。吉兒醫師專精複雜失調狀況，包括真菌病、慢性發炎反應症候群及肥大細胞活化症候群。吉兒醫師在家庭醫學與整合整體醫學兩方面皆受過認證。可進入她的網站觀看影片、播客訪談、部落格貼文及食譜。
www.jillcarnahan.com

琳達‧克拉克（Linda Clark）

醫療助理、認證營養顧問，是整體健康專家、教育者，以及位於美國加州沙加緬度（Sacramento）的環球健康協會（Universal Wellness Associates）創辦人。琳達是約翰‧甘乃迪大學（John F. Kennedy University）的兼職教授，在數個整體健康碩士課程任教。她為功能營養公司 Apex Energetics 開創了 Detox 360 計畫，並擔任該公司講員。她同時也是《無麩質人生》（Gluten-Free Life）手冊的作者，使開創出無麩質的生活形態變得容易。
www.uwanutrition.com

蜜雪兒・科利（Michelle Corey）

認證營養與健康顧問、功能醫學教練，是功能身心醫師、營養學家，以及醫藥倡議者。蜜雪兒在美國新墨西哥州陶斯縣（Taos）為全球受複雜自體免疫與發炎性狀況所苦的患者，提供完全復原計畫。蜜雪兒是功能醫學與基因學學院（Academy of Functional Medicine and Genomics）和功能醫學大學（Functional Medical University）的顧問，是功能醫學研究所與全國健保倡導顧問協會（National Association of Healthcare Advocacy Consultants）的成員。她是《甲狀腺治療：以功能身心方式逆轉自體免疫狀況與奪回你的健康！》（*The Thyroid Cure: The Functional Mind-Body Approach to Reversing Your Autoimmune Condition and Reclaiming Your Health!*）一書作者。
www.michellecorey.com

馬克・海曼（Mark Hyman）

醫學博士，為開業中的家庭醫師，《紐約時報》暢銷書第一名作者，而且是受國際認同的領導者、講者、教育者，以及健康倡議者。海曼醫師是克利夫蘭功能醫學中心診所主任，位於美國麻省萊諾克斯鎮（Lenox）絕對健康中心（The UltraWellness Center）的創辦人兼醫療主任，以及功能醫學研究所的董事長。他最新的作品包括：《食物：我到底該吃什麼？》（*Food: What the Heck Should I Eat?*）；《吃脂肪變瘦：為何我們吃的脂肪是永續減重與活力健康的關鍵》；以及《吃脂肪變瘦料理書：永續減重與活力健康的 175 道美味食譜》（*The Eat Fat, Get Thin Cookbook: More Than 175 Delicious Recipes for Sustained Weight Loss and Vibrant Health*）。
www.drhyman.com
www.ultrawellnesscenter.com

雅各布・泰特邦（Jacob Teitelbaum）

醫學博士，是一位受認證的內科醫師，慢性疲勞症候群、纖維肌痛症、睡眠與疼痛領域知名專家。泰特邦醫師在美國夏威夷州科納（Kona）透過電話或以本人為患者諮詢。他是四項纖維肌痛症與慢性疲勞症候群有效療法研究，以及一項以南氏減敏療法（Nambudripad's Allergy Elimination Techniques）有效治療自閉症之研究的主要作者。泰特邦醫師的 S.H.I.N.E. 療法幫助了上萬名為慢性疲勞症候群、纖維肌痛症問題所苦的人找回了活力。泰特邦醫師是醫師聯盟網（Practitioners Alliance Network）的指導者，也是多本著作的作者，包括《疲勞與纖維肌痛解決方案：簡單克服慢性疲勞與纖維肌痛的重要指南！》（*The Fatigue and Fibromyalgia Solution: The Essential Guide to Overcoming Chronic Fatigue and Fibromyalgia, Made Easy!*）；《從疲勞到好極了》（*From Fatigued to Fantastic*）；《擊敗糖癮完全指南：

治好你的糖癮，讓你回到感覺良好及減重路上的尖端計畫》（*The Complete Guide to Beating Sugar Addiction: The Cutting-Edge Program That Cures Your Type of Sugar Addiction and Puts You on the Road to Feeling Great——and Losing Weight!*）。

www.secure.endfatigue.com

譯注：南氏減敏療法是由美國戴夫‧南布德里帕德（Dave Nambudripad）醫師於
1983 年研發之治療法，自然醫學中的能量療法，不需藥物及侵入性治療，著
重在重置身體能量，使身體不再對過敏原的能量產生反應。

多蕾亞‧羅德理格茲（Toréa Rodriguez）

認證功能醫學營養診斷醫師暨轉化生命力教練。她住在美國加州聖塔克魯茲（Santa Cruz），並與世界各地準備好在生活各方面達到突破的客戶合作。多蕾亞為每位客戶量身訂製提供轉化生命力的計畫，其中囊括了營養、降低壓力、正念及運動。可在她的網站上收看多個與她訪談的播客。

www.torearodriguez.com

瑪莉‧魯迪克（Mary Ruddick）

認證營養顧問、療癒飲食專家，「啟動你的療癒力」（Enable Your Healing）所有人及位於美國奧勒岡州尤金（Eugene）的活力整體醫學顧問（Alive Holistic Counseling）的營養治療主任。瑪莉在尤金當地收受客戶，並透過 Skype 與全球客戶見面。瑪莉教導她的客戶遵循各式療癒飲食法，包括生酮飲食、腸道與精神障礙症候群（Gut and Psychology Syndrome）飲食，以及許多其他量身訂製的療癒飲食和滋養生活形態的實踐。

www.enableyourhealing.com
www.aliveholisticcounseling.com/clinical-nutritionists

艾咪‧瓦爾波（Amie Valpone）

整體健康顧問、美國不用藥醫師協會（AADP），是功能醫學營養與健康專家、主廚、營養學家、專欄作家、發言人、激勵演講家，以及暢銷書《吃得乾淨，21 天排毒計畫，擊敗發炎重新設定身體》作者。艾咪住在美國紐約市，與世界各地各類（包括名人與運動員）客戶合作，並為他們烹煮健康的有機全天然食物。她創辦了 TheHealthApple.com，工作曾受到瑪莎‧史都華（Martha Stewart）、ABC 新聞（ABC News）、福斯健康新聞（Fox News Health）、WebMD、《哈芬登郵報》（*Huffington Post*）、食物網路（Food Network）、*Glamour* 雜誌、*Clean Eating*

雜誌、*SELF* 雜誌、*Prevention* 雜誌，以及美國公共電視（PBS）的專題介紹。
www.thehealthyapple.com

泰瑞・渥斯（Terry Wahls）

醫學博士，美國愛荷華州愛荷華市（Iowa City）愛荷華大學卡爾佛醫學院（University of Iowa Carver College of Medicine）的醫學臨床教授，在內科住院醫師的基礎醫療診所中，教導內科住院醫師。渥斯醫師也進行臨床研究並發表了超過 60 篇以上經同儕審查的科學摘要、海報與論文。她在 TED talk 標題為「注意你的粒線體」（Minding Your Mitochondria）具啟發性的演講中，細數自身從漸進型多發性硬化症回復健康的療癒歷程，受到了三百萬次的收視。渥斯醫師是暢銷書《渥斯方案：以原始人飲食原則治療所有慢性自體免疫狀況的激進新方法》，以及料理書《為生命烹調的渥斯方案：治療所有慢性自體免疫狀況的革命性現代原始人飲食計畫》（*The Wahls Protocol Cooking for Life: The Revolutionary Modern Paleo Plan to Treat All Chronic Autoimmune Conditions*）的作者。
www.terrywahls.com

各章引用文獻

介紹：概論

1. Rappaport, Stephen M., "Implications of the Exposome for Exposure Science," *Journal of Exposure Science and Environmental Epidemiology*, volume 21, pages 5–9 (2011) doi:10.1038/jes.2010.50, www.nature.com/articles/jes201050

2. Anand, P., et al., "Cancer is a Preventable Disease that Requires Major Lifestyle Changes," *Pharm Res.* 2008 Sep; 25(9): 2097–2116. doi: 10.1007/s11095- 008- 9661-9

3. "Exposome and Exposomics," National Institute for Occupational Safety and Health (NIOSH), Centers for Disease Control and Prevention (CDC), www.cdc.gov/niosh/topics/exposome/

4. Fasano, A., "Mechanisms of Disease: the Role of Intestinal Barrier Function in the Pathogenesis of Gastrointestinal Autoimmune Diseases," *Nat Clin Pract Gastroenterol Hepatol.* 2005 Sep;2(9):416-22. www.ncbi.nlm.nih.gov/ pubmed/16265432

chapter 1 從食物開始

1. National Center for Chronic Disease Prevention and Health Promotion, Centers for Disease Control and Prevention (CDC), www.cdc.gov/ chronicdisease/overview/index.htm#ref1

2. Farrell, R.J. and Kelly, C.P., "Celiac Sprue," *N Engl J Med.* 2002 Jan 17; 346(3):180-8; www.nejm.org/doi/full/10.1056/NEJMra010852

3. 213 Abstracts with Roundup (herbicide) research, *GreenMedInfo.com*,www.green medinfo.com/article/specific-agricultural-pesticides-solvents-andchemical-fertilizers-may-increase

4. Kleinewietfeld, et al., "Sodium Chloride Drives Autoimmune Disease by the Induction of Pathogenic TH17 Cells," *Nature* (2013); doi:10.1038/nature11868, www.ncbi.nlm.nih.gov/pmc/articles/PMC3746493/

5. Vojdani, A., Tarash, I., "Cross-Reaction Between Gliadin and Different Food and Tissue Antigens," *Scientific Research*, www.scirp.org/Journal/PaperInformation.aspx?paperID=26626#.VVykUc5ZabA

6. Procaccini, C., et al., "Obesity and Susceptibility to Autoimmune Diseases," *Expert Rev Clin Immunol.* 2011;7(3):287–294., www.ncbi.nlm.nih.gov/ pubmed/21595595

7. De Punder, K., Pruimboom, L., "The Dietary Intake of Wheat and Other Cereal Grains and Their Role in Inflammation," *Nutrients.* 2013;5(3):771-787. doi:10.3390/nu5030771, www.ncbi.nlm.nih.gov/pmc/articles/PMC3705319/

8. Sarah Ballantyne, Ph.D., "The Whys Behind the Autoimmune Protocol: Eggs," www.thepaleomom.com/whys-behind-autoimmune-protocol-eggs/

9. Eigenmann, P.A., et al., "Managing Nut Allergy: a Remaining Clinical Challenge," *J Allergy Clin Immunol Pract.* 2017 Mar - Apr;5(2):296-300. doi: 10.1016/j.jaip.2016.08.014. www.ncbi.nlm.nih.gov/pubmed/27793601

10. Freed, David L.J., "Do Dietary Lectins Cause Disease? The Evidence is Suggestive—and Raises Interesting Possibilities for Treatment," *BMJ*. 1999 Apr 17; 318(7190): 1023–1024. www.ncbi.nlm.nih.gov/pmc/articles/PMC1115436/

11. Studer-Rohr, I., et al., "The Occurrence of Ochratoxin A in Coffee," *Food Chem Toxicol*. 1995 May;33(5):341-55., www.ncbi.nlm.nih.gov/pubmed/7759018

12. Vojdani, A., Tarash, I. "Cross-Reaction Between Gliadin and Different Food and Tissue Antigens," *Scientific Research*, www.scirp.org/Journal/PaperInformation.aspx?paperID=26626#.VVykUc5ZabA

13. Perez-Cano, Francisco J., et al., "The Effects of Cocoa on the Immune System," *Front Pharmacol*. 2013; doi: 10.3389/fphar.2013.00071, www.ncbi.nlm.nih.gov/pmc/articles/PMC3671179/

14. Mellberg, C., et al, "Long-Term Effects of a Palaeolithic-Type Diet in Obese Postmenopausal Women: a 2-Year Randomized Trial," *European Journal of Clinical Nutrition*, 2014; doi:10.1038/ejcn.2013.290 www.ncbi.nlm.nih.gov/ pubmed/ 24473459

15. Jonsson, T., et al., "A Paleolithic Diet Confers Higher Insulin Sensitivity, Lower C-Reactive Protein and Lower Blood Pressure Than a Cereal-Based Diet in Domestic Pigs," *Nutr Metab* (Lond). 2006; 3: 39., doi: 10.1186/1743-7075-3-39, www.ncbi .nlm .nih.gov/pmc/articles/PMC1635051/

16. Lindeberg, S., Jonsson, T., Granfeldt, Y. et al., "A Palaeolithic Diet Improves Glucose Tolerance More Than a Mediterranean-Like Diet in Individuals with Ischaemic Heart Disease," *Diabetologia*, 2007; 50: 1795. doi:10.1007/s00125-007-0716-y, link.springer.com/article/10.1007%2Fs00125-007-0716-y

17. Frassetto, L.A., et al., "Metabolic and Physiologic Improvements from Consuming a Paleolithic, Hunter-Gatherer Type Diet," *Eur J Clin Nutr*. 2009 Aug;63(8):947-55. doi: 10.1038/ejcn.2009.4. www.ncbi.nlm.nih.gov/pubmed/19209185

18. Carrera-Bastos, P., et., al., "The Western Diet and Lifestyle and Diseases of Civilization," *Dovepress*, 9 March 2011, Volume 2011:2 Pages 15–35, doi.org/ 10.2147/RRCC.S16919, www.dovepress.com/the-western-diet-and-lifestyle-and-diseases-of-civilization-peer-reviewed-article-RRCC

19. Baranski, M., et al., "Higher Antioxidant and Lower Cadmium Concentrations and Lower Incidence of Pesticide Residues in Organically Grown Crops: a Systematic Literature Review and Meta-Analyses," *British Journal of Nutrition*, Volume 112, Issue 5 14 September 2014, pp. 794-811; www.cambridge.org/ core/journals/ british-journal-of-nutrition/article/higher-antioxidant-and-lowercadmium-concentrations-and-lower-incidence-of-pesticide-residues-in-organically-grown-crops-a-systematic-literature-review-and-metaanalyses/ 33F09637EAE6C4 ED119E0C4BFFE2D5B1

20. *The American Nutrient Gap: What the Data Says We're Missing*, medcity news.com/2015/12/the-american-nutrient-gap-what-the-data-says-weremissing/?rf=1

21. Schwalfenberg, G., and Genuis, S., "The Importance of Magnesium in Clinical Healthcare," *Scientifica*, Volume 2017 (2017), doi.org/10.1155/2017/4179326, www.hindawi.com/journals/scientifica/2017/4179326/

22. Tam, M., et al., "Possible Roles of Magnesium on the Immune System," *European Journal of Clinical Nutrition* volume 57, pages 1193–1197 (2003) doi: 10.1038/sj .ejcn .1601689, www.nature.com/articles/1601689

chapter 2 治癒腸道

1. Quigley, Eamonn M.M., "Gut Bacteria in Health and Disease," *Gastroenterol Hepatol* (NY). 2013 Sep; 9(9): 560–569, www.ncbi.nlm.nih.gov/ pmc/ articles/PMC 3983973/

2. Vaarala, O., et al., "The 'Perfect Storm' for Type 1 Diabetes: the Complex Interplay Between Intestinal Microbiota, Gut Permeability, and Mucosal Immunity," *Diabetes*. 2008 Oct; 57(10): 2555–2562. doi: 10.2337/db08-0331, www.ncbi .nlm.nih.gov/ pmc/articles/PMC2551660/

3. "Study Suggests Altering Gut Bacteria Might Mitigate Lupus," American Society for Microbiology (ASM), www.eurekalert.org/ pub_releases/2014-10/ asfmssa102014.php

4. Miyake, S., et al., "Dysbiosis in the Gut Microbiota of Patients with Multiple Sclerosis, with a Striking Depletion of Species Belonging to Clostridia XIVa and IV Clusters," *PLOS One*, September 14, 2015, doi.org/10.1371/journal.pone .0137429

5. Xhan, Z., et al., "Gram-Negative Bacterial Molecules Associate with Alzheimer Disease Pathology," *Neurology*, November 2016:10.%u200B1212/%u200BWNL.%u200 B0000000000003391

6. Gevers, D., et al., "The Treatment-Naive Microbiome in New Onset Crohn's Disease," *Cell Host & Microbe*, March 2014 DOI: 10.1016/j.chom.2014.02.005, www.cell.com/cell-host-microbe/abstract/S1931-3128(14)00063-8;

7. Viaud, S., et al., "Gut Microbiome and Anticancer Immune Response: Really Hot Sh*t!" *Cell Death Differ*. 2015 Feb;22(2):199-214. doi: 10.1038/cdd.2014.56., www.ncbi.nlm.nih.gov/pubmed/24832470

8. Bailey, M.T., et al., "Exposure to a Social Stressor Alters the Structure of the Intestinal Microbiota: Implications for Stressor-Induced Immunomodulation," *Brain, Behavior, and Immunity*, 2011; 25 (3): 397 DOI: 10.1016/j.bbi.2010.10.023

9. Wang, S., et al., "Effects of Psychological Stress on Small Intestinal Motility and Bacteria and Mucosa in Mice," *World J Gastroenterol*. 2005 Apr 7; 11(13): 2016–2021. doi: 10.3748/wjg.v11.i13.2016, www.sciencedirect.com/science/ article/pii/S0889159110005295

10. Vanuytsel, T., et al., "Psychological Stress and Corticotropin-Releasing Hormone Increase Intestinal Permeability in Humans by a Mast Cell-Dependent Mechanism," *Gut*. 2014 Aug;63(8):1293-9. doi: 10.1136/gutjnl-2013-305690. www.ncbi.nlm.nih.gov/pubmed/24153250

11. Maroon, J.C., et al., "Natural Anti-Inflammatory Agents for Pain Relief," *Surg Neurol Int*. 2010; 1: 80. doi: 10.4103/2152-7806.73804

12. Chedid, V., et. al, "Herbal Therapy Is Equivalent to Rifaximin for the Treatment of Small Intestinal Bacterial Overgrowth," *Glob Adv Health Med*. 2014 May; 3(3): 16–24. doi: 10.7453/gahmj.2014.019, www.touroinstitute.com/ natural%20bactericidal .pdf

13. Seto, C., et al., "Prolonged Use of a Proton Pump Inhibitor Reduces Microbial Diversity: Implications for Clostridium Difficile Susceptibility," *Microbiome*, 20142:42, DOI: 10.1186/2049-2618-2-42, microbiome journal. biomed central.com/ articles/10.1186/2049-2618-2-42

14. Campbell, Andrew W., "Autoimmunity and the Gut," *Autoimmune Dis*. 2014; 2014: 152428. doi: 10.1155/2014/152428, www.ncbi.nlm.nih.gov/ pmc/ articles/PMC4036413/

15. "Fermented Foods Contain 100 TIMES More Probiotics an a Supplement," Natasha Campbell-McBride, MD, on GAPS Diet, *Mercola.com*, articles.mercola.com/sites/articles/archive/2012/05/12/dr-campbell-mcbride-on-gaps.aspx

16. Chapman, C.M., et al., "In Vitro Evaluation of Single- and Multi-Strain Probiotics: Inter-Species Inhibition Between Probiotic Strains, and Inhibition of Pathogens," *Anaerobe*. 2012 Aug;18(4):405-13. doi: 10.1016/j.anaerobe .2012.05.004. www.ncbi.nlm.nih.gov/pubmed/22677262

17. Kelesidis, eodoros, "Efficacy and Safety of the Probiotic *Saccharomyces Boulardii* for the Prevention and erapy of Gastrointestinal Disorders," *Therap Adv Gastroenterol*, 2012 Mar; 5(2): 111–125. doi:

10.1177/1756283X11428502, www.ncbi.nlm.nih.gov/pmc/articles/PMC3296087

18. Alander, Minna, et al., "Persistence of Colonization of Human Colonic Mucosa by a Probiotic Strain, *Lactobacillus rhamnosus* GG, a er Oral Consumption," Appl Environ Microbiol, 1999 Jan; 65(1): 351–354, www.ncbi .nlm.nih.gov/pmc/articles/PMC91031/

19. Yong, Ed, "At Last, a Big, Successful Trial of Probiotics," *The Atlantic*, Aug 16, 2017, www.theatlantic.com/science/archive/2017/08/at-last-a-big-successfultrial-of-probiotics/537093/

20. Bader, J., Albin, A., and Stahl, U., "Spore-Forming Bacteria and eir Utilisation as Probiotics," *Beneficial Microbes*, (2012) 3(1), 67–75. doi: 10.3920/BM2011.0039, www.wageningenacademic.com/doi/abs/10.3920/BM2011.0039

21. Gildea et al., "Protection Against Gluten-Mediated Tight Junction Injury with a Novel Lignite Extract Supplement," *J Nutr Food Sci*, (2016), 6:5, DOI:10.4172/2155-9600.1000547, www.omicsonline.org/open-access/protectionagainst-glutenmediated-tight-junction-injury-with-a-novellignite-extract-supplement-2155-9600-1000547.php?aid=78597

22. Bodammer, P., et al., "Bovine Colostrum Increases Pore-Forming Claudin-2 Protein Expression but Paradoxically Not Ion Permeability Possibly by a Change of the Intestinal Cytokine Milieu," *PLoS One*, May 23, 2013, doi.org/10.1371/ journal.pone.0064210

23. Skrovanek, S., et al., "Zinc and Gastrointestinal Disease," *World J Gastrointest Pathophysiol*, 2014 Nov 15; 5(4): 496–513. doi: 10.4291/wjgp.v5.i4.496, www.ncbi.nlm.nih.gov/pmc/articles/PMC4231515/

24. Larson, Shawn D., et al., "Molecular Mechanisms Contributing to Glutamine-Mediated Intestinal Cell Survival," *Am J Physiol Gastrointest Liver Physiol*, 2007 Dec; 293(6): G1262–G1271. doi: 10.1152/ajpgi.00254.2007, www.ncbi .nlm.nih.gov/ pmc/articles/PMC2432018/

25. Suzuki, Takuya, and Hara, Hiroshi, "Role of Flavonoids in Intestinal Tight Junction Regulation," *The Journal of Nutritional Biochemistry*, Volume 22, Issue 5, May 2011, Pages 401-408, www.sciencedirect.com/ science/article/ pii/ S095528631 0001877

26. Rohlke, Faith, and Stollman, Neil, "Fecal Microbiota Transplantation in Relapsing Clostridium Difficile Infection," *Therap Adv Gastroenterol*, 2012 Nov; 5(6): 403–420., doi: 10.1177/1756283X12453637, www.ncbi.nlm.nih.gov/ pmc/ articles/PMC3491681/

27. Sachs, Rachel E., and Edelstein, Carolyn A., "Ensuring the Safe and Effective FDA Regulation of Fecal Microbiota Transplantation," *J Law Biosci*, 2015 Jul; 2(2): 396–415. 10.1093/jlb/lsv032, www.ncbi.nlm.nih.gov/pmc/articles/PMC5034381/#fn13

28. Mattner, J., et al., "Faecal Microbiota Transplantation——a Clinical View," *Int J Med Microbiol*. 2016 Aug;306(5):310-5. doi: 10.1016/j.ijmm.2016.02.003, www.ncbi.nlm.nih.gov/pubmed/26924753

chapter 3 清除感染

1. Buchwald, D., et al., "A Chronic Illness Characterized by Fatigue, Neurologic and Immunologic Disorders, and Active Human Herpesvirus Type 6 Infection," *Ann Intern Med*. 1992 Jan 15;116(2):103-13, www.ncbi .nlm.nih.gov/pubmed/ 1309285

2. Scher, J., et al., "Expansion of Intestinal Prevotella Copri Correlates with Enhanced Susceptibility to Arthritis," *eLife*. 2013; 2: e01202. doi: 10.7554/eLife.01202, www.ncbi.nlm.nih.gov/pmc/articles/PMC3816614/

3. Kang, Insoo, et al., "Defective Control of Latent Epstein-Barr Virus Infection in Systemic Lupus Erythematosus," *J Immunol*, January 15, 2004, 172 (2) 1287-1294; doi, doi.org/10.4049/jimmunol.172.2.1287

4. Petru, G., et al., "Antibodies to Yersinia Enterocolitica in Immunogenic yroid Diseases," *Acta Med Austriaca*, 1987;14(1):11–14, www.ncbi.nlm.nih.gov/pubmed/ 3618088

5. Ascherio, Alberto, "Environmental Factors in Multiple Sclerosis," *Expert Review of Neurotherapeutics*, Vol. 13, Iss. sup2,2013, Harvard School of Public Health, www.tandfonline.com/doi/figure/10.1586/14737175.2013.865866?scroll=top&needAccess=true

6. "Herpes Simplex Virus, Key Facts," World Health Organization (WHO), www.who.int/news-room/detail/28-10-2015-globally-an-estimated-two-thirdsof-the-population-under-50-are-infected-with-herpes-simplex-virus-type-1

7. *The Journal of Investigative Medicine*, 2014;62:280-281, Presented at the Western Regional Meeting of the American Federation for Medical Research, Carmel, CA, January 25, 2014, www.prweb.com/releases/2014/01/prweb11506441.htm

8. Johnson, L., et al., "Severity of Chronic Lyme Disease Compared to Other Chronic Conditions: a Quality of Life Survey," *PeerJ*. 2014; 2: e322., doi: 10.7717/peerj.322, www.ncbi.nlm.nih.gov/pmc/articles/PMC3976119/

9. "Blue Light Has a Dark Side," *Harvard Health Letter*, updated: August 13, 2018, www.health.harvard.edu/staying-healthy/blue-light-has-a-dark-side

10. Aly, Salah Mesalhy, Ph.D., "Role of Intermittent Fasting on Improving Health and Reducing Diseases," *Int J Health Sci (Qassim)*, 2014 Jul; 8(3): V–VI., www.ncbi.nlm.nih.gov/pmc/articles/PMC4257368/#b4-ijhs-8-3-v

11. Aird, T.P., et al., "Effects of Fasted Vs Fed-State Exercise on Performance and Post-Exercise Metabolism: a Systematic Review and Meta-Analysis," *Scand J Med Sci Sports*. 2018 Jan 6. doi: 10.1111/sms.13054. www.ncbi.nlm.nih.gov/pubmed/29315892

12. Sanchez, A., et al., "Role of Sugars in Human Neutrophilic Phagocytosis," *American Journal of Clinical Nutrition*, Nov 1973; 261:1180-1184; ajcn.nutrition.org/content/ 26/11/1180.abstract

13. Karuppiah, Ponmurugan, and Rajaram, Shyamkamur, "Antibacterial Effect of Allium Sativum Cloves and *Zingiber Officinale* Rhizomes Against Multiple-334 ENDNOTES Drug Resistant Clinical Pathogens," *Asian Pac J Trop Biomed*, 2012 Aug; 2(8): 597–601. doi: 10.1016/S2221-1691(12)60104-X, www.ncbi.nlm.nih.gov/pmc/articles/PMC3609356/

14. Kumamoto, Carol, et al., "Manipulation of Host Diet To Reduce Gastrointestinal Colonization by the Opportunistic Pathogen Candida Albicans," *mSphere*, November 2015, doi: 10.1128/mSphere.00020-15, msphere.asm.org/ content/1/1/e00020-15

15. Jagetia, G.C. and Aggarwal, B.B., " 'Spicing Up' of the Immune System by Curcumin," *J Clin Immunol*. 2007 Jan;27(1):19-35, www.ncbi.nlm.nih.gov/ pubmed/17211725

16. Parvez., S., et al., "Probiotics and Their Fermented Food Products Are Beneficial for Health," *Journal of Applied Microbiology*, onlinelibrary.wiley.com/ doi/10.1111/ j.1365-2672.2006.02963.x/full

17. Wilmot, E.G., et al., "Sedentary Time in Adults and the Association with Diabetes, Cardiovascular Disease and Death: Systematic Review and Meta-Analysis," *Diabetologia*, November 2012, Volume 55, Issue 11, pp 2895–2905; www.ncbi.nlm.nih.gov/pubmed/22890825

18. Nieman, David, "Moderate Exercise Improves Immunity and Decreases Illness Rates," *American Journal of Lifestyle Medicine*, July 1, 2011, doi.org/ 10.1177/1559827610392876

19. Lieberman, S., et al., "A Review of Monolaurin and Lauric Acid, Natural Virucidal and Bactericidal Agents," *Alternative and Complementary Therapies*, Dec. 2006, www.touroinstitute.com/natural%20bactericidal.pdf

20. Ponce-Macotela, M., et al., "Oregano (Lippia spp.) Kills Giardia Intestinalis Trophozoites in Vitro: Antigiardiasic Activity and Ultrastructural Damage," *Parasitol Res*. 2006 May; 98(6):557-60, www.ncbi.nlm.nih.gov/pubmed/16425064

21. Pozzatti, P., et al., "In Vitro Activity of Essential Oils Extracted from Plants Used as Spices Against Fluconazole-Resistant and Fluconazole-Susceptible Candida Spp.," *Can J Microbiol*. 2008 Nov;54(11):950-6. doi: 10.1139/w08-097., www.ncbi.nlm.nih.gov/pubmed/18997851

22. Sudjana, A.N., et al., "Antimicrobial Activity of Commercial Olea Europaea (Olive) Leaf Extract," *Int J Antimicrob Agents*. 2009 May;33(5):461-3. doi: 10.1016/j.ijantimicag.2008.10.026, www.ncbi.nlm.nih.gov/pubmed/19135874

23. Chedid, V., et al., "Herbal Therapy Is Equivalent to Rifaximin for the Treatment of Small Intestinal Bacterial Overgrowth," *Glob Adv Health Med*. 2014 May;3(3):16-24. doi: 10.7453/gahmj.2014.019., www.ncbi.nlm.nih.gov/pubmed/24891990

24. Wu, Y., et al., "In Vivo and In Vitro Antiviral Effects of Berberine on Influenza Virus," *Chin J Integr Med*. 2011 Jun;17(6):444-52. doi: 10.1007/s11655-011-0640-3, www.ncbi.nlm.nih.gov/pubmed/21660679

25. Morones-Ramirez, J.R., et al., "Silver Enhances Antibiotic Activity Against Gram-Negative Bacteria," *Science Translational Medicine*, 19 Jun 2013: Vol. 5, Issue 190, pp. 190ra81 doi: 10.1126/scitranslmed.3006276

26. Kamala, Tirumalai, immunologist, Ph.D., mycobacteriology, "Meet e Parasites That Might Cure Crohn's Disease, MS, and More," *Forbes*, April 11, 2016, www.forbes.com/sites/quora/2016/04/11/meet-the-parasites-that-might-curecrohns-disease-ms-and-more/#643257c859c3

27. Fife, William P., Freeman, D.M., "Treatment of Lyme Disease With Hyperbaric Oxygen erapy," Undersea and Hyperbaric Medical Society Annual Meeting Abstract (1998), www.hbotnova.com/ resources/lyme_disease/Fife_EffectsofHyperbaric OxygenTherapyOnLymeDisease.pdf

chapter 4　減少毒素

1. McGinn, Anne Platt, POPs Culture, Worldwatch Institute, www.worldwatch.org/system/files/EP132C.pdf

2. Onstot, J., et al., Characterization of HRGC/MS Unidentified Peaks from the Analysis of Human Adipose Tissue. Volume 1: Technical Approach. Washington, DC: U.S. Environmental Protection Agency Office of Toxic Substances (560/6-87-002a), 1987, pubmedcentralcanada.ca/pmcc/articles/PMC1497458/pdf/12477912.pdf

3. Environmental Working Group analysis of tests of 10 umbilical cord blood samples conducted by AXYS Analytical Services (Sydney, BC) and Flett Research Ltd. (Winnipeg, MB), www.ewg.org/research/body-burden-pollutionnewborns# .WhCRRBNSz3Q

4. "New government survey pegs autism prevalence at 1 in 45," Autism Speaks, Nov. 13, 2015, www.autismspeaks.org/science/science-news/new-governmentsurvey-pegs-autism-prevalence-1-45

5. "Half of All Children Will Be Autistic by 2025, Warns Senior Research Scientist at MIT," 386, Dec. 23, 2014, www.anh-usa.org/half-of-all-children-will-beautistic-by-2025-warns-senior-research-scientist-at-mit/

6. Main, Douglas, "Glyphosate Now the Most-Used Agricultural Chemical Ever," *Newsweek*, Feb. 2, 2016, www.newsweek.com/glyphosate-now-most-usedagricultural-chemical-ever-422419

7. Mercola, Joseph, DO, EMF, "Controversy Exposed," Mercola.com, articles.mercola .com/ sites/articles/archive/2016/01/20/emf-controversy-exposed.aspx

8. Zhan, X., et al., "Gram-Negative Bacterial Molecules Associate with Alzheimer Disease Pathology," *Neurology*, Nov. 29, 2016, n.neurology.org/content/87/22/2324.full?sid=c000aa94-129a-4598-b83f-efb674336bed

9. EWG's Skin Deep Cosmetics Database, www.ewg.org/skindeep/2004/06/15/exposures-add-up-survey-results/#. WZSLOtPyuzk

10. Villanueva, Cristina M., et al., "Assessing Exposure and Health Consequences of Chemicals in Drinking Water: Current State of Knowledge and Research Needs," *Environ Health Perspect.*, 2014 Mar.; 122(3): 213–221., www. ncbi.nlm.nih.gov/pmc/articles/PMC3948022/

11. Hayes, T., et al., "Hermaphroditic, Demasculinized Frogs After Exposure to the Herbicide Atrazine at Low Ecologically Relevant Doses," *PNAS*, April 16, 2002, 99 (8) 5476-5480; doi.org/10.1073/pnas.082121499, www. pnas.org/content/99/8/5476.full

12. "The Toxin Solution, with Dr. Joseph Pizzorno," on Dr. Joe Tatta's podcast, March 23, 2017: DrJoeTatta.com.

13. Thompson, S.T., "Preventable Causes of Male Infertility," *World J Urol.*, 1993;11(2):111–9, www.ncbi.nlm.nih. gov/pubmed/8343795

14. Carre, J., et al., "Does Air Pollution Play a Role in Infertility? A Systematic Review," *Environ Health*, 2017; 16: 82. doi: 10.1186/s12940-017-0291-8

15. Parks, Christine G., et al., "Insecticide Use and Risk of Rheumatoid Arthritis and Systemic Lupus Erythematosus in the Women's Health Initiative Observational Study," *Arthritis Care Res* (Hoboken), 2011 Feb; 63(2): 184–194. doi: 10.1002/acr.20335, www.ncbi.nlm.nih.gov/pmc/articles/PMC3593584/

16. Kharrazian, Datis, "The Potential Roles of Bisphenol A (BPA) Pathogenesis in Autoimmunity," *Autoimmune Diseases*, Volume 2014 (2014), Article ID 743616, dx.doi.org/10.1155/2014/743616

17. Chen, D., et al., "Bisphenol Analogues Other Than BPA: Environmental Occurrence, Human Exposure, and Toxicity—A Review," *Environ. Sci. Technol.*, 50 (11), pp 5438–5453, doi: 10.1021/acs.est.5b05387, May 4, 2016, pubs.acs.org/doi/abs/10.1021/acs.est.5b05387?journalCode=esthag

18. "Multiple Sclerosis and Mercury Exposure: Summary and References," International Academy of Oral Medicine and Toxicology (IAOMT), iaomt.org/mercury-ms-summary-references/

19. "Multiple Sclerosis—Poisoning In Slow Motion," *What Doctors Don't Tell You*, (Volume 7, Issue 11), www. healthy.net/Health/Article/MULTIPLE_SCLEROSIS/3105/2 PCBs (20-21)

20. Bill Moyers, Trade Secrets: PCBs, *PBS.org*, www.pbs.org/tradesecrets/problem/popup_group_02.html

21. Choi, Y.J., et al., "Polychlorinated Biphenyls Disrupt Intestinal Integrity Via NADPH Oxidase-Induced Alterations of Tight Junction Protein Expression," Environmental Health Perspectives, 2010, dx.doi. org/10.1289./ehp.0901751.Medications (22-25)

22 Bjarnason, I., et al., "Effect of Non-Steroidal Anti-Inflammatory Drugs on The Human Small Intestine," *Drugs.* 1986, 32 Suppl 1:35-41, www.ncbi.nlm.nih.gov/pubmed/3780475

23. Garza, Anyssa, PharmD, "Drug-Induced Autoimmune Diseases," *Pharmacy Times*, www.pharmacytimes.com/ publications/issue/2016/january2016/druginduced-autoimmune-diseases

24. Mammen, A., "Statin-Associated Autoimmune Myopathy," *New England Journal of Medicine*, 2016;374:664-669. PMID: 26886523. 2016, www.ncbi.nlm.nih.gov/pubmed/26886523

25. Hart, F.D., "Drug-Induced Arthritis and Arthralgia," *Drugs.* 1984 Oct;28(4):347-54., www.ncbi.nlm.nih.gov/ pubmed/6386428

26. Nassan, F., et al., "Personal Care Product Use in Men and Urinary Concentrations of Select Phthalate Metabolites and Parabens: Results from the Environment and Reproductive Health (EARTH) Study," *Environ Health Perspect*; doi:10.1289/EHP1374, ehp.niehs.nih.gov/EHP1374/Food Additives (27-28)

27. Lerner, A., et al., "Changes in Intestinal Tight Junction Permeability Associated with Industrial Food Additives Explain the Rising Incidence of Autoimmune Disease," *Autoimmunity Reviews*, Volume 14, Issue 6, June 2015, pages 479-489, www.sciencedirect.com/science/article/pii/S1568997215000245

28. Blaylock, Russell, MD, board-certified neurosurgeon and author of "Excitotoxins: The Taste that Kills," interview with Mike Adams: www.natural news.com/035555_ Russell_Blaylock_interview_excitotoxins.html

29. EWG Tap Water Database, www.ewg.org/tapwater/contaminant.php?contamcode=1005#.WZDdOdPyuu4 Mold (30-31)

30. Hope, Janette, "A Review of the Mechanism of Injury and Treatment Approaches for Illness Resulting from Exposure to Water-Damaged Buildings, Mold, and Mycotoxins," *The Scientific World Journal*, Volume 2013, Article ID 767482, 20 pages, dx.doi.org/10.1155/2013/767482

31. Campbell, A., et al., "Mixed Mold Mycotoxicosis: Immunological Changes in Humans Following Exposure in Water-Damaged Buildings," *Arch Environ Health*. 2003 Jul;58(7):410-20., pdfs.semantic scholar.org/b439/5e4b0f a38841c5215e76682fff5556c6d6f4.pdf

32. Crinnion, Walter, ND, "Reduce 80% of Your Body's Toxins in 3 Weeks with These Tips," on iHealthTube.com.

33. Bradman, A., et al., "Effect of Organic Diet Intervention on Pesticide Exposures in Young Children Living in Low-Income Urban and Agricultural Communities," *Environ Health Perspect*, doi:10.1289/ehp.1408660, ehp. niehs.nih.gov/1408660

34. Goen, Thomas, "Greenpeace-Japan-Study of the Effect of Nutrition Change on the Pesticide Exposure of Consumers," Institute and Outpatient Clinic of Occupational, Social and Environmental Medicine, storage .googleapis .com/p4-production-content/international/wp-content/uploads/2016/12/2c866e2e-201612_ greenpeace_ pesticide_study.pdf

35. Lau, C., et al., Perfluoroalkyl acids: a review of monitoring and toxicological findings. Toxicol Sci. 2007 Oct; 99(2):366-94. Epub 2007 May 22. PMID: 17519394, www.greenmedinfo.com/article/perfluoroalkyl-acids-review-monitoring- andtoxicological-findings

36. Sears, M.E., et al., "Arsenic, Cadmium, Lead, and Mercury in Sweat: a Systematic Review," *J Environ Public Health*, 2012; 184745. doi: 10.1155/2012/184745PMCID: PMC3312275

37. Mercola, Joseph, DO, "How Cellphones Can Cause Brain Tumors and Trigger Chronic Disease," Mercola. com, articles.mercola.com/ sites/ articles/ archive/2017/05/23/cellphones-cause-brain-tumors-trigger-chronic-disease.aspx

38. Klinghardt Academy, "Metal Detoxification Agents and Common Dosages," 2010 www.klinghardtacademy.com/ images/stories/powerpoints/mercury%20detoxification%20agents.pdf EDTA (39-40)

39. Ferrero, Maria Elena, "Rationale for the Successful Management of EDTA Chelation Therapy in Human Burden by Toxic Metals," *Biomed Res Int*.: 8274504. 2016 Nov 8. doi: 10.1155/2016/8274504, www.ncbi.nlm.nih.gov/ pmc/articles/PMC5118545/

40. Mosayebi, G., et al., "Therapeutic Effect of EDTA in Experimental Model of Multiple Sclerosis," *Immunopharmacol Immunotoxicol*. 2010 Jun;32(2):321-6. doi: 10.3109/08923970903338367., www.ncbi.nlm.nih. gov/pubmed/20233106

chapter 5 解決壓力

1. Segerstrom, S.C., Miller, G.E. "Psychological Stress and the Human Immune System: a Meta-Analytic Study of 30 Years of Inquiry," *Psychol Bull*, 2004;130:601–30., www.ncbi.nlm.nih.gov/pmc/articles/PMC1361287/

2. Institute of Medicine (US) Committee on Health and Behavior: Research, Practice, and Policy, *Health and Behavior: the Interplay of Biological, Behavioral, and Societal Influences*, Washington (DC): National Academies Press (US); 2001. www.ncbi.nlm.nih.gov/books/NBK43743/

3. Hanna, Heidi, Ph.D., executive director, American Institute of Stress (AIS), "America's #1 Health Problem," *Stress. org*, www.stress.org/americas-1-healthproblem/4. 2015 Stress in America, American Psychological Association (APA), www.apa.org/ news/press/releases/stress/2015/snapshot.aspx

5. An NIH video, "A Nation Under Pressure: The Public Health Consequences of Stress in America," with Dr. Vivek Murthy, www.facebook.com/ nih.gov/videos/ 10155434203121830

6. Cohen, Sheldon, et al., "Chronic Stress, Glucocorticoid Receptor Resistance, Inflammation, and Disease Risk," *PNAS*, April 2, 2012 doi: 10.1073/ pnas.1118355109; www.pnas.org/content/109/16/5995.abstract

7. Stojanovich, L., et al., "Stress as a Trigger of Autoimmune Disease," *Autoimmun Rev.* 2008 Jan;7(3):209-13. doi: 10.1016/ j.autrev.2007.11.007, www.ncbi.nlm.nih.gov/pubmed/18190880

8. Roberts, A., et al., "Association of Trauma and Posttraumatic Stress Disorder With Incident Systemic Lupus Erythematosus in a Longitudinal Cohort of Women," *Arthritis & Rheumatology*, September 28, 2017, onlinelibrary.wiley.com/doi/full/10.1002/art.40222

9. Boscarino, J.A., "Posttraumatic Stress Disorder and Physical Illness: Results from Clinical and Epidemiologic Studies," *Ann N Y Acad Sci.* 2004 Dec;1032:141-53, www.ncbi.nlm.nih.gov/pubmed/15677401

10. Winsa, B., et al., "Stressful Life Events and Graves' Disease," *Lancet.* 1991 Dec 14;338(8781):1475-9., www.ncbi. nlm.nih.gov/pubmed/1683917

11. Hassett, Afton L., and Clauw, Daniel J., "The Role of Stress in Rheumatic Diseases," *Arthritis Res Ther.*, 2010; 12(3): 123. doi: 10.1186/ar3024, www.ncbi .nlm.nih.gov/pmc/articles/PMC2911881

12. Sgambato, D., et al., "The Role of Stress in Inflammatory Bowel Diseases," *Curr Pharm Des.*, 2017 Feb 28. doi: 10 .2174/1381612823666170228123357, www.ncbi.nlm.nih.gov/pubmed/28245757

13. Mohr, D.C., "Moderating Effects of Coping on the Relationship Between Stress and the Development of New Brain Lesions in Multiple Sclerosis," *Psychosom Med.*, 2002; 64(5): 803–809. doi: 10.1097/01. PSY.0000024238.11538.EC, www.ncbi.nlm.nih.gov/pmc/articles/PMC1893006/

14. Dube, S.R., et al., "Cumulative Childhood Stress and Autoimmune Disease in Adults," *Psychosom Med*, 2009; 71:243–250. doi: 10.1097/PSY.0b013e3181907888.

15. Felitti, V., et al., "Relationship of Childhood Abuse and Household Dysfunction to Many of the Leading Causes of Death in Adults, the Adverse Childhood Experiences (ACE) Study," *American Journal of Preventive Medicine*, May 1998 Volume 14, Issue 4, Pages 245–258, www.ajpmonline.org/article/S0749-3797(98)00017-8/ fulltext

16. Sasso, F.C., et al., "Ultrastructural Changes in Enterocytes in Subjects with Hashimoto's Thyroiditis," *Gut*, Vol. 53, No. 12 (2004): 1878–1880, www.ncbi.nlm.nih.gov/pmc/articles/PMC1774342/

17. Stahl, J., et al., "Relaxation Response and Resiliency Training and Its Effect on Healthcare Resource Utilization," *PLoS One*, 2015, doi.org/10.1371/ journal .pone.0140212

18. Gharib, S.A., et al., "Loss of Sleep, Even for a Single Night, Increases Inflammation in the Body; Elsevier; Transcriptional Signatures of Sleep Duration Discordance in Monozygotic Twins," *Sleep*, January 2017, doi: 10.1093/ sleep/zsw019, www.sciencedaily.com/releases/2008/09/080902075211.htm

19. Lin, I.M., et al., "Breathing at a Rate of 5.5 Breaths Per Minute with Equal Inhalation-to-Exhalation Ratio Increases Heart Rate Variability," *Int J Psychophysiol*. 2014 Mar;91(3):206-11. doi: 10.1016/j.ijpsycho.2013.12.006. www.ncbi.nlm.nih.gov/pubmed/24380741

20. Biswas, A., "Sedentary Time and its Association with Risk for Disease Incidence, Mortality, and Hospitalization in Adults: a Systematic Review and Meta-Analysis," *Ann Intern Med*. 2015 Jan 20;162(2):123-32. doi: 10.7326/ M14-1651, www.ncbi.nlm.nih.gov/pubmed/25599350

21. Perandini, L.A., et al., "Exercise as a Therapeutic Tool to Counteract Inflammation and Clinical Symptoms in Autoimmune Rheumatic Diseases,"*Autoimmunity Reviews*, Volume 12, Issue 2, December 2012, pages 218-224, doi.org/10.1016/j.autrev.2012.06.007

22. Friedman, Lauren F., and Loria, Kevin, "11 Scientific Reasons You Should Be Spending More Time Outside," *Business Insider*, Apr. 22, 2016, www.businessinsider.com/ scientific-benefits-of-nature-outdoors-2016-4/#1-improved- shortterm-memory-1

23. Livni, Ephrat, "The Japanese Practice of 'Forest Bathing' Is Scientifically Proven to Improve Your Health," *Quartz*, qz.com/804022/health-benefits-japanese- forestbathing/

24. Williams, Florence, "Take Two Hours of Pine Forest and Call Me in the Morning," *Outside Online*, 2012, www.outsideonline.com/1870381/take-two-hourspine-forest-and-call-me-morning

25. Millard, Elizabeth, "6 Reasons You Need More Sun, According To Science," *SELF.com*, www.self.com/story/ sunlight-benefits

26. EFT Tapping Research, www.EFTUniverse.com, www.eftuniverse.com/research-studies/eft-research#anxiety

27. Bhasin, M., et al., "Relaxation Response Induces Temporal Transcriptome Changes in Energy Metabolism, Insulin Secretion and Inflammatory Pathways," *PLoS One*, 2013, doi.org/10.1371/journal.pone.0062817

28. Ortiz, Robin, and Sibing, Erica M., "The Role of Mindfulness in Reducing the Adverse Effects of Childhood Stress and Trauma," *Children*, 2017, 4(3), 16; doi:10.3390/children4030016

29. Xu, Mengran, et al., "Mindfulness and Mind Wandering: The Protective Effects of Brief Meditation in Anxious Individuals," *Consciousness and Cognition*, 2017; 51: 157 DOI: 10.1016/j.concog.2017.03.009

30. Baumeister, R.F., et al., "Bad is Stronger Than Good," *Review of General Psychology*, 2001, assets.csom.umn.edu/ assets/71516.pdf

31. Holt-Lunstad, Julianne, et al., "Loneliness and Social Isolation as Risk Factors for Mortality, a Meta-Analytic Review," *Sage Journals*, Volume: 10 issue: 2, page(s): 227-237, March 1, 2015, doi.org/10.1177/1745691614568352

32. Seppala, Emma, Ph.D., Stanford University, The Center for Compassion and Altruism Research and Education, ccare.stanford.edu/uncategorized/connectedness-health-the-science-of-social-connection-infographic/

33. Hamilton, D., *Why Kindness Is Good for You* (Hay House, 2010); www.psychologytoday.com/blog/wired-success/201503/8-reasons-why-we-need-humantouch-more-ever

34. Mercola, Joseph, DO, "Fun Facts About Hugging," February 06, 2014, Mercola.com, articles.mercola.com/sites/ articles/archive/2014/02/06/hugging.aspx

35. Grimm, David, "How Dogs Stole Our Hearts," *Science Magazine*, 2015, www.science mag.org/news/2015/04/how-dogs-stole-our-hearts

36. John Hopkins Medicine, "Forgiveness, Your Health Depends on It," *Healthy Aging*, www.hopkinsmedicine.org/health/healthy_aging/healthy_connections/forgiveness-your-health-depends-on-it

37. Breines, J., et al., "Self-Compassion as a Predictor of Interleukin-6 Response to Acute Psychosocial Stress," *Brain Behav Immun.*, 2014 Mar; 37: 109–114. doi: 10.1016/j.bbi.2013.11.006

38. van der Kolk, B.A., et al., "A Randomized Controlled Study of Neurofeedback for Chronic PTSD," *PLoS One.*, 2016 Dec 16;11(12):e0166752. doi: 10.1371/journal.pone.0166752, www.ncbi.nlm.nih.gov/pubmed/2799243

chapter 6　平衡荷爾蒙

1. Brogan, Kelly, MD, and Ji, Sayer, "Cracking the Cholesterol Myth: How Statins Harm the Body and Mind," kellybroganmd.com/cracking-cholesterol-mythhow-statins-harm-body-and-mind

2. Chitnis, T., et al., "Distinct Effects of Obesity and Puberty on Risk and Age at Onset of Pediatric MS," *Ann Clin Transl Neurol.*, 2016 Dec; 3(12): 897–907. doi: 10.1002/acn3.365, www.ncbi.nlm.nih.gov/pmc/articles/PMC5224818/

3. Park, Alice, "You Won't Believe How Much Processed Food Americans Eat," *Time Magazine*, March 9, 2016 time.com/4252515/calories-processed-food/

4. Sugar Science, UCSF, sugarscience.ucsf.edu/dispelling-myths-too-much.html#.WlFCua2ZN-U

5. Mercola, Joseph, D.O., "Puberty Before Age 10: a New 'Normal'?" Mercola.com, articles.mercola.com/sites/articles/archive/2012/04/16/early-precociouspuberty. aspx

6. Nielsen, N., et al., "Age at Menarche and Risk of Multiple Sclerosis: a Prospective Cohort Study Based on the Danish National Birth Cohort," *American Journal of Epidemiology*, Volume 185, Issue 8, 15 April 2017, pages 712–719, doi.org/10.1093/aje/kww160

7. Bajaj, Jagminder K., et al., "Various Possible Toxicants Involved in Thyroid Dysfunction: a Review," *J Clin Diagn Res.*, 2016 Jan; 10(1): FE01–FE03. doi: 10.7860/JCDR/ 2016/15195.7092 www.ncbi.nlm.nih.gov/ pmc/articles/PMC4740614/

8. Canaris, G.J., et al., "The Colorado Thyroid Disease Prevalence Study," *Arch Intern Med.*, 2000;160(4):526-534. doi:10.1001/archinte.160.4.526, jamanetwork.com/journals/jamainternalmedicine/fullarticle/415184

9. Kim, D., "Low Vitamin D Status is Associated with Hypothyroid Hashimoto's Thyroiditis," *Hormones* (Athens). 2016 Jul;15(3):385-393. doi: 10.14310/horm.2002.1681., www.ncbi.nlm.nih.gov/pubmed/27394703

10. Pfotenhauer, Kim M., and Shubrook, Jay H., "Vitamin D Deficiency, its Role in Health and Disease, and Current Supplementation Recommendations," *The Journal of the American Osteopathic Association*, 2017; 117 (5): 301 doi: 10.7556/jaoa.2017.055, jaoa.org/article.aspx?articleid=2625276

11. Munger, K., et al., "25-Hydroxyvitamin D Deficiency and Risk of MS Among Women in the Finnish Maternity Cohort," *Neurology*, September 13, 2017, doi: n.neurology.org/content/early/2017/09/13/WNL.0000000000004489

12. Forsblad-d'Elia, H., et al., "Low Serum Levels of Sex Steroids Are Associated with Disease Characteristics in Primary Sjogren's Syndrome; Supplementation with Dehydroepiandrosterone Restores the Concentrations," *The Journal of Clinical Endocrinology & Metabolism*, Vol. 94, No. 6 2044-2051(2009), www.ncbi.nlm.nih.gov/pubmed/19318446

13. Sawalha, Amr H., and Kovats, Susan, "Dehydroepiandrosterone in Systemic Lupus Erythematosus," *Curr Rheumatol*, Rep. 2008 Aug; 10(4): 286–291, www.ncbi.nlm.nih.gov/pmc/articles/PMC2701249/

14. Tellez, Nieves, et al., "Fatigue in Progressive Multiple Sclerosis Is Associated with Low Levels of Dehydroepiandrosterone," *Multiple Sclerosis*, 2006; 12: 487-494, citeseerx.ist.psu.edu/viewdoc/download?doi=1 0.1.1.842.31&rep=rep1&type=pdf

15. Basu, S., et al., "The Relationship of Sugar to Population-Level Diabetes Prevalence: an Econometric Analysis of Repeated Cross-Sectional Data," *PLoS One.*, 2013; 8(2): e57873. 2013 Feb 27. doi: 10.1371/journal. pone.0057873, www.ncbi.nlm.nih.gov/pmc/articles/PMC3584048/]

16. "Alcohol intake and breast cancer in the European prospective investigation into cancer and nutrition," Romieu, I., et al., *International Journal of Cancer*, Volume 137, Issue 8, pages 1921–1930, 15 October 2015, onlinelibrary. wiley.com/wol1/doi/10.1002/ijc.29469/ abstract

17. Lucero, J., et al., "Early Follicular Phase Hormone Levels In Relation to Patterns of Alcohol, Tobacco, and Coffee Use," *Fertility and Sterility*, Vol 76, No. 4. Oct 2001, www.fertstert.org/article/S0015-0282(01)02005-2/pdf

18. Hofmekler, Ori, *The Anti-Estrogenic Diet: How Estrogenic Foods and Chemicals Are Making You Fat and Sick*

19. Sarkar, A., et al., "Psychobiotics and the Manipulation of Bacteria-Gut-Brain Signals," *Trends Neurosci.*, 2016 Nov; 39(11): 763–781. doi: 10.1016/ j.tins .2016 .09.002, www.ncbi.nlm.nih.gov/pmc/articles/PMC5102282/

20. Murphy, M.B., et al., "Plasma Steroid Hormone Concentrations, Aromatase Activities and GSI in Ranid Frogs Collected from Agricultural and Non-Agricultural Sites in Michigan (USA)," *Aquat Toxicol.*, 2006 May 1;77(2):153-66. www.ncbi.nlm.nih.gov/pubmed/16427146

21. Won, Kim T., "The Impact of Sleep and Circadian Disturbance on Hormones and Metabolism," *Int J Endocrinol.* 2015; 2015: 591729. 2015 Mar 11. doi: 10.1155/2015/591729, www.ncbi.nlm.nih.gov/pmc/articles/ PMC4377487/

22. Gabel, V., et al., "Effects of Artificial Dawn and Morning Blue Light on Daytime Cognitive Performance, Well-Being, Cortisol and Melatonin Levels," *Chronobiol Int.*, 2013 Oct;30(8):988-97. doi: 10.3109/07420528.2013.793196. www.ncbi.nlm.nih.gov/pubmed/23841684; and Mead, M. Nathaniel, "Benefits of Sunlight: a Bright Spot for Human Health," *Environ Health Perspect.*, 2008 Apr; 116(4): A160–A167. www. ncbi.nlm.nih.gov/ pmc/articles/PMC2290997/

23. Chevalier, G., et al., "Earthing: Health Implications of Reconnecting the Human Body to the Earth's Surface Electrons," *J Environ Public Health.*, 2012; 2012: 291541. doi: 10.1155/2012/291541, www.ncbi.nlm.nih.gov/ pmc/ articles/PMC 326 5077/#B13

24. Aly, Salah Mesalhy, Ph.D., "Role of Intermittent Fasting on Improving Health and Reducing Diseases," *Int J Health Sci* (Qassim). 2014 Jul; 8(3): V–VI., www.ncbi.nlm.nih.gov/pmc/articles/PMC4257368/#b4-ijhs-8-3-v

25. Ambiye, A., et al., "Clinical Evaluation of the Spermatogenic Activity of the Root Extract of Ashwaganda (*Withania somnifera*) in Oligospermic Males: A Pilot Study," *Evid Based Complement Alternat Med.*, 2013; 2013: 571420. doi: 10.1155/2013/571420, www.ncbi.nlm.nih.gov/pmc/articles/PMC3863556/

26. Chandrasekhar, K., et al., "A Prospective, Randomized Double-Blind, Placebo-Controlled Study of Safety and Efficacy of a High-Concentration Full-Spectrum Extract of Ashwaganda Root in Reducing Stress and Anxiety in Adults," *Indian J Psychol Med.*, 2012 Jul-Sep; 34(3): 255–262. doi: 10.4103/0253-7176.106022, www.ncbi.nlm. nih.gov/pmc/articles/PMC3573577/

27. Anghelescu, I.G., et al., "Stress Management and the Role of Rhodiola Rosea: a Review," *Int J Psychiatry Clin Pract.*, 2018 Jan 11:1-11. doi: 10.1080/ 13651501.2017.1417442, www.ncbi.nlm.nih.gov/pubmed/29325481

28. Olsson, E.M., et al., "A Randomised, Double-Blind, Placebo-Controlled, Parallel-Group Study of the Standardised Extract Shr-5 of the Roots of Rhodiola Rosea in the Treatment of Subjects with Stress-Related Fatigue," *Planta Med.*, 2009 Feb;75(2):105-12. doi: 10.1055/s-0028-1088346. www.ncbi.nlm.nih.gov/pubmed/19016404

29. Hellhammer, J., et. at., "A Soy-Based Phosphatidylserine/Phosphatidic Acid Complex (PAS) Normalizes the Stress Reactivity of Hypothalamus-Pituitary-Adrenal-Axis in Chronically Stressed Male Subjects: A Randomized, Placebo-Controlled Study," *Lipids Health Dis*, 13:121, 2014, www.ncbi .nlm.nih.gov/ pmc/ articles/ PMC4237891/

30. Chen, C., et al., "Berberine Inhibits PTP1B Activity and Mimics Insulin Action," *Biochem Biophys Res Commun*, Jul 2 2010;397(3):543-7, www.ncbi.nlm.nih.gov/pubmed/20515652

31. Hummel, M., et al., "Chromium in Metabolic and Cardiovascular Disease," *Horm Metab Res.*, 2007 Oct;39(10):743-51., www.ncbi.nlm.nih.gov/ pubmed/17952838

32. Revilla-Monsalve, C., et al., "Biotin Supplementation Reduces Plasma Triacylglycerol and VLDL in Type 2 Diabetic Patients and in Nondiabetic Subjects with Hypertriglyceridemia," *Biomed Pharmacother.* 2006 May;60(4):182-5. www.ncbi.nlm.nih.gov/pubmed/16677798

33. Singer, Gregory M., and Geohas, Jeff, "The Effect of Chromium Picolinate and Biotin Supplementation on Glycemic Control in Poorly Controlled Patients with Type 2 Diabetes Mellitus: a Placebo-Controlled, Double-Blinded, Randomized Trial," *Diabetes Technol Ther.*, 2006 Dec;8(6):636-43. PMID: 17109595, www.ncbi.nlm.nih.gov/pubmed/17109595

34. Hanausak, M., et al., "Detoxifying Cancer-Causing Agents to Prevent Cancer," *Integrative Cancer Therapies*,Volume: 2 issue: 2, page(s): 139-144, Issue published: June 1, 2003, journals.sagepub.com/doi/pdf/10.1177/153473540300 2002005

35. Henmi, H., et al., "Effects of Ascorbic Acid Supplementation on Serum Progesterone Levels in Patients with a Luteal Phase Defect," *Fertility and Sterility*, August 2003 Volume 80, Issue 2, Pages 459–461, www.fertstert.org/article/S0015-0282(03)00657-5/fulltext#References

36. Pirola, I., et al., "Selenium Supplementation Could Restore Euthyroidism in Ubclinical Hypothyroid Patients with Autoimmune Thyroiditis," *Endokrynol Pol.*, 2016;67(6):567-571. doi: 10.5603/EP.2016.0064., www.ncbi.nlm.nih.gov/pubmed/28042649

37. Rayman, M.P., "The Importance of Selenium to Human Health," *Lancet*, 2000 Jul 15;356(9225):233-41., www.ncbi.nlm.nih.gov/pubmed/10963212

38. Tovey, Amber, *Vitamin D Council*, May 22, 2017, www.vitamindcouncil.org/how-much-vitamin-d-is-needed-to-achieve-optimal-levels/

39. Benedek, G., et al., "Estrogen Protection Against EAE Modulates the Microbiota and Mucosal-Associated Regulatory Cells," *J Neuroimmunol*, 2017 Sep 15;310:51-59. doi: 10.1016/j.jneuroim.2017.06.007. www.ncbi.nlm.nih.gov/pubmed/28778445

40. Van Vollenhoven, R.F., and McGuire, J.L., "Estrogen, Progesterone, and Testosterone: Can They Be Used to Treat Autoimmune Diseases?" *Cleve Clin J Med.*, 1994 Jul-Aug;61(4):276-84, www.ncbi.nlm.nih.gov/pubmed/7923746

41. Forsblad-d'Elia, H., "Low Serum Levels of Sex Steroids are Associated with Disease Characteristics in Primary Sjogren's Syndrome; Supplementation with Dehydroepiandrosterone Restores the Concentrations," *J Clin Endocrinol Metab.*, 2009 Jun;94(6):2044-51. doi: 10.1210/jc.2009-0106, www.ncbi.nlm.nih.gov/pubmed/19318446

42. Pepper, Gary M., and Casanova-Romero, Paul Y., "Conversion to Armour Thyroid from Levothyroxine Improved Patient Satisfaction in the Treatment of Hypothyroidism," *Journal of Endocrinology, Diabetes and Obesity*, 11 September 2014, jeffreydachmd.com/wp-content/uploads/2013/06/Conversion-to-Armour-Thyroid_endocrinology-2-1055.pdf

43. Munger, K.L., et al., "Serum 25-Hydroxyvitamin D Levels and Risk of Multiple Sclerosis," *JAMA*. 2006 Dec 20;296(23):2832-8., www.ncbi.nlm.nih.gov/pubmed/ 17179460

44. Fournier, A., et al., "Unequal Risks for Breast Cancer Associated with Different Hormone Replacement Therapies: Results from the E3N Cohort Study," *Breast Cancer Res Treat.*, 2008 Jan; 107(1): 103–111. doi: 10.1007/s10549-007-9523-x, www.ncbi.nlm.nih.gov/pmc/articles/PMC2211383/

45. Lauritzen, C., "Results of a 5 Years Prospective Study of Estriol Succinate Treatment in Patients with Climacteric Complaints," *Horm Metab Res.*, 1987 Nov;19(11):579-84, www.ncbi.nlm.nih.gov/pubmed/3428874

46. Bolour, S., and Braunstein, G., "Testosterone Therapy in Women: a Review," *Int J Impot Res.*, 2005 Sep-Oct;17(5):399-408., www.ncbi.nlm.nih.gov/pubmed/15889125

47. Tan, Z., et al., "Thyroid Function and the Risk of Alzheimer's Disease: the Framingham Study," *Arch Intern Med.*, 2008 Jul 28; 168(14): 1514–1520. doi: 10.1001/archinte.168.14.1514, www.ncbi.nlm.nih.gov/pmc/articles/PMC2694610/

48. Luboshitzky, R., "Risk Factors for Cardiovascular Disease in Women with Subclinical Hypothyroidism," *Thyroid.*, 2002 May;12(5):421-5., www.ncbi.nlm.nih.gov/ pubmed/12097204

49. Life Extension Foundation, "DHEA Restoration Therapy," www.life extension.com/ Protocols/Metabolic-Health/Dhea-Restoration/Page-03

附錄 C 你的負面童年經驗分數是多少？

1. Felitti, V.J., et al., "Relationship of Childhood Abuse and Household Dysfunction to Many of the Leading Causes of Death in Adults: the Adverse Childhood Experiences (ACE) Study," *American Journal of Preventive Medicine*, 1998; 14:245–258., www.ncbi.nlm.nih.gov/pubmed/9635069?dopt=Abstract

附錄 D 進階考量與醫師

1. "75% of Americans May Suffer from Chronic Dehydration According to Doctors," www.medicaldaily.com/ 75-americans-may-suffer-chronic-dehydrationaccording-doctors-247393

2. Joseph Mercola, DO, articles.mercola.com/sites/articles/archive/2017/09/03/electromagnetic-fields-harmful-effects.aspx

附錄 F 各章的資源與建議閱讀

1. *The Harvard Gazette*, April 17, 2018, news.harvard.edu/gazette/story/2018/04/less-stress-clearer-thoughts-with-mindfulness-meditation

致謝

這本書是愛的成果，我十分感激許多了不起的人，與我共享本書從動念到完成的整個過程。

首先我想要謝謝超級經紀人瑪莉蓮‧艾倫（Marilyn Allen），她熱切地接受了本書的概念並從頭到尾總管了所有事務。滿心感激雅各布‧泰特邦醫學博士慷慨地介紹瑪莉蓮給我。肯辛頓出版社（Kensington Publishing）才華洋溢的編輯丹尼斯‧席威斯托（Denise Silvestro），從一開始就相信我，並幫助此書美麗的成形；致安‧普萊爾（Ann Pryor）以及肯辛頓出版的全體團隊。

大大感謝羅倫‧帕爾維茲（Lauren Parvizi）這位美好的自由編輯（同時也是作家），幫助讓本書中的一切更美好，並一直提供我非常需要的鼓勵。致我的第一位客戶貝西‧畢格羅—泰勒（Betsy Bigelow-Teller），成為我第一位合作者及 BeatAutoimmune.com 的內容編輯，很高興我們成了朋友。

湯姆‧歐布萊恩（Tom O'Bryan，整脊療法醫師，認證臨床營養師）慷慨地將我介紹給馬克‧海曼醫學博士團隊。海曼醫師企業（Dr. Hyman Enterprises）的總裁帝魯‧普羅赫（Dhru Purohit）開放的心胸與好意，內容負責人凱亞‧普羅赫（Kaya Purohit）熱切地接受本書，以及馬克‧海曼醫學博士強有力的前言與支持。

我很感激功能與整合醫學先驅醫師、執業醫師、作家，以及科學家慷慨地提供時間與療癒故事：蘇珊‧布魯（醫學博士、公共衛生學碩士）；吉兒‧卡納漢醫學博士；琳達‧克拉克（醫療助理、認證營養顧問）；蜜雪兒‧科利（認證營養與健康顧問、功能醫學教練）；馬克‧海曼醫學博士；多蕾亞‧羅德理格茲（認證功能醫學營養診斷醫師）；瑪莉‧魯迪克（認證營養顧問）；雅各布‧泰特邦醫學博士；艾咪‧瓦爾波（整體健康顧問、美國不用藥醫師協會）；阿利斯托‧維達尼博士，以及泰瑞‧渥斯醫學博士。你們具啟發性的故事與熱忱，激勵了人們的發展，而你們每日所做的有力工作，帶給了每個人希望與療癒。

　　謝謝唐娜・傑克森—中澤重要且優良的書籍，增進了我對自體免疫流行病的瞭解。

　　十分感激功能／整合／自然療法醫學的巨匠們，為所有人舖路並使我從中學到良多：傑佛瑞・布蘭德（Jeffery Bland）博士；安・露易絲・吉特曼（理學碩士、臨床專科護理師）；莎拉・高佛來德醫學博士、馬克・海曼醫學博士、克莉絲汀・諾瑟普醫學博士、大衛・博瑪特醫學博士、約瑟夫 皮佐諾自然療法醫師、雪莉・羅傑斯醫學博士、鮑伯・朗脆（Bob Rountree）醫學博士；湯姆・所特（Tom Sult）醫學博士。感謝老天有網際網路，讓我有機會向頂尖健康教育者學習：柴克・布希醫學博士、李・科登醫學博士、蒂爾崔吉・科林哈特醫學博士、約瑟・摩卡拉整脊療法醫師。還有傑出的健康教育者約翰・伯格曼（John Bergman）整脊療法醫師與芭芭拉・歐尼爾（自然療法與營養學家）。

　　在我首次接受功能醫學研究所訓練時，溫暖地歡迎我的女性們：希瑟・曼狄（Heather Monday）醫學博士，海蒂・拉斯穆森（Heidi Rasmussen）醫學博士，以及凱倫・魯特（Karen Rout）醫學博士——我還真坐對地方了——謝謝你們！同時要謝謝功能醫學與自然療法醫師在早些時候善意提供的指導與支持：娜塔莉・貝拉—米勒（Nathalie Bera-Miller，醫學博士、公共衛生學碩士）；李奇・史塔利亞諾（Rich Stagliano）醫學博士；以及芮貝卡・格林（Rebecca Green，自然療法醫師、持照針灸師、東方醫學碩士）。致羅素・傑非（Russell Jaffe，醫學博士、博士、認證臨床營養師）的慷慨對話，並好意地介紹志趣相投者給我。瑪莉・魯迪克（認證營養顧問），謝謝你監督我療癒的飲食，並幫助我在為自己的客戶提供諮詢時建立起自信。感謝功能醫學教練學院由珊迪・史耐邦（Sandi Scheinbaum）博士領導的優秀教師們，還有我們超級善良的班長：薛碧・蓋雷（Shelby Garay，功能醫學認證健康教練）。

　　大大感謝慷慨獻出時間提出回饋的專家：柴克・布希醫學博士、史考特・福斯葛林（功能醫學營養診斷醫師）、史蒂芬・福克斯（Steven Fowkes，有機化學家及奈米技術專家）；海蒂・哈納博士、考婷妮・強森（Courtney Jonson，持照針灸師）；約瑟夫・皮佐諾自然療法醫師、阿利斯托・維達尼博

士。我向每位深深一鞠躬。

特別感謝阿利斯托・維達尼醫師在我之前就看到本書的出現！萬分感激你的支持、幽默與謙遜。

萬分感謝生物駭客先鋒史蒂芬・福克斯，這位深具耐心的生物化學恩師與傑出的科學編輯。我也很感激生物駭客兼 Bulletproof 創辦人戴夫・亞斯普雷與蘇珊・道恩斯（Susan Downs）醫學博士為了健康尋求者，所領導的優秀非營利資源與社群的矽谷健康機構（Silicon Valley Health Institute）。

謝謝傑洛德・科恩（認證順勢療法醫師、整脊療法醫師）寬大的心胸，以及在下班後指導我關於自體免疫狀況的真相。

很感謝我原本的功能醫學營養師考婷妮・強森，很榮幸我現在能與她合作服務自體免疫客戶，並能開心的稱她為親愛的朋友。

我很榮幸能與不可思議的客戶合作，他們逆轉了自體免疫狀況，並與家人、好友分享良好健康。很感激在 BeatAutoimmune.com、我的臉書頁面（Facebook/palmerkippola）、臉書私人社團「超越自體免疫」（Transcend Autoimmune）的忠實讀者們，以及分享了鼓舞人心的自體免疫療癒歷程的所有人。

我有好多的愛和感謝要獻給親愛的朋友們，在十九歲那年，當多發性硬化症打擊我時陪在我身旁，直到今日依然與我親近的約翰・丹尼（John Denny）、卡洛琳・郝德曼・韓森（Carolyn Haldeman Hansen）、莉莎・寇克布萊德（Lisa Kirkbirde），以及艾莎・藍伯特（Elsa Lambert）。艾莎，謝謝你問了那個讓我開始追求療癒的問題！

2014 年時，我意外地透過 23andME 找到了生父。那是一個神奇的故事，我對於龐大的新家庭所給予的即時擁抱、愛與支持，感到敬畏與萬分感激。我從剛成為孤兒的家中獨子，到擁有新的充滿愛心的雙親、兩位很棒的兄弟、四位超讚的姪女與姪子，和一群令人驚喜到無法想像的阿姨叔叔們。特別感謝熱忱又非常有幫助的「逗號媽咪（comma momma）」JeriMom，還有我姪子泰勒（Taylor）的深刻見解與精確的回饋。

我很幸運擁有充滿愛心又非常支持我的姻親們。特別感謝瑪莉・安（Mary

Ann）來自密西根州持續不斷的鼓勵。我們很謝謝你和韋恩（Wayne），也很迫不及待可以和你們在湖邊相聚，烹煮好吃的食物、歡笑、無止盡地玩拼字遊戲和撲克牌。

對我的丈夫湯姆（Tom），大方地容我占據廚房的桌子來進行本書大部分的寫作工作，謝謝你的耐心與擔任我的第一名啦啦隊長。你的理解、策略忠告、愛與友誼激勵了一切。我想該是帶著好聽音樂來一趟公路之旅的時候了。

如果沒有父母的愛與支持，這一切都不可能發生。先驅旅遊作家艾德加與貝芙莉·貝爾·拉貝，在我三歲時熱切地領養了我，引我走向冒險的世界，並犧牲一切給了我一生的機會。你們教了我旅行、教育、平等與幽默的價值。我永遠感激所有的一切。我愛你們，想念你們的存在，也知道你們永遠都和我在一起。然後，老爸，你是對的：我們打敗了這個東西！

BH0056R

逆轉自體免疫疾病

整合六大照護關鍵，幫你戰勝過敏、濕疹、乾癬、甲狀腺、
類風濕性關節炎……等慢性發炎疾病
Beat Autoimmune: The 6 Keys to Reverse Your Condition and Reclaim Your Health

本書內容僅供個人療癒輔助參考之用，無法取代正統醫學療程或專業醫師的建議與診斷。
如果您對健康狀況有疑慮，請諮詢專業醫事人員的協助。

作　　者｜潘茉·吉波拉（Palmer Kippola）
引言推薦｜馬克·海曼（Mark Hyman）
譯　　者｜蕭斐
責任編輯｜于芝峰
協力編輯｜洪禎璐
內頁排版｜劉好音
封面設計｜比比司設計工作室

發 行 人｜蘇拾平
總 編 輯｜于芝峰
副總編輯｜田哲榮
業務發行｜王綬晨、邱紹溢、劉文雅
行銷企劃｜陳詩婷

出　　版｜橡實文化 ACORN Publishing
　　　　　231030 新北市新店區北新路三段 207-3 號 5 樓
　　　　　電話：（02）8913-1005　傳真：（02）8913-1056
　　　　　網址：www.acornbooks.com.tw
　　　　　E-mail 信箱：acorn@andbooks.com.tw

發　　行｜大雁出版基地
　　　　　231030 新北市新店區北新路三段 207-3 號 5 樓
　　　　　電話：（02）8913-1005　傳真：（02）8913-1056
　　　　　讀者服務信箱：andbooks@andbooks.com.tw
　　　　　劃撥帳號：19983379 戶名：大雁文化事業股份有限公司

印　　刷｜中原造像股份有限公司
二版一刷｜2023 年 6 月
二版二刷｜2024 年 4 月
定　　價｜550 元
Ｉ Ｓ Ｂ Ｎ｜978-626-7313-15-2

國家圖書館出版品預行編目（CIP）資料

逆轉自體免疫疾病：整合六大照護關鍵，幫你戰勝過
敏、濕疹、乾癬、甲狀腺、類風濕性關節炎……等慢
性發炎疾病／潘茉·吉波拉 (Palmer Kippola) 著；
蕭斐譯. -- 二版. -- 臺北市：大雁文化事業股份有限
公司橡實文化出版：大雁出版基地發行, 2023.06
　面；　公分
譯自：Beat autoimmune : the 6 keys to reverse your
condition and reclaim your health

ISBN 978-626-7313-15-2（平裝）
1.CST：自體免疫性疾病 2.CST：保健常識

415.695　　　　　　　　　　　　112007594